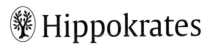

Ernährungsberatung in Schwangerschaft und Stillzeit

Ute Körner, Ruth Rösch

3., überarbeitete Auflage
19 Abbildungen

Hippokrates Verlag · Stuttgart

Bibliografische Information
der Deutschen Nationalbibliothek

Die Deutsche Nationalbibliothek verzeichnet diese Publikation in der Deutschen Nationalbibliografie; detaillierte bibliografische Daten sind im Internet über http://dnb.d-nb.de abrufbar.

Anschrift der Autorinnen:
Ute Körner
Am Zidderwald 5
53332 Bornheim

Ruth Rösch
Engelbertstr. 12
57439 Attendorn

1. Auflage 2004
2. Auflage 2008

© 2014 Hippokrates Verlag in
MVS Medizinverlage Stuttgart GmbH & Co. KG
Oswald-Hesse-Str. 50, 70469 Stuttgart

Unsere Homepage: www.hippokrates.de

Printed in Germany

Lektorat: Dr. Renate Reutter
Zeichnungen: Andrea Schnitzler, Innsbruck
Umschlaggestaltung: Thieme Verlagsgruppe
Satz: medionet Publishing Services Ltd., 10789 Berlin
gesetzt in 3B2
Druck: Grafisches Centrum Cuno, 39240 Calbe

ISBN 978-3-8304-5537-0   2 3 4 5 6

Auch erhältlich als E-Book:
eISBN (PDF) 978-3-8304-5538-7
eISBN (ePub) 978-3-8304-5539-4

Wichtiger Hinweis: Wie jede Wissenschaft ist die Medizin ständigen Entwicklungen unterworfen. Forschung und klinische Erfahrung erweitern unsere Erkenntnisse, insbesondere was Behandlung und medikamentöse Therapie anbelangt. Soweit in diesem Werk eine Dosierung oder eine Applikation erwähnt wird, darf der Leser zwar darauf vertrauen, dass Autoren, Herausgeber und Verlag große Sorgfalt darauf verwandt haben, dass diese Angabe dem Wissensstand bei Fertigstellung des Werkes entspricht.

Für Angaben über Dosierungsanweisungen und Applikationsformen kann vom Verlag jedoch keine Gewähr übernommen werden. Jeder Benutzer ist angehalten, durch sorgfältige Prüfung der Beipackzettel der verwendeten Präparate und gegebenenfalls nach Konsultation eines Spezialisten festzustellen, ob die dort gegebene Empfehlung für Dosierungen oder die Beachtung von Kontraindikationen gegenüber der Angabe in diesem Buch abweicht. Eine solche Prüfung ist besonders wichtig bei selten verwendeten Präparaten oder solchen, die neu auf den Markt gebracht worden sind. Jede Dosierung oder Applikation erfolgt auf eigene Gefahr des Benutzers. Autoren und Verlag appellieren an jeden Benutzer, ihm etwa auffallende Ungenauigkeiten dem Verlag mitzuteilen.

Geschützte Warennamen (Warenzeichen) werden nicht besonders kenntlich gemacht. Aus dem Fehlen eines solchen Hinweises kann also nicht geschlossen werden, dass es sich um einen freien Warennamen handelt. Das Werk, einschließlich aller seiner Teile, ist urheberrechtlich geschützt. Jede Verwertung außerhalb der engen Grenzen des Urheberrechtsgesetzes ist ohne Zustimmung des Verlags unzulässig und strafbar. Das gilt insbesondere für Vervielfältigungen, Übersetzungen, Mikroverfilmungen und die Einspeicherung und Verarbeitung in elektronischen Systemen.

Vorwort

„Muss ich meine Ernährung jetzt völlig umstellen? Darf/soll ich jetzt ‚für zwei' essen? Bekomme ich über die normale Ernährung genug Vitamine? Worauf muss ich jetzt besonders achten? Wie ernähre ich mich bei Übergewicht, Untergewicht oder als berufstätige Schwangere? Wirkt sich die Ernährung auf meine Muttermilch aus? Wie kann ich bei meinem Kind Allergien vorbeugen?" – Solche und eine Vielzahl anderer Fragen rund um die Ernährung beschäftigen schwangere und stillende Frauen.

Obwohl ein großer Informationsbedarf und viele Unsicherheiten bestehen, kommt die individuelle Ernährungsberatung in der Betreuung von Schwangeren in der Regel zu kurz.

Oft wird das Thema Ernährung erst sehr spät angesprochen, meist ab der 30. Schwangerschaftswoche im Rahmen des Geburtsvorbereitungskurses. Optimal wäre es, die Bedeutung der Ernährung bereits vor oder in der Frühschwangerschaft zu thematisieren und der werdenden Mutter Unsicherheiten zu nehmen. Denn der Ernährungszustand der Schwangeren hat nicht nur einen Einfluss auf den Verlauf der Schwangerschaft und die Entwicklung des Kindes vor der Geburt, sondern wirkt sich sogar auf seine Gesundheit im späteren Leben aus.

Schwangere und Stillende haben einen besonderen Nährstoffbedarf. Um den physiologischen Veränderungen im Körper der Mutter, dem Aufbau fetalen Gewebes und der kindlichen Entwicklung gerecht zu werden, ist eine höhere Zufuhr bestimmter Nährstoffe notwendig. Nicht der Energiebedarf steigt stark an – wie dies irrtümlich oft angenommen wird –, sondern der Bedarf an einigen lebenswichtigen Vitaminen und Mineralstoffen. Eine Ernährung, die eine hohe Nährstoffdichte garantiert, ist in Schwangerschaft und Stillzeit somit anzuraten. Wichtig sind auch eine ausreichende Flüssigkeitszufuhr und der Verzicht auf Alkohol und Nikotin.

Dieses Buch basiert auf den Empfehlungen der Deutschen Gesellschaft für Ernährung e. V. (DGE), das heißt auf einer abwechslungsreichen Mischkost mit reichlich pflanzlichen Lebensmitteln (Gemüse, Obst, Brot, Getreide und Beilagen) und Getränken, einem umsichtigen Verzehr von tierischen Lebensmitteln (Milch und Milchprodukte, Fleisch, Fisch, Wurst und Eier) und dem sparsamen Genuss von fetten Snacks und Süßigkeiten. Bei den Fetten spielt wie bei den Kohlenhydraten die Qualität eine größere Rolle als die Quantität.

In der 3. Auflage sind die 2012 herausgegebenen Handlungsempfehlungen „Ernährung in der Schwangerschaft" des Netzwerks „Gesund ins Leben – Netzwerk Junge Familie" eingeflossen. Das Besondere an diesem Netzwerk: Verschiedene Berufsgruppen, darunter Hebammen, Stillberaterinnen, Mediziner und Ernährungswissenschaftler, verständigten sich auf einheitliche Aussagen. Den Autorinnen ist es ein Anliegen, dass alle Berufsgruppen, die junge Familien beraten und begleiten, nach Möglichkeit im Sinne der Handlungsempfehlungen eine „einheitliche Sprache" sprechen und kooperieren.

Auch die neuen Leitlinien der Deutschen Diabetes Gesellschaft zum Gestationsdiabetes von 2011 und die evidenzbasierte und aktualisierte „Leitlinie Allergieprävention" von 2009 flossen in diese Auflage ein.

Dieses Nachschlagewerk liefert Ihnen umfassende und kompetente Informationen für die Beratung der schwangeren und stillenden Frauen, die dem aktuellen Wissensstand entsprechen. Möglichkeiten der Zusammenarbeit zwischen Hebammen und Ernährungsfachkräften werden aufgezeigt. Die Kapitel sind in sich abgeschlossen. Querverweise ermöglichen das Auffinden wichtiger Fakten aus den anderen Kapiteln.

Viel Freude beim Lesen und Umsetzen in der Beratung.

Ute Körner
Ruth Rösch

Inhaltsverzeichnis

Vorwort 5

Teil 1
Grundlagen

1	**Ernährungsphysiologische Grundlagen**	13
1.1	Verdauung	13
1.2	Resorption	15
1.3	Energie	15
1.4	Protein (Eiweiß)	16
1.5	Fette	17
1.6	Kohlenhydrate	19
1.7	Vitamine	21
1.8	Mineralstoffe	23
1.9	Sekundäre Pflanzenstoffe	24
1.10	Vollwerternährung und vollwertige Ernährung	25
1.10.1	Grundsätze der Vollwerternährung	25
1.11	Vegetarische Ernährungsformen	26
1.11.1	Ovo-lakto-vegetabile Kost	26
1.11.2	Vegane Kost	27
2	**Physiologische und metabolische Veränderungen in Schwangerschaft und Stillzeit**	28
2.1	Gewichtsentwicklung	28
2.2	Pränatale Programmierung	30
2.3	Energiebedarf	30
2.4	Nährstoffbedarf	31
2.5	**Kritische Nährstoffe**	33
2.5.1	Vitamin D (Calciferol)	33
2.5.2	Folat (Folsäure)	33
2.5.3	Eisen	34
2.5.4	Jod	34
2.6	**Weitere Nährstoffe**	35
2.6.1	Vitamin A (Retinol)	35
2.6.2	B-Vitamine	35
2.6.3	Vitamin C (Ascorbinsäure)	35
2.6.4	Magnesium	36
2.6.5	Kalzium	36

Teil 2
Ernährungsberatung in der Schwangerschaft

3	Stellenwert der Ernährungsberatung in der Schwangerenbetreuung	39
4	Methodik und Didaktik	41
4.1	Individuelle Ernährungsberatung	41
4.1.1	Anamnese	41
4.1.2	(Teil-)Ziele festlegen	42
4.1.3	Strategien umsetzen	46
4.1.4	Abschlussgespräch	46
4.1.5	Weiterführende Beratung	46
4.2	Gruppenberatung	46
4.3	Kooperation mit Ernährungsfachkräften	46
5	Sicherstellung der Versorgung mit Hauptnährstoffen	47
5.1	Eiweiß	47
5.2	Fette und Fettsäuren	47
5.3	Kohlenhydrate und Ballaststoffe	48
6	Sicherstellung der Versorgung mit (kritischen) Nährstoffen	50
6.1	Kritische und weitere wichtige Nährstoffe	50
6.2	Folat/Folsäure	50
6.2.1	Kann zu viel Folsäure schaden?	52
6.2.2	Werden die Empfehlungen von Schwangeren umgesetzt?	53
6.3	Jod	53
6.3.1	Kann zu viel Jod schaden?	54
6.3.2	Jodprophylaxe in der Schwangerschaft und Stillzeit	55
6.4	Eisen	57
6.5	Vitamin D	59
6.6	Kalzium	60
6.6.1	Kann zu viel Kalzium schaden?	62
6.7	Magnesium	62
7	Stellenwert von Nahrungsergänzungsmitteln und mit Nährstoffen angereicherten Lebensmitteln	65
8	Tipps zur Lebensmittelauswahl	67
8.1	Die wichtigsten Empfehlungen für eine vollwertige Ernährung	67
8.2	Lebensmittelverzehrsmengen und Tagespläne	67
8.3	Getränke	79
8.4	Gemüse und Obst	80
8.5	Brot, Getreide und Beilagen	82
8.5.1	Ausmahlungsgrad/Typenzahl	82
8.6	Milch und Milchprodukte	84
8.7	Fleisch und Wurst	85
8.8	Seefisch	86
8.9	Eier	88
8.10	Fette, Öle und fettreiche Lebensmittel	88

8.11	Zucker und Süßwaren	91
8.12	Kräuter, Gewürze und Salz	91
8.13	Produkte aus ökologischem Landbau	92
8.14	Die wichtigsten Tipps zur Lebensmittelauswahl für Schwangere	95
8.15	Besonderheiten bei vegetarischer Ernährung	95
9	**Mahlzeitenverteilung und -organisation**	**96**
9.1	Zwei kalte Hauptmahlzeiten pro Tag	96
9.2	Eine warme Hauptmahlzeit pro Tag	96
9.3	Zwei bis drei Zwischenmahlzeiten pro Tag	97
9.4	Mahlzeitenorganisation für berufstätige Schwangere	97
10	**Ernährungsberatung bei Schwangerschaftsbeschwerden und Erkrankungen in der Schwangerschaft**	**100**
10.1	Müdigkeit	100
10.2	Emesis gravidarum und Hyperemesis gravidarum	100
10.3	Eisenmangelanämie	101
10.4	Hämorrhoiden	101
10.5	Heißhunger	102
10.6	Sodbrennen	102
10.7	Ödeme	102
10.8	Verstopfung	103
10.9	Wadenkrämpfe	103
10.10	Gestationsdiabetes	103
10.11	Diabetes mellitus Typ 1 und Typ 2	106
10.12	Schwangerschaftsinduzierte Hypertonie (SIH)	107
10.13	Hypotonie	107
10.14	Listeriose	107
10.15	Toxoplasmose	109
10.16	Phenylketonurie (PKU)	110
11	**Nikotin-, Alkohol- und Drogenkonsum in der Schwangerschaft**	**112**
11.1	Rauchen in der Schwangerschaft	112
11.2	Alkohol in der Schwangerschaft	113
11.3	Drogen in der Schwangerschaft	114
12	**Allergieprävention in der Schwangerschaft**	**115**
12.1	Allergierisiko des Kindes	115
12.2	Leitlinie Allergieprävention	115
12.3	Vorbeugende Maßnahmen in der Schwangerschaft	116
12.3.1	Nicht rauchen	116
12.3.2	Tipps für die Einrichtung des zukünftigen Kinderzimmers	117
12.4	Besonderheiten bei Schwangeren mit Lebensmittelallergien	117

Teil 3
Ernährungsberatung in der Stillzeit

13	**Einfluss der Beratung auf die Stillbereitschaft und Stillfrequenz**	123
13.1	Stillraten	123
13.2	Einflussfaktoren auf das Stillen	123
13.3	Argumente für das Stillen	124
14	**Die Zusammensetzung der Muttermilch**	126
14.1	Eiweiß	126
14.2	Fett	126
14.3	Kohlenhydrate	126
14.4	Nährstoffsupplemente im ersten Lebensjahr	128
14.5	Unterschiede zu anderen Säugetiermilchen	128
15	**Die Ernährung der stillenden Mutter**	129
15.1	Die wichtigsten Empfehlungen für eine vollwertige Ernährung	129
15.2	Lebensmittelverzehrsmengen	129
15.3	Häufiger Fehler: einseitige Lebensmittelauswahl	132
15.4	Zusätzliche Maßnahmen zur Förderung der Laktation	133
16	**Stillberatung in besonderen Situationen**	134
16.1	Prophylaxe von Blähungen beim Kind	134
16.2	Abpumpen von Muttermilch	134
16.3	Stillen von Frühgeborenen	135
16.4	Stillen bei Diabetes mellitus der Mutter	136
17	**Säuglings- und andere „Milch"-Nahrungen**	137
17.1	Anfangsnahrungen und Folgenahrungen	137
17.2	Selbst hergestellte Säuglings-„Milch"	139
17.3	Ziegen-, Schafs- oder Stutenmilch	139
17.4	Sojanahrungen	140
18	**Einführung von Beikost**	141
18.1	Der erste Brei: Gemüse-Kartoffel-Fleisch-Brei	142
18.2	Der zweite Brei: Vollmilch-Getreide-Brei	143
18.3	Der dritte Brei: Getreide-Obst-Brei	143
18.4	Übergang zur Familienkost	144
18.5	B(r)eikost-Rezepte	145
19	**Ernährung allergiegefährdeter Säuglinge**	147
19.1	Stillen	147
19.1.1	Allergenarme Diät der Mutter	148
19.1.2	Stillen und Probiotika	148
19.2	Muttermilchersatz für allergiegefährdete Säuglinge	149
19.3	Einführung von Beikost	150
19.4	Keine Allergenvermeidung	152
19.5	Auftreten allergischer Symptome	152

Teil 4
Rezepte

20	Beispielhafte Rezepte für eine gesunde Ernährung	157
20.1	Frühstücksideen	157
20.2	Für Zwischendurch	158
20.3	Salate	160
20.4	Suppen	161
20.5	Gemüsegerichte	162
20.6	Fischgerichte	164
20.7	Fleischgerichte	166
20.8	Getreide und Hülsenfrüchte	168
20.9	Brot und Brötchen	169
20.10	Desserts und Kuchen	171

Teil 5
Anhang

21	Adressen	175
22	Literatur	179
23	Sachverzeichnis	188
24	Die Autorinnen	191

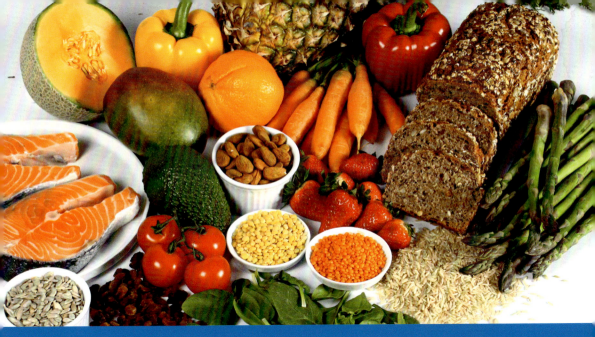

Teil 1
Grundlagen

1	Ernährungsphysiologische Grundlagen................	13
2	Physiologische und metabolische Veränderungen in Schwangerschaft und Stillzeit.....................	28

1 Ernährungsphysiologische Grundlagen

1.1 Verdauung

Unter Verdauung versteht man die Aufschließung der Nahrung in resorbierbare Bestandteile. Dies geschieht im Verdauungstrakt durch ein komplexes Zusammenwirken physikalischer, chemischer und enzymatischer Prozesse. Die Verdauungsarbeit beginnt in der Mundhöhle, setzt sich in Magen und Dünndarm fort und endet mit dem Übertritt der Spaltprodukte durch die Darmwand in Blut oder Lymphe (Resorption) (▶ Abb. 1.1).

Dass die Verdauung bereits in der **Mundhöhle** beginnt, machen sich viele Menschen in unserer schnelllebigen und hektischen Zeit kaum noch bewusst. Gutes Kauen vergrößert die Oberfläche der Nahrungspartikel, die Verdauungsenzyme können dann leichter und länger einwirken. Das Verdauungsenzym des Speichels, die Amylase, spaltet bestimmte Bindungen der Stärke, so dass süß schmeckende Zweifachzucker (Disaccharide) entstehen. Neugeborene geben mit dem Speichel ein weiteres Enzym ab, eine Lipase, die die Spaltung von Milchfett bewirkt.

Im **Magen** werden die Speisebissen mit dem Magensaft vermischt, homogenisiert und als Speisebrei an den oberen Teil des Dünndarms, den Zwölffingerdarm (Duodenum), abgegeben. Die Schleimhaut produziert täglich etwa 2 Liter Magensaft, der sich überwiegend aus Schleim, Salzsäure und Pepsinogen zusammensetzt. Die Säure bewirkt eine Gerinnung (Denaturierung) der Eiweiße (Proteine). Diese werden dann leichter von den eiweißabbauenden Enzymen angegriffen und aufgespalten. Bereits denaturiertes Eiweiß, z. B. aus gegarten oder gesäuerten Speisen wie Sauermilchprodukten, wird im Magen schneller zerlegt als Eiweiß aus rohen oder nicht gesäuerten Lebensmitteln. Die Magensäure bewirkt auch die Umwandlung des Pepsinogens in das Enzym Pepsin, das die Peptidketten von Nahrungseiweiß spaltet, so dass kleinere Polypeptide entstehen.

❗ **Alkohol wird schon im Magen bis zu 20 % in die Blutbahn aufgenommen!**

Eine geregelte Magenentleerung ist entscheidend für den reibungslosen Ablauf der Verdauungs- und Resorptionsvorgänge im Darm. Gutes Kauen sowie die Zubereitung der Speisen (z. B. Quellen, Garen, Zerkleinern) verkürzen die Verweildauer im Magen und erleichtern die weitere Darmpassage. Auch die Zusammensetzung der Speisen ist entscheidend. Fette verweilen am längsten im Magen, während Kohlenhydrate ihn am schnellsten verlassen. Die Geschwindigkeit der Magenentleerung ist auch von der Konsistenz der Mahlzeit abhängig. Dünnflüssige Nahrung benötigt eine kürzere Aufenthaltsdauer als dickflüssige Nahrung und macht weniger satt. Auch die Psyche spielt eine Rolle: Angst, Schmerz, Trauer und Spannungen können die Entleerung des Magens sowohl verzögern als auch beschleunigen, was zu Beschwerden führen kann.

Der **Dünndarm** führt den im Magen begonnenen Verdauungsprozess fort. Hierzu tragen der Verdauungssaft des Dünndarms, die Galle und der Bauchspeicheldrüsensaft bei. Letzterer enthält verschiedene Enzyme der Kohlenhydrat-, Eiweiß- und Fettverdauung. Außerdem ist der Dünndarm der Ort der Resorption.

1 – Ernährungsphysiologische Grundlagen

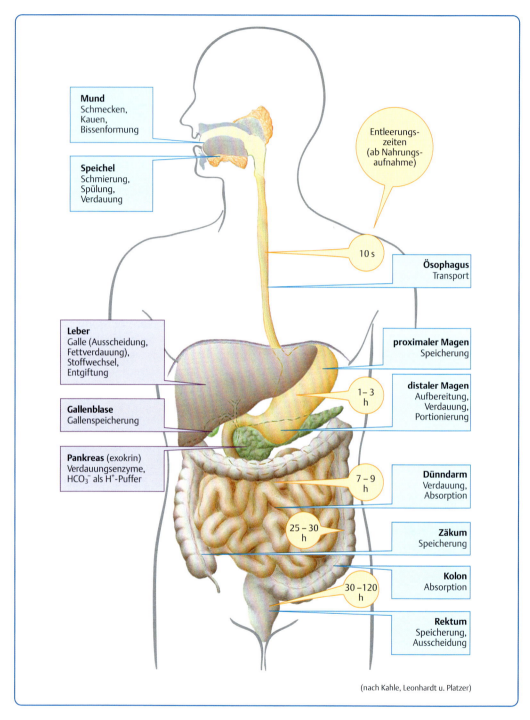

▶ **Abb. 1.1** Funktion der Organe des Verdauungstraktes
(aus Silbernagl, Despopoulos, Taschenatlas Physiologie, Thieme Verlag, 8. Aufl. 2012)

1.2 Resorption

> **Definition**
> Unter **Resorption** versteht man die Aufnahme von Stoffen durch die Dünndarmschleimhaut in die Blut- oder Lymphbahn.

Voraussetzung dafür ist, dass die Nahrung zunächst in Mund und Magen zerkleinert und durchmischt, gelöst und mithilfe von Verdauungsenzymen in Mund, Magen und Dünndarm in kleinere Bestandteile zerlegt wird. Aus Eiweißen werden Aminosäuren, die schließlich resorbiert werden, aus Stärke und Mehrfachzuckern werden Einfachzucker. Bei den Fetten verläuft die Resorption meist komplizierter, da ihre Bausteine nicht wasserlöslich sind. Das Gleiche gilt für Cholesterin und fettlösliche Vitamine. Hier müssen erst mithilfe von Gallensäuren so genannte Mizellen gebildet werden, die ihren Inhalt an die Darmzellen abgeben. Dort werden die Fettbausteine wieder zu Fetten aufgebaut und mithilfe von Eiweißen als wasserlösliche Lipoproteine „verpackt". Diese transportiert der Organismus zunächst über den Umweg der Lymphbahn zum venösen Teil des großen Blutkreislaufs. Andere Stoffe wie Glukose gelangen hingegen direkt vom Darm in die Blutbahn.

Die **Resorption der Nahrungsbestandteile** findet vor allem im oberen Teil des Dünndarms statt. Sie erfolgt durch unterschiedliche Mechanismen. In den meisten Fällen handelt es sich um einen aktiven Transport gegen ein Konzentrationsgefälle, der Energie benötigt. Um die Resorption optimal durchführen zu können, ist die Oberfläche der Dünndarmschleimhaut stark vergrößert. Das wird durch Schleimhautfalten erreicht, auf denen fingerförmige Ausstülpungen (Zotten) in den Darm hineinragen. Auf diesen Zotten befindet sich wiederum der so genannte Bürstensaum, der die Resorptionsfläche des Darmes zusätzlich stark vergrößert.

Übrigens sorgt die **(Rück-)Resorption von Wasser** dafür, dass wir täglich nur 1,5 bis 2 Liter Wasser trinken müssen und nicht etwa 7,5 bis 8 Liter. Denn mit Speichel, Magensaft, Bauchspeicheldrüsensekret sowie Gallen- und Darmsaft gelangen täglich etwa 6 Liter Flüssigkeit in den Darm. Diese und die über Essen und Trinken aufgenommene Flüssigkeit wird überwiegend im Dünndarm resorbiert und steht dem Körper wieder zur Verfügung.

1.3 Energie

Als Energie wird hier die in der Nahrung enthaltene Energie (Nahrungsenergie) verstanden. Die Nahrungsenergie wird im Körper in andere Energieformen umgewandelt (Energiewechsel), damit Körperfunktionen aufrechterhalten werden.

Der Energiebedarf ergibt sich aus dem **Grundumsatz**, dem **Arbeitsumsatz** (Muskelarbeit), der **Wärmeproduktion** nach Nahrungszufuhr sowie dem Bedarf für **Wachstum, Schwangerschaft** und **Stillzeit**. Bei der heute üblichen geringen körperlichen Belastung stellt der Grundumsatz (basal metabolic rate, BMR) den größten Teil des Energieverbrauchs dar.

> **Praxis**
> **Faktoren, die den Energiebedarf beeinflussen:**
> - Geschlecht (Frauen verbrauchen weniger Energie als Männer)
> - Alter (der Energiebedarf nimmt im Alter ab)
> - Körpergröße
> - Körpergewicht
> - Stoffwechsel
> - körperliche Aktivität
> - Körperzusammensetzung/Anteil der Muskelmasse
> - genetische Faktoren (gute und schlechte „Futterverwerter")

Der **Energiegehalt von Lebensmitteln** bzw. Energieverbrauch des Menschen wird in Mega-Joule (MJ) und in Kilokalorien (kcal) angegeben.

> **Definition**
> 1 MJ = 239 kcal
> 1 kcal = 4,184 kJ = 0,004 184 MJ

Der **tägliche Energiebedarf** wird in der Regel vom Grundumsatz ausgehend definiert: In Abhängigkeit von der körperlichen Arbeit und von anderen Leistungen wird der Energiebedarf als Mehrfaches des Grundumsatzes (BMR) angegeben und nicht wie früher üblich absolut in MJ oder kcal (▶ Tab. 1.1 und ▶ Tab. 1.2).

1 – Ernährungsphysiologische Grundlagen

▶ **Tab. 1.1** Referenzmaße von Körpergröße und Körpergewicht für die Berechnung des Grundumsatzes.

Alter	Körpergröße cm		Körpergewicht kg	
	♂	♀	♂	♀
Jugendliche und Erwachsene				
15 bis unter 19 Jahre	174	166	67	58
19 bis unter 25 Jahre	176	165	74	60
25 bis unter 51 Jahre	176	164	74	59
51 bis unter 65 Jahre	173	161	72	57
65 Jahre und älter	169	158	68	55

(D–A–CH-Referenzwerte für die Nährstoffzufuhr, DGE 2012)

▶ **Tab. 1.2** Grundumsatz, berechnet mit den Referenzmaßen der ▶ Tab. 1.1 und unter Berücksichtigung von Geschlecht, Alter und Körpergewicht.

Alter	Körpergewicht (kg)		Grundumsatz (MJ/Tag)		Grundumsatz (kcal/Tag)	
	♂	♀	♂	♀	♂	♀
15 bis unter 19 Jahre	67	58	7,6	6,1	1820	1460
19 bis unter 25 Jahre	74	60	7,6	5,8	1820	1390
25 bis unter 51 Jahre	74	59	7,3	5,6	1740	1340
51 bis unter 65 Jahre	72	57	6,6	5,3	1580	1270
65 Jahre und älter	68	55	5,9	4,9	1410	1170

(D–A–CH-Referenzwerte für die Nährstoffzufuhr, DGE 2012)

▶ **Tab. 1.3** Beispiele für den durchschnittlichen täglichen Energieumsatz bei unterschiedlichen Berufs- und Freizeitaktivitäten von Erwachsenen.

Arbeitsschwere und Freizeitverhalten	PAL	Beispiele
ausschließlich sitzende oder liegende Lebensweise	1,2	alte, gebrechliche Menschen
ausschließlich sitzende Tätigkeit mit wenig oder keiner anstrengenden Freizeitaktivität	1,4–1,5	Büroangestellte, Feinmechaniker
sitzende Tätigkeit, zeitweilig auch zusätzlicher Energieaufwand für gehende und stehende Tätigkeiten	1,6–1,7	Laboranten, Kraftfahrer, Studierende, Fließbandarbeiter
Arbeit überwiegend im Gehen oder Stehen	1,8–1,9	Verkäuferinnen, Kellnerinnen, Mechaniker, Handwerker
körperlich anstrengende berufliche Arbeit	2,0–2,4	Bauarbeiter, Landwirte, Waldarbeiter, Bergarbeiter, Leistungssportler

(D–A–CH-Referenzwerte für die Nährstoffzufuhr, DGE 2012)

Dieses „Mehrfache" wird als **körperliche Aktivität** (= physical activity level, **PAL**) bezeichnet. Unter den bei uns üblichen Lebensbedingungen kann der Energiebedarf zwischen 1,2 und 2,4 variieren (Messungen an berufstätigen Erwachsenen ergaben einen durchschnittlichen Wert von 1,55 bis 1,65) (▶ Tab. 1.3).

1.4 Protein (Eiweiß)

Protein (Eiweiß) wird häufig auch als „**Baustoff des Körpers**" bezeichnet. Als Bestandteil von Muskeln, Organen, Knochen, Haut und Haaren, Enzymen, Hormonen und Abwehrzellen ist es im Körper allgegenwärtig und übernimmt zahlreiche Funktionen. Proteine steuern Auf-, Ab- und Umbauprozes-

▶ **Tab. 1.4** Empfohlene Proteinzufuhr [Protein g/kg KG/Tag].

Alter	Protein g/kg/Tag			Protein g/Tag	
	♂	alle	♀	♂	♀
Säuglinge					
0 bis unter 1 Monat		2,7		12	12
1 bis unter 2 Monate		2,0		10	10
2 bis unter 4 Monate		1,5		10	10
4 bis unter 6 Monate		1,3		10	10
6 bis unter 12 Monate		1,1		10	10
Jugendliche und Erwachsene					
15 bis unter 19 Jahre	0,9		0,8	60	46
19 bis unter 25 Jahre		0,8		59	48
25 bis unter 51 Jahre		0,8		59	47
Schwangere ab 4. Monat					58
Stillende					63

(D–A–CH-Referenzwerte für die Nährstoffzufuhr, DGE 2012)

se in den Zellen, transportieren im Blut z. B. das Spurenelement Eisen, Fette und Abwehrstoffe. Eiweiß liefert auch Energie (ca. 4 kcal/17 Joule pro Gramm), ist aber für den Körper keine bevorzugte Energiequelle. Allerdings sättigen eiweißreiche Lebensmittel und Mahlzeiten gut und können das Auftreten von Hungergefühlen verzögern.

Nahrungseiweiß versorgt den Körper vor allem mit Aminosäuren, den Eiweißbausteinen, die zum Aufbau körpereigener Proteine und weiterer Substanzen benötigt werden. Der „Eiweißbedarf" ist deshalb eigentlich ein Bedarf an Aminosäuren (▶ Tab. 1.4).

1.5 Fette

Fette sind Verbindungen aus Glycerin und Fettsäuren. Sie sind notwendig
- als Energiespender (mit 9 kcal pro Gramm der energiereichste Nährstoff)
- als Bausubstanz für die Körperzellen
- als Träger der fettlöslichen Vitamine A, D, E und K
- als Lieferant von lebenswichtigen Fettsäuren
- als Geschmacksträger.

Die enthaltenen Fettsäuren bestimmen maßgeblich die Eigenschaften der Fette. Alle Fettsäuren bestehen aus einem Gerüst von Kohlenstoffatomen unterschiedlicher Länge.

Fettsäuren können nach dem Grad ihrer Sättigung, d. h. nach der Anzahl der Doppelbindungen im Fettsäuremolekül, in drei Gruppen eingeteilt werden:
- **gesättigte Fettsäuren** (keine Doppelbindung)
- **einfach ungesättigte Fettsäuren** (eine Doppelbindung zwischen zwei Kohlenstoffatomen)
- **mehrfach ungesättigte Fettsäuren** (zwei oder mehr Doppelbindungen).

❗ Weniger die Menge als die Art des Fettes entscheidet über die Auswirkungen auf unsere Gesundheit.

Bestimmte **gesättigte Fettsäuren** können sich in größeren Mengen ungünstig auf die Blutfette auswirken, da sie vor allem das schädliche LDL-Cholesterin anheben können. Dieses lagert sich unter bestimmten Bedingungen an den Arterienwänden ab, was über Jahre hinweg zu einer **Arteriosklerose** (Arterienverkalkung) führt. Die Arteriosklerose ist die Hauptursache für Herz-Kreislauf-Erkrankungen (z. B. Herzinfarkt und Schlaganfälle). Gesättigte Fettsäuren kommen in pflanzlichen Ölen und tierischen Fetten vor. Sie spielen vor allem in tierischen Fetten (Wurst, Fleisch und Fleischwaren, Butter, Milch und Milchprodukten), aber auch in Kokosfett und Palmkernfett eine größere

Rolle. Der Anteil dieser Fette sollte maximal 10 % der Energiezufuhr bzw. maximal ⅓ der zugeführten Fettsäuren betragen.

Pflanzliche Öle, aber auch Fischöle (!) enthalten überwiegend ungesättigte Fettsäuren. **Einfach und mehrfach ungesättigte Fettsäuren** an Stelle von gesättigten Fettsäuren sind in der Lage, den Blutcholesterinspiegel (v. a. das LDL-Cholesterin) abzusenken.

Wissenschaftliche Studien kamen zu dem Ergebnis, dass eine ganz bestimmte Fettsäurenzusammensetzung optimal ist, um das Risiko für Herz-Kreislauf-Erkrankungen und auch für Krebs gering zu halten. Die aktuellen Empfehlungen sind in ▶ Tab. 1.5 zusammengefasst.

Cholesterin kommt als Fettbegleiter in allen menschlichen Zellen vor. Der Einfluss des Nahrungscholesterins auf die Cholesterinwerte im Blut ist jedoch geringer als der des Nahrungsfettes.

Pflanzenöle liefern in unterschiedlichen Anteilen überwiegend einfach und mehrfach ungesättigte und weniger gesättigte Fettsäuren. Es gibt jedoch Ausnahmen: Kokosfett und Palmkernfett liefern überwiegend gesättigte Fettsäuren (▶ Tab. 1.6).

> **Mehrfach ungesättigte Fettsäuren mit einer bestimmten chemischen Konfiguration und bestimmten Positionen der Doppelbindungen sind essenziell (lebensnotwendig), da sie der menschliche Organismus nicht selbst aufbauen kann.**

Die bekanntesten Vertreter sind die **Linolsäure** und daraus hergestellte längerkettige Verbindungen wie die alpha-Linolensäure. Linolsäure ist eine so genannte **Omega-6-Fettsäure**, die sich positiv auf die Blutfettwerte auswirkt. Sie kommt in Pflanzenölen wie Sonnenblumen-, Maiskeim-, Oliven- und Sojaöl vor.

Ebenfalls essenziell sind die alpha-**Linolensäure**, eine so genannte **Omega-3-Fettsäure**, und ihre längerkettigen Derivate. Viel alpha-Linolensäure enthalten Lein-, Walnuss-, Raps- und Sojaöl. Fischöle, Lachs, Hering, Makrele und Sardinen liefern ebenfalls Omega-3-Fettsäuren. Diese werden als „Gefäßreiniger" angesehen, da sie die Fließeigenschaften des Blutes verbessern. Im Körper werden aus essenziellen Fettsäuren Hormone gebildet, die auf die Durchblutung des Herzmuskels, auf den Blutdruck, den Herzrhythmus und auf andere lebenswichtige Funktionen regulierend einwirken.

Dennoch benötigt der Körper nur ganz geringe Mengen davon! Entgegen früheren Empfehlungen wird heute nicht mehr propagiert, möglichst viel mehrfach ungesättigte Fettsäuren zu verzehren. Denn verschiedene Studien (Gardner, Kraemer 1995; Nydahl et al. 1994; De Lorgeril et al. 1999) führten zu dem Ergebnis, dass sich **einfach ungesättigte Fettsäuren** (z. B. in Raps- und Olivenöl) ähnlich positiv auf Gesamtcholesterin, LDL- und HDL-Cholesterin auswirken. Weitere Studien zeigten, dass zu große Mengen an mehrfach ungesättigten Fettsäuren auch nachteilige Effekte haben (Katan et al. 1994). Ab einer Menge von mehr als 12–15 % Energieprozent senken sie nicht nur das schädliche LDL-Cholesterin, sondern auch das „gute" HDL-Cholesterin ab. Aus diesem Grund wird

▶ **Tab. 1.5** Richtwerte für die Fettzufuhr für gesunde Erwachsene mit leichter und mittelschwerer Arbeit nach DGE (Referenzwerte für die Nährstoffzufuhr).

Nährstoff	Menge pro Tag:
Fett insgesamt	30 % der Energie Schwangere ab 4. Monat: 30–35 % Stillende 30–35 %
Fettsäuren	
• gesättigte Fettsäuren	höchstens 10 % der Energie
• einfach ungesättigte Fettsäuren	mindestens 10 % der Energie
• mehrfach ungesättigte Fettsäuren	7 % der Energie, max. 10 %
• davon Linolsäure	• ca. 2,5 % der Energie
• alpha-Linolensäure	• ca. 0,5 % der Energie
• (Linolsäure : alpha-Linolensäure)	(5:1)

▶ Tab. 1.6 Durchschnittliche Fettsäuregehalte in g pro 100 g verzehrsfertiges Fett bzw. Öl.

Fettsäuren	gesättigt	einfach ungesättigt	mehrfach ungesättigt
Tierische Fette			
Butter	53	23	2
Schweineschmalz	39	45	12
Gänseschmalz	28	58	11
Pflanzliche Fette			
Pflanzenmargarine	31	27	20
Sonnenblumenmargarine	21	20	39
Halbfettmargarine	10	10	18
Backmargarine	32	28	16
Distelöl (Safloröl)	10	11	76
Erdnussöl	20	56	22
Kokosfett	87	7	2
Leinöl	10	19	67
Maiskeimöl	13	26	57
Olivenöl	14	71	9
Palmkernfett	80	14	2
Palmöl	48	37	10
Rapsöl	8	58	32
Sesamöl	13	40	43
Sojaöl	15	19	61
Sonnenblumenöl	11	20	64
Walnussöl	10	18	65
Weizenkeimöl	17	15	64

(nach Heseker H u Heseker B: Die Nährwerttabelle. Umschau 2012, Werte gerundet)

heute empfohlen, mehrfach ungesättigte Fettsäuren zu Gunsten einfach ungesättigter Fettsäuren zu beschränken.

Langkettige mehrfach ungesättigte Fettsäuren (LCP) sind wichtig für die Entwicklung des kindlichen Gehirns und Nervensystems sowie für das Sehvermögen. Eine ausreichende Zufuhr dieser essenziellen Fettsäuren vermindert außerdem das Risiko einer Fehlgeburt. Langkettige mehrfach ungesättigte Fettsäuren können sowohl Omega-3-Fettsäuren (Beispiel: Docosahexaensäure = DHA) als auch Omega-6-Fettsäuren (Beispiel: Arachidonsäure = AA) sein. Die Moleküle enthalten mehr als 20 Kohlenstoffatome.

1.6 Kohlenhydrate

Kohlenhydrate sind die **wichtigsten Energielieferanten**; Gehirn und Muskeln sind auf sie angewiesen. Der Körper verbrennt bevorzugt Kohlenhydrate, denn er gewinnt aus ihnen ökonomischer Energie als aus Fett oder Eiweiß. 1 Gramm Kohlenhydrate liefert etwa 4 kcal Energie.

Die Gruppe der Kohlenhydrate umfasst Einfachzucker (Monosaccharide), Zweifachzucker (Disaccharide), Mehrfach- und Vielfachzucker (Oligo- und Polysaccharide). Je länger das Molekül ist, desto langsamer verwertet der Körper das Kohlenhydrat. Süßigkeiten, Marmelade, reife Früchte und süße Getränke enthalten überwiegend die **Einfachzucker** Glukose (Traubenzucker) und Fruktose

1 – Ernährungsphysiologische Grundlagen

(Fruchtzucker) sowie den **Zweifachzucker** Saccharose (Rohr- oder Rübenzucker). Diese machen den süßen Geschmack aus, lassen aber auch den Blutzuckerspiegel rapide ansteigen. Brot, Reis, Nudeln oder Kartoffeln enthalten dagegen reichlich **Stärke**, die aus vielen Zuckerbausteinen besteht. Diese Lebensmittel lassen den Blutzuckerspiegel langsamer ansteigen und liefern Energie, ohne den Körper mit Fett zu belasten.

Der **glykämische Index (GI)**, ein Maß für die Wirkung von Lebensmitteln auf den Blutzuckerverlauf, rückte in den vergangenen Jahren verstärkt in den Fokus, insbesondere im Zusammenhang mit Empfehlungen zu einer **„Low Carb-Diät"** (Kostform mit einem geringen Gehalt an Kohlenhydraten).

Der glykämische Index (GI) beschreibt die Höhe des **Blutglukosespiegels** und damit die Insulinausschüttung nach Zufuhr von 50 g verwertbaren Kohlenhydraten mit einem Testlebensmittel. Die Angabe erfolgt in Prozent bezogen auf die Fläche unter der Blutglukosekurve, die aus der Aufnahme von ebenfalls 50 g Kohlenhydraten in Form von Glukose oder Weißbrot hervorgerufen wird. Übrigens: Die Verwendung von Glukose als Bezugsgröße führt zu niedrigeren GI-Werten, als wenn Weißbrot als Referenzgröße gewählt wird. Das erschwert die Vergleichbarkeit von Werten aus unterschiedlichen Quellen und ist eine Erklärung dafür, dass es in verschiedenen Tabellen unterschiedliche GI-Werte für dasselbe Lebensmittel gibt.

Tatsächlich enthalten manche Lebensmittel solche Kohlenhydrate, die rasch den Blutzuckerspiegel und damit auch den Insulinspiegel erhöhen. Dazu gehören Zucker, Weißmehlprodukte, helle Nudeln, weißer Reis sowie manche Kartoffelgerichte wie Kartoffelpüree. **Komplexe Kohlenhydrate** dagegen gelangen nur verzögert ins Blut und rufen eine schwächere Insulinantwort hervor. Solche „langsamen Kohlenhydrate" sind zum Beispiel in Gemüse, Obst, Getreideprodukten aus Vollkorn und Naturreis enthalten.

> ❗ Gerade für Schwangere und Stillende ist es sinnvoll, auf die Art der Kohlenhydrate zu achten, denn sie beeinflussen den Blutzuckerspiegel und damit den Stoffwechsel.

Dennoch ist die pauschale Empfehlung, möglichst nur Lebensmittel mit niedrigem glykämischem Index zu verzehren, mit Vorsicht zu genießen. Tabellen, die Lebensmittel nach ihrem (angeblichen) glykämischen Index in „gut" und „böse" einteilen und für Verbraucher veröffentlicht wurden, wurden zum Teil willkürlich aufgestellt. Tatsächlich ist die Sachlage erheblich schwieriger. Denn die Angaben zum GI schwanken auch in der wissenschaftlichen Literatur erheblich. Das liegt an unterschiedlichen Untersuchungsansätzen und Referenzgrößen und an einer Vielzahl von Einflussfaktoren, die auf den GI von Lebensmitteln einwirken. Dazu gehören die Zusammensetzung von Lebensmitteln (z. B. die Art der Stärke in Reis oder Kartoffeln, die je nach Sorte, Herkunft und Herstellungsverfahren unterschiedlich sein kann), der Grad der Verarbeitung (für Kartoffelbrei wird ein höherer GI angegeben als für gekochte Kartoffeln), die technologische Aufbereitung (Erhitzen, Abkühlen und Wiederaufwärmen wirkt auf die Struktur der Stärke ein), das Vorhandensein von Enzyminhibitoren (z. B. α-Amylasehemmer in Getreide), der Gehalt an weiteren Makronährstoffen in der Nahrung, und individuelle Faktoren von Personen wie Alter, Geschlecht, BMI, ethnische Zugehörigkeit u. a. Im Literaturverzeichnis finden sich Quellen, die diese Zusammenhänge ausführlicher beleuchten (Brönstrup 2004, Stellungnahmen der DGE).

Die **glykämische Last (GL)** berücksichtigt neben der Art der Kohlenhydrate auch die Portionsgröße. Dieser Wert ist mitunter hilfreicher als der GI, weil er die tatsächlich durch eine übliche Portion aufgenommene Kohlenhydratmenge erfasst. So hat zum Beispiel die Wassermelone einen GI, der über dem von Weißbrot liegt. Durch den höheren Kohlenhydratgehalt pro Portion (30 g) hat Weißbrot aber eine 2,5-fach höhere GL als eine 120 g schwere Portion Wassermelone (Brönstrup 2004).

Trotz der Einschränkung beim Gebrauch von GI-Werten (vor allem von Tabellen, die in der allgemeinen Presse veröffentlicht wurden) gilt die Empfehlung, dass möglichst komplexe Kohlenhydrate mit einem möglichst hohen Anteil von Ballaststoffen aufgenommen werden sollten (s. Kap. 8.5.1).

Kohlenhydrate sollten mehr als 50 % der täglich aufgenommenen Energie liefern. Dies begründet sich durch epidemiologische Befunde, nach denen Menschen, die wenig Kohlenhydrate zu sich nehmen, häufig gleichzeitig viele Nahrungsfette (und gesättigte Fettsäuren) aufnehmen. Dies kann das Risiko für Herz-Kreislauf-Erkrankungen und andere Erkrankungen erhöhen. Ein wünschenswert hoher

Kohlenhydratkonsum bedeutet aber, bevorzugt stärke- und ballaststoffreiche Lebensmittel aufzunehmen, die gleichzeitig essenzielle Nährstoffe und sekundäre Pflanzenstoffe (s. Kap. 1.9) enthalten.

Ballaststoffe werden trotz des unterschiedlichen chemischen Aufbaus häufig zu den Kohlenhydraten gezählt. Sie kommen in größeren Mengen in Vollkornprodukten, Obst, Gemüse, Hülsenfrüchten, Kartoffeln und Kleie vor. Sie sind in der Lage, durch verschiedene Wirkungen Einfluss auf die Verdauung und die Gesundheit zu nehmen:

- Sie beugen Übergewicht vor, denn sie verzögern die Magenentleerung und sättigen gut.
- Sie fördern die Darmfunktion und sorgen für regelmäßigen, problemlosen Stuhlgang.
- Sie verhindern einen raschen Blutzuckeranstieg und somit größere Schwankungen des Blutzuckerspiegels. Das ist besonders für Diabetiker, aber auch für die Leistungsfähigkeit im Allgemeinen wichtig.
- Manche von ihnen (z. B. Pektine in Äpfeln, Quitten, Beeren, Möhren oder die Beta-Glukane in Haferkleie) sind „Cholesterinsenker", weil sie cholesterinhaltige Gallensäure binden.
- Sie binden giftige Stoffwechselprodukte.
- Sie helfen, Dickdarmkrebs vorzubeugen.

1.7 Vitamine

Vitamine sind **lebensnotwendige Nährstoffe**, die keine Energie liefern, aber zahlreiche Funktionen im Körper ausüben. Sie kommen in tierischen und pflanzlichen Lebensmitteln vor und wirken in kleinen und zum Teil in kleinsten Mengen.

- Vitamine regulieren den Auf-, Um- und Abbau von Kohlenhydraten, Eiweiß und Fett. Für zahlreiche Stoffwechselvorgänge werden Vitamine benötigt.
- Sie sind für den Aufbau von Enzymen, Hormonen und Blutzellen unentbehrlich.
- Sie beeinflussen das Immunsystem, die Leistungsfähigkeit und das Wohlbefinden.
- Vitamine wie das Provitamin A (Beta-Carotin), Vitamin E und Vitamin C schützen die Körperzellen als **Antioxidantien** vor aggressiven Sauerstoffteilchen, den freien Radikalen.
- Vitamine kann der Organismus selbst nicht bilden, mit Ausnahme des Vitamin D. Sie müssen daher mit der Nahrung zugeführt werden.
- Die meisten Vitamine sind empfindlich gegen Licht, Luft und Hitze. Wichtig ist es daher, die Lebensmittel richtig zu lagern, vor- und zuzubereiten.

▶ **Tab. 1.7** Fettlösliche Vitamine.

Vitamin	Lieferanten	Aufgaben	D–A–CH-Referenzwert pro Tag für Schwangere/Stillende
Vitamin A (Retinol)	Leber	Beteiligung am Sehvorgang, hält Haut und Schleimhäute gesund, Stärkung des Immunsystems	1,1/1,5 mg (RÄ)
Vitamin D (Cholecalciferol und Ergocalciferol)	Fettfische (Hering, Makrele, Lachs), Leber, Margarine, einige Speisepilze, Eigelb Wird bei UVB-Lichteinwirkung in der Haut vom Menschen selbst gebildet.	Regulation des Kalzium- und Knochenstoffwechsels, Knochenbildung, Beteiligung an vielen weiteren Stoffwechselprozessen (z. B. im Muskel und bei der Infektabwehr)	20/20 µg
Vitamin E (Tocopherole)	hochwertige Pflanzenöle, Diätmargarine, Weizenkeime, Haselnüsse	Wichtig für den Fettstoffwechsel, schützt mehrfach ungesättigte Fettsäuren vor der Zerstörung (Oxidation)	13/17 mg
Vitamin K (Phyllochinon)	Vor allem grünes Gemüse, aber auch Milch und Milchprodukte, Fleisch, Eier, Obst, Getreide	An der Bildung von Blutgerinnungsfaktoren beteiligt, Regulation der Knochenbildung	60/60 µg

mg = Milligramm (tausendstel Gramm); µg = Mikrogramm (tausendstel Milligramm)
(DGE 2011 und DGE 2012)

Nach ihrer Löslichkeit unterscheidet man **fettlösliche Vitamine** (A, D, E und K) (▶ Tab. 1.7) von **wasserlöslichen Vitaminen** (Vitamin C und die B-Vitamine B_1, B_2, B_6, B_{12}, Niacin, Folsäure, Pantothensäure, Biotin) (▶ Tab. 1.8).

Die in den Tabellen genannten D–A–CH-Referenzwerte für die Nährstoffzufuhr der Deutschen Gesellschaft für Ernährung (DGE) 2000 (korrigiert 2012) gelten jeweils für Schwangere/Stillende. D–A–CH steht für Deutschland, Österreich und die Schweiz. Seit dem Jahre 2000 werden die Referenzwerte von der DGE, den österreichischen und schweizerischen Fachgesellschaften gemeinsam herausgegeben. Im Jahre 2012 erschien der 4. korrigierte Nachdruck.

Aus Sicherheitsgründen sollten Frauen mit Kinderwunsch und Schwangere im ersten Drittel der Schwangerschaft auf den **Verzehr von Leber** verzichten. Leber kann extrem hohe Vitamin-A-Mengen enthalten, die das Ungeborene schädigen können.

▶ **Tab. 1.8** Wasserlösliche Vitamine.

Vitamin	Lieferanten	Aufgaben	D–A–CH-Referenzwert pro Tag für Schwangere/Stillende
Vitamin B_1 (Thiamin)	Fleisch (besonders vom Schwein), Leber, Scholle, Thunfisch, Vollkornprodukte, Hülsenfrüchte, Kartoffeln	Funktion in Energie- und Kohlenhydratstoffwechsel, Nervengeweben und Herzmuskulatur	1,2/1,4 mg
Vitamin B_2 (Riboflavin)	Milch und Milchprodukte, Fleisch, Fisch, Eier, Vollkornprodukte	Übernimmt wichtige Aufgaben im Energie- und Proteinstoffwechsel	1,5/1,6 mg
Vitamin B_6 (Pyridoxin)	Hühner- und Schweinefleisch, Fisch, Kartoffeln, Gemüse (Kohl, grüne Bohnen, Feldsalat), Vollkornprodukte, Weizenkeime, Sojabohnen	Beteiligt am Aminosäurestoffwechsel, an der Blutbildung, Funktionen des Nerven- und Immunsystems	1,9/1,9 mg
Vitamin B_{12} (Cobalamin)	Kommt fast nur in tierischen Lebensmitteln vor: Leber, Fleisch, Fisch, Milch, Eiern; pflanzliche Lebensmittel, die mittels Gärung hergestellt wurden (Sauerkraut)	Abbau einzelner Fettsäuren, Blutbildung	3,5/4,0 µg
(Nahrungs-)Folat/Folsäure*	Gemüse (Tomaten, Spinat, Kohlsorten, Gurken), Orangen, Weintrauben, Vollkornbackwaren, Weizenkeime, Kartoffeln, Fleisch, Leber, Milch, Milchprodukte, Eier, Sojabohnen	Zellteilung und Zellneubildung, Blutbildung, Proteinstoffwechsel, Nervengewebe, Senkung der Homocysteinkonzentration im Blut. Wichtig im Frühstadium der Schwangerschaft!	550/450 µg
Niacin	Fleisch, Innereien, Fisch, Milch, Eier, Getreideprodukte, Kartoffeln	Eiweiß-, Fett- und Kohlenhydratstoffwechsel, beteiligt an der Zellteilung	15/17 mg
Pantothensäure	Leber, Muskelfleisch, Fisch, Milch, Vollkornprodukte, Hülsenfrüchte	Abbau von Fetten, Kohlenhydraten und einigen Aminosäuren, Aufbau von Fettsäuren, Cholesterol und einigen Hormonen	6/6 mg
Biotin	Leber, Sojabohnen, Eier, Nüsse, Haferflocken, Spinat, Champignons, Linsen	beteiligt am Protein-, Fett- und Kohlenhydratstoffwechsel	30–60/30–60 µg
Vitamin C (Ascorbinsäure)	Obst, Gemüse, v. a. schwarze Johannisbeeren, Zitrusfrüchte, Paprika, Brokkoli, Fenchel, Stachelbeeren	Bildung von Bindegewebe, Wundheilung, antioxidative Wirkung (Zellschutz). Verbessert die Eisenaufnahme	110/150 mg

* synthetische Form des Vitamins
(DGE 2011 und DGE 2012)

1.8 Mineralstoffe

▶ Definition
Als Mineralstoffe bezeichnet man anorganische Elemente, die der Mensch über die Nahrung aufnehmen muss. Sie kommen in unterschiedlichen Konzentrationen vor und werden in Mengen- und Spurenelemente unterteilt (▶ Tab. 1.9).

Ist die Konzentration höher als 50 mg pro kg Körpergewicht, spricht man von **Mengenelementen** (▶ Tab. 1.10). Ist die Konzentration geringer als 50 mg pro kg Körpergewicht, bezeichnet man sie als **Spurenelemente** (▶ Tab. 1.11).

Aufgaben der Mineralstoffe:
- Sie dienen als Baustoffe für Knochen und Zähne.
- Sie regeln den Wasserhaushalt und sorgen für den Ausgleich des Säure-Basen-Gehalts im Körper.
- Sie leiten Reizübertragungen in Nerven- und Muskelzellen.
- Sie sind Bausteine von Enzymen im Energiestoffwechsel und Bestandteile von Hormonen.

Mineralstoffe sind weniger sauerstoff-, licht- und hitzeempfindlich als Vitamine, dafür allerdings wasserlöslich.

Fluorid verbessert die Widerstandsfähigkeit gegen Karies und hilft bei der Remineralisation der Zähne. Da die Fluoridzufuhr mit den meisten Lebensmitteln und der Trinkwasserfluoridgehalt überwiegend gering sind, wird die Verwendung von **fluoridiertem Speisesalz** empfohlen (DGE 2007). Diese Empfehlung gilt für die meisten Gegenden Deutschlands, weil dort der Fluoridgehalt des Trinkwassers 0,3 mg/l unterschreitet (der Wert kann beim zuständigen Gesundheitsamt erfragt werden). In den Gebieten mit natürlicherweise hohen Fluoridkonzentrationen im Trinkwasser (> 0,7 mg/l) sind sowohl fluoridiertes Speisesalz als auch Fluoridtabletten überflüssig.

▶ **Tab. 1.9** Mineralstoffe im Überblick.

Mengenelemente	Spurenelemente
Kalzium	Eisen
Phosphat	Jod
Kalium	Zink
Magnesium	Fluorid
Natrium	Selen
Chlorid	

▶ **Tab. 1.10** Mineralstoffe (Mengenelemente).

Mineralstoff	Lieferanten	Aufgaben	D-A-CH-Referenzwert pro Tag für Schwangere/Stillende
Kalzium	Milch und Milchprodukte, Gemüse (Grünkohl, Fenchel, Brokkoli, Lauch), Hülsenfrüchte, Nüsse, kalziumreiche Mineralwässer (auf das Etikett achten: > 150 mg Kalzium pro Liter)	Bausteine für Knochen und Zähne, beteiligt an Blutgerinnung und Reizweiterleitung im Nervensystem	1000/1000 mg (Schwangere und Stillende < 19 Jahre jeweils 1200 mg)
Magnesium	u. a. Vollkornprodukte, Milch und Milchprodukte, Leber, Geflügel, Fisch, viele Gemüsearten, Kartoffeln	Bestandteil oder Aktivator von Enzymen, Erregbarkeit der Muskulatur, Förderung der Knochenmineralisierung	310/390 mg
Kalium	Bananen, Kartoffeln, Trockenobst, Spinat, Champignons	Gewebespannung, Reizweiterleitung, Regulation des Wasserhaushalts	2000/2000 mg
Phosphor	Leber, Fleisch, Brot, Milch, Eier sowie als Zusatzstoff in der Lebensmittelverarbeitung	mit Kalzium am Aufbau von Knochen und Zähnen beteiligt, Zellbaustein für die Energiebereitstellung, hält den pH-Wert konstant	800/900 mg

(DGE 2011, DGE 2012)

▶ **Tab. 1.11** Mineralstoffe (Spurenelemente).

Mineralstoff	Lieferanten	Aufgaben	D–A–CH-Referenzwert pro Tag für Schwangere/Stillende
Eisen	Fleisch, Brot, Wurstwaren, Gemüse (z. B. Spinat, Erbsen)	Baustein des roten Blutfarbstoffs, Sauerstofftransport, Blutbildung, Bestandteil von Enzymen	30/20 mg
Jod	Seefisch (v. a. Seelachs, Kabeljau, Scholle), Milch, Eier, jodiertes Speisesalz und damit hergestellte Lebensmittel	Beeinflusst als Bestandteil der Schilddrüsenhormone den Energieumsatz, das Wachstum und die Wärmeregulation	230/260 µg Jod
Fluorid	Schwarzer und grüner Tee, Seefisch, fluoridiertes Speisesalz, fluoridreiches Mineralwasser (> 1 mg F/l)	Festigt die Knochenstruktur, härtet den Zahnschmelz, beugt Karies vor	3,1/3,1 mg
Zink	Fleisch, Eier, Milch, Käse, Hülsenfrüchte, Vollkornerzeugnisse	Bestandteil oder Aktivator vieler Enzyme und Hormone	10/11 mg
Selen	Fleisch, Fisch, Eier, Linsen, Spargel	Schutz vor zellschädigenden Substanzen (antioxidative Wirkung), fördert den Aufbau von Schilddrüsenhormonen	30–70/30–70 µg

(nach DGE 2011, DGE 2012)

1.9
Sekundäre Pflanzenstoffe

Sekundäre Pflanzenstoffe kommen nur in Pflanzen vor und dienen u. a. als Abwehrstoffe gegen Pflanzenkrankheiten und Schädlinge, als Begleitstoffe der Photosynthese und als Farb- und Lockstoffe.

Erst seit einigen Jahren werden diese Stoffe systematisch untersucht. Vieles deutet darauf hin, dass sie vorbeugend gegen Krankheiten wirken oder sogar Krankheiten abwenden können. So schützen einige vor Herz-Kreislauf-Erkrankungen und Krebs. Es gibt sogar Hinweise darauf, dass sie im Stande sind, die Umwandlung von einer gesunden Zelle in eine Krebszelle in den verschiedenen Stadien zu stoppen. Andere sekundäre Pflanzenstoffe bekämpfen Bakterien, Viren und Pilze, senken den Cholesterinspiegel, wirken gegen Entzündungen, beeinflussen den Blutzuckerspiegel oder die Immunreaktionen des Körpers.

Gemüse, Obst, Hülsenfrüchte und Getreide liefern reichlich sekundäre Pflanzenstoffe und spielen deshalb in der täglichen Ernährung eine große Rolle (▶ Tab. 1.12).

▶ **Tab. 1.12** Die wichtigsten Gruppen sekundärer Pflanzenstoffe.

Sekundäre Pflanzenstoffe	Vorkommen	Mögliche Wirkung beim Menschen
Carotinoide	Grünkohl, Karotten, Tomaten, Aprikosen, Paprika	Krebsschutz, Antioxidans, Anregung des Immunsystems
Phytosterine	Leinsamen, Sesam, Sojabohnen, Sonnenblumenkerne	Cholesterinsenkung, Krebsschutz
Polyphenole	Grünkohl, Weizenvollkorn, Artischocken, Beerenfrüchte	Krebsschutz, Antioxidans, Anregung des Immunsystems
Glucosinolate	Kohl, Rettich, Kresse	Krebsschutz, Wirkung gegen Bakterien
Sulfide	Knoblauch, Speisezwiebeln, Spargel	Krebsschutz, Einfluss auf die Blutgerinnung, Wirkung gegen Bakterien, Antioxidans
Protease-Inhibitoren	Weizen, Sojabohnen	Krebsschutz, Antioxidans
Terpene	Karotten, Tomaten, Zitrone, Pfefferminze, Kümmel	Krebsschutz
Phytoöstrogene	Leinsamen, Weizenkleie, Sojabohnen	Krebsschutz, Antioxidans
Saponine	Hülsenfrüchte, z. B. Kichererbsen, Sojabohnen, Bohnen	Krebsschutz, Cholesterinsenkung

1.10 Vollwerternährung und vollwertige Ernährung

Der Begriff „**Vollwerternährung**" wird von vielen gleichgesetzt mit einer gesunden, ausgewogenen („vollwertigen") Ernährung im Allgemeinen. Streng genommen handelt es sich bei der Vollwerternährung jedoch um eine spezielle, den „alternativen Ernährungsformen" zuzurechnenden Ernährungsweise. Sie wurde in den 1970er Jahren entwickelt und berücksichtigt die Tatsache, dass Nahrungsmittel weltweit zunehmend ungleichmäßiger verteilt werden: In den Industrieländern herrscht Überfluss, in den Entwicklungsländern hingegen Mangel.

1.10.1 Grundsätze der Vollwerternährung

1. Bevorzugung pflanzlicher Lebensmittel (überwiegend lakto-vegetabile Ernährung)
2. Bevorzugung gering verarbeiteter Lebensmittel (Lebensmittel so natürlich wie möglich)
3. Reichlicher Verzehr unerhitzter Frischkost (etwa die Hälfte der Nahrungsmenge)
4. Zubereitung genussvoller Speisen aus frischen Lebensmitteln, schonend und mit wenig Fett
5. Vermeidung von Nahrungsmitteln mit Zusatzstoffen
6. Vermeidung von Nahrungsmitteln aus bestimmten Technologien (wie Gentechnik, Food-Design, Lebensmittelbestrahlung)
7. Möglichst ausschließliche Verwendung von Erzeugnissen aus anerkannt ökologischer Landwirtschaft
8. Bevorzugung von Erzeugnissen aus regionaler Herkunft und entsprechend der Jahreszeit
9. Bevorzugung unverpackter oder umweltschonend verpackter Lebensmittel
10. Vermeidung bzw. Verminderung der allgemeinen Schadstoffemission und dadurch der Schadstoffaufnahme durch Verwendung umweltverträglicher Produkte und Technologien
11. Verminderung von Veredelungsverlusten durch geringen Verzehr tierischer Lebensmittel
12. Bevorzugung landwirtschaftlicher Erzeugnisse, die unter sozialverträglichen Bedingungen erzeugt, verarbeitet und vermarktet werden (u. a. fairer Handel mit Entwicklungsländern) (v. Koerber et al. 1999)

Hinsichtlich der **Mengenverhältnisse der Lebensmittelgruppen** zueinander besteht eine Übereinstimmung mit den Ernährungsempfehlungen der Deutschen Gesellschaft für Ernährung (DGE):

- reichlich Gemüse, Obst und Vollkornprodukte
- Milch und Milchprodukte als wichtige Eiweißlieferanten
- mäßiger Verzehr von Fleisch
- eine Fischmahlzeit und zwei Eier pro Woche.

Darüber hinaus empfehlen die Vertreter der Vollwerternährung, etwa die Hälfte der Nahrungsmenge als **Frischkost** zu verzehren (z. B. als Gemüserohkost, rohes Obst oder Frischkornmüsli).

Von der „Vollwerternährung" abzugrenzen, auch wenn die Schwerpunkte ähnlich sind, ist die **„vollwertige Ernährung"**, die einer abwechslungsreichen Mischkost nach den Empfehlungen der Deutschen Gesellschaft für Ernährung (DGE) entspricht.

Auf der Basis aktueller wissenschaftlicher Erkenntnisse wurden für Verbraucher **zehn Regeln** formuliert:

> **Praxis**
> **Vollwertig essen und trinken nach den 10 Regeln der DGE:**
> 1. Die Lebensmittelvielfalt genießen
> 2. Reichlich Getreideprodukte sowie Kartoffeln
> 3. Gemüse und Obst – Nimm „5 am Tag"
> 4. Täglich Milch und Milchprodukte, ein- bis zweimal in der Woche Fisch; Fleisch, Wurstwaren und Eier in Maßen
> 5. Wenig Fett und fettreiche Lebensmittel
> 6. Zucker und Salz in Maßen
> 7. Reichlich Flüssigkeit
> 8. Schonend zubereiten
> 9. Sich Zeit nehmen und genießen
> 10. Auf das Gewicht achten und in Bewegung bleiben.

Der Ansatz der „vollwertigen Ernährung" ist breit. Es geht nicht nur um ernährungswissenschaftliche Empfehlungen, sondern auch um die Aspekte „Genuss", „Bewegung" und „Nachhaltigkeit".

Vollwertig essen und trinken heißt auch (für Gesunde):
- bedarfsgerecht essen
- mit Spaß und Freude essen
- praxisnahe, einfache Empfehlungen beachten
- alles ist erlaubt – die Menge macht's
- genießen
- Krankheiten vorbeugen

- körpereigene Schutzsysteme fördern
- die Behandlung von Krankheiten unterstützen.

Die Ratschläge in diesem Buch basieren auf der **„vollwertigen Ernährung"** nach den Empfehlungen der DGE.

1.11 Vegetarische Ernährungsformen

Vegetarier lehnen (bestimmte) Lebensmittel, die von getöteten Tieren stammen, ab und konsumieren dementsprechend vorzugsweise oder ausschließlich pflanzliche Lebensmittel. Die Entscheidung für den Vegetarismus kann religiös-ethisch (ca. 20 %), gesundheitlich (ca. 25 %), ökonomisch-ökologisch (ca. 40 %) und/oder durch weitere Faktoren motiviert sein (Schek 2009). Viele Vegetarier bevorzugen Rohkost, verzichten weitgehend auf Alkohol und Nikotin und legen Wert auf regelmäßige körperliche Betätigung. Daneben gibt es andere, die zwar kein Fleisch essen, aber z. B. Convenience-Produkte und Süßigkeiten ebenso verzehren wie der Durchschnittskonsument. Sie werden umgangssprachlich auch als „Pudding-Vegetarier" bezeichnet. In der Beratung sollte bei den Klientinnen, die sich als Vegetarierinnen bezeichnen, nachgefragt werden, wie genau sich diese vegetarische Ernährung gestaltet.

1.11.1 Ovo-lakto-vegetabile Kost

Etwa die Hälfte der Vegetarier praktiziert eine sogenannte ovo-lakto-vegetabile Kost. Neben pflanzlicher Kost stehen auch Milch, Milchprodukte und Eier auf dem Speiseplan. Diese Form der vegetarischen Ernährung ist insgesamt aus ernährungsphysiologischer Sicht günstig zu beurteilen. Das gilt insbesondere dann, wenn Lebensmittel mit hoher Nährstoffdichte wie Gemüse, Obst und Vollkornprodukte bevorzugt werden. Der geringe Anteil gesättigter Fette und die hohe Aufnahme von Vitaminen, Mineralstoffen und sekundären Pflanzenstoffen und Ballaststoffen sind Vorteile dieser Ernährungsweise.

Bei einer gezielten Lebensmittelauswahl kann auch in Schwangerschaft und Stillzeit der Bedarf an den meisten Nährstoffen gedeckt werden (Koletzko et al. 2012). Nach den Handlungsempfehlungen des Netzwerks „Gesund ins Leben" sollte eine Blutuntersuchung durchgeführt werden, um den Eisenstatus zu ermitteln. Ggf. sind nach medizinischer Beratung Eisensupplemente einzusetzen. Falls die Schwangere Meeresfisch von ihrem Speiseplan verbannt hat, können Supplemente mit langkettigen Omega-3-Fettsäuren in Betracht gezogen werden. Problematisch ist die Versorgung mit Vitamin D, Folsäure und Jod.

Bei werdenden Müttern, die sich bereits vor der Schwangerschaft längere Zeit vegetarisch ernährt haben, ist die Versorgung mit Vitamin B_{12} und Zink kritisch zu sehen.

Schwierig wird es, wenn vegetarisch lebende Schwangere (vor allem in der ersten Phase der Schwangerschaft, bedingt durch Übelkeit und Erbrechen) nur ungenügende Nahrungsmengen aufnehmen können. Eine medizinische Betreuung und eine qualifizierte individuelle Ernährungsberatung sind in diesen Fällen zu empfehlen.

❗ Besteht der Verdacht einer andauernden ungenügenden Nahrungszufuhr, sollten Vitamin-B_{12}- und Folatstatus überprüft und ggf. auf Präparate zurückgegriffen werden.

1.11.2 Vegane Kost

Veganer (ca. 20 % der Vegetarier) verzichten auf alle Lebensmittel tierischer Herkunft, also auch auf Milch und Eier. Als kritisch wird die Versorgung mit Protein, Vitamin B_{12}, Kalzium, Eisen und Jod angesehen. Hier bedarf es einer sehr sorgfältigen Zusammenstellung der Nahrung.

❗ Von einer rein pflanzlichen, also veganen Ernährungsweise (ohne Fleisch, Fisch, Milch und Ei) ist während der gesamten Schwangerschaft und Stillzeit abzuraten.

Auch bei sorgfältiger Lebensmittelauswahl ist eine ausreichende Nährstoffversorgung nicht möglich. Vegan lebende Schwangere und Stillende riskieren ernsthafte gesundheitliche Beeinträchtigungen – insbesondere bei der Entwicklung des kindlichen Nervensystems (Koletzko et al. 2012).

Entscheidet sich eine Schwangere oder Stillende dennoch für eine vegane Ernährung, sind eine spezielle medizinische Beratung und die Einnahme von Nährstoffsupplementen notwendig.

2 Physiologische und metabolische Veränderungen in Schwangerschaft und Stillzeit

2.1 Gewichtsentwicklung

„Wie viel darf ich zunehmen?", fragen viele Schwangere. Wichtiger ist allerdings, zunächst nach dem Ausgangsgewicht der Mutter vor der Schwangerschaft zu schauen. Heute geht man davon aus, dass sich das **Gewicht, mit dem die Frau schwanger wird**, stärker auf die Gesundheit von Mutter und Kind auswirkt als die Gewichtszunahme während der Schwangerschaft (Koletzko et al. 2012).

Problematisch ist dabei die steigende Zahl übergewichtiger und adipöser Frauen zwischen 20 und 39 Jahren. Bei übergewichtigen und adipösen Frauen erhöht sich das Risiko für Gestationsdiabetes (s. Kap. 10.10), Bluthochdruck, Frühgeburten und Geburtskomplikationen. Beim Kind erhöht sich dadurch das Risiko für Übergewicht und die daraus resultierenden Folgeerkrankungen und für diverse Fehlbildungen (Koletzko et al. 2012).

Deshalb sollten Frauen mit Über-, aber auch Frauen mit Untergewicht ihr Körpergewicht nach Möglichkeit vor der Schwangerschaft normalisieren.

Die Angaben zu normalen **Gewichtszunahmen während der Schwangerschaft** sind je nach Quelle unterschiedlich. Sie liegt nach den Empfehlungen der WHO bei 10 bis 14 kg, nach einer anderen Quelle bei 10 bis 16 kg (Goldberg 2003). Diese Angaben können aber nicht pauschal auf alle Schwangeren übertragen werden.

Fallbeispiel

Bei einer Gesamtzunahme von 12,5 Kilogramm kann sich die Gewichtszunahme wie folgt verteilen:

Mutter
Uterus: 970 Gramm
Brust: 405 Gramm
Blut: 1250 Gramm
Wasser: 1680 Gramm
Fett: 3 345 Gramm

Kind
Fetus: 3 400 Gramm
Plazenta: 650 Gramm
Fruchtwasser: 800 Gramm

Die Gewichtsentwicklung kann Rückschlüsse auf die Entwicklung der Schwangerschaft ermöglichen. Hier liegt ein gewisses **Dilemma**: Einerseits ist die Kontrolle der Gewichtsentwicklung sehr wichtig, andererseits soll sich die Schwangere dadurch nicht unter Druck gesetzt fühlen.

Manche Wissenschaftler geben unterschiedliche „Soll-Bereiche" für unterschiedliche Ausgangsgewichte an. So empfiehlt etwa das amerikanische Institute of Medicine (IOM) für normalgewichtige Frauen eine Gewichtszunahme von 11,5 bis 16 kg, während übergewichtige und adipöse Frauen weniger zunehmen sollen. Diese Angaben sind jedoch umstritten. Verschiedene Studienergebnisse zeigen, dass die Datenlage insgesamt noch nicht ausreicht, um die o. g. Empfehlungen für deutsche Frauen zu übernehmen (Koletzko et al. 2012).

Laut den Handlungsempfehlungen des Netzwerks „Gesund ins Leben" sollten übergewichtige und adipöse Schwangere in der Beratung besonders auf eine ausgewogene Ernährung und regelmäßige Bewegung hingewiesen werden.

> ⚠ Die Energiezufuhr stark übergewichtiger schwangerer Frauen darf nur so weit reduziert werden, wie die empfohlene Zufuhr aller Nährstoffe noch gewährleistet ist.

Der beispielhafte **Tagesplan** für stark übergewichtige Schwangere (s. Kap. 8.2) enthält eine Fischmahlzeit, die eiweiß- und jodreich ist, sowie einen hohen Gehalt an Gemüse, Obst und Vollkornprodukten.

> ❗ Zusammen mit ballaststoffreichen Lebensmitteln erhöhen eiweißreiche Mahlzeiten das Sättigungsgefühl der schwangeren Frau und versorgen sie gleichzeitig mit vielen wichtigen Nährstoffen.

Die empfohlene **Eisenzufuhr** wird in diesem Tagesplan etwas unterschritten. Der Plan beinhaltet jedoch eine bewusste Auswahl Vitamin-C-reicher Lebensmittel (z. B. Orange zum Müsli, Paprikastreifen zum Mehrkornbrötchen), welche die Eisenresorption aus den pflanzlichen Lebensmitteln fördert. Zusätzlich wird empfohlen, zwei- bis dreimal pro Woche eine kleine Portion mageres Fleisch und fettarme Wurst zu essen.

Bei **untergewichtigen Frauen** erhöht sich das Risiko eines zu niedrigen Geburtsgewichtes des Kindes und einer Frühgeburt. Besonders kritisch wird es, wenn die tägliche Energiezufuhr 1500 bis 1800 Kilokalorien unterschreitet. Dies kann zu einer ungenügenden Ausdehnung des Plasmavolumens führen, wodurch Uterus und Plazenta nicht ausreichend durchblutet werden. Die Größenentwicklung der Plazenta ist behindert; Nährstoffe und schließlich auch Sauerstoff gelangen nur noch in ungenügender Menge zum Kind, das kindliche Wachstum bleibt zurück.

Untergewichtige Schwangere haben häufig Mühe, während der Schwangerschaft genug an Gewicht zuzunehmen. Oft tragen Schwangerschaftsbeschwerden oder äußere Lebensumstände (z. B. Beruf, Geschwisterkinder) dazu bei, dass es diesen Frauen an Appetit fehlt. Eine **Situationsanalyse und Ernährungsanamnese** gibt Aufschluss über „appetithemmende" Faktoren sowie Verzehrsgewohnheiten und Mahlzeitenhäufigkeit. Dies ermöglicht die Ableitung individueller Empfehlungen.

Grundsätzlich gelten auch für untergewichtige Frauen die oben beschriebenen Empfehlungen für eine bedarfsgerechte Ernährung mit dem Unterschied, dass die „fettarme" Komponente nicht im Vordergrund steht. Es sollte jedoch vermieden werden, eine erhöhte Energiezufuhr überwiegend durch **tierische Fette** in Form von Wurst, Sahne und fetten Käsesorten oder fettreichen Snacks und Süßigkeiten wie Kartoffelchips, Pommes frites, Nougat-Creme und Schokoriegel zu erreichen. Durch ihren hohen Gehalt an gesättigten und Transfettsäuren begünstigen sie die Entstehung von Herz-Kreislauf-Erkrankungen.

Dagegen sind **pflanzliche Fettquellen** (z. B. Rapsöl, Olivenöl, Nüsse, Oliven, Avocados) und fetter Seefisch zu bevorzugen. Sie liefern wertvolle einfach und mehrfach ungesättigte Fettsäuren, die einer Arteriosklerose vorbeugen. Langkettige mehrfach ungesättigte Fettsäuren, wie Omega-3-Fettsäuren im fetten Seefisch und Linolsäure in pflanzlichen Ölen, fördern außerdem die kindliche Gehirnentwicklung.

Auch größere Mengen an **Zucker** und zuckerreichen Süßigkeiten sind zu vermeiden, da sie das Risiko für einen Gestationsdiabetes erhöhen.

Der beispielhafte **Tagesplan** für untergewichtige Schwangere (s. Kap. 8.2) hat das Ziel, dass die Schwangere mindestens 2 bis 3 kg in ein bis zwei Monaten an Gewicht zunimmt. Dies gelingt vor allem durch eine Erhöhung der Energie- und Fettzufuhr. Da es untergewichtige Frauen oft nicht gewohnt sind, große Portionen zu sich zu nehmen, enthält der Plan drei kleinere Hauptmahlzeiten und vier kleinere, aber energiereiche Zwischenmahlzeiten. Die empfohlene Zufuhr der **kritischen Nährstoffe** Folat und Jod wird erreicht. Hinsichtlich der Eisenzufuhr gelten die gleichen Empfehlungen wie bei Plan 4 (Übergewichtige Schwangere).

> 💡 **Tipps für untergewichtige schwangere Frauen**
> - Öfters am Tag essen, pro Tag mindestens 5 bis 7 Mahlzeiten einplanen.
> - Lebensmittel mit hoher Nährstoffdichte bevorzugen (z. B. Gemüse, Obst, Vollkornprodukte, Kartoffeln, Milch, Käse, Fisch, Fleisch).
> - Suppen, Soßen, Gemüsebeilagen und Hauptspeisen mit Pflanzenölen, die reich an mehrfach ungesättigten Fettsäuren sind (Raps- und Olivenöl), anreichern.
> - Speisen nach Geschmack mit Sahne, Crème fraîche, Schmand oder hochwertiger Margarine abschmecken.
> - Täglich drei energiereiche Zwischenmahlzeiten einplanen, z. B. Milchshakes, Sahnejoghurt,

2 – Besonderheiten

Trockenfrüchte, Nüsse, Oliven, Avocados, Käse oder Kekse.
- Einen Teil des Wassers und Tees durch Obst- oder Gemüsesäfte und Milchshakes ersetzen.
- Leicht gedünstetes Gemüse, frische Kräuter und Gewürze regen den Appetit an.
- Auf eine entspannte Atmosphäre und ein schönes Ambiente am Tisch achten, Hektik vermeiden.
- Viel an der frischen Luft bewegen, aber nicht überanstrengen.
- Bei geringer Gewichtszunahme eine Ernährungsberatung in Anspruch nehmen und die Energie- und Nährstoffzufuhr mithilfe eines Ernährungsprotokolls überprüfen lassen.

2.2 Pränatale Programmierung

Früher propagierten Fachleute eine ausgewogene Ernährung der Schwangeren, um einen guten Verlauf der Schwangerschaft und eine optimale Entwicklung des Kindes im Mutterleib zu gewährleisten. Erst in den vergangenen Jahren verbreitete sich die Erkenntnis, dass die Stoffwechselsituation der Mutter während der Schwangerschaft viel **weitreichendere Folgen für das Kind** hat: Sie beeinflusst dessen Gesundheit auch nach der Geburt und unter Umständen während des ganzen Lebens.

Das Konzept der fetalen bzw. pränatalen Programmierung geht davon aus, dass nicht nur individuelle Erbanlagen und verschiedene Faktoren im späteren Leben auf die Gesundheit einwirken, sondern auch vorgeburtliche Ereignisse und Einflüsse (Kersting 2009). „Perinatale Prägung" bezeichnet die dauerhafte Programmierung von Funktionsweisen von Organen bzw. Organsystemen sowohl vor der Geburt (intrauterin) durch Einflüsse des mütterlichen Stoffwechsels als auch in der frühen Kindheit (Küpper 2009).

Ist die **Mutter während der Schwangerschaft übergewichtig**, nimmt übermäßig zu oder entwickelt einen **Gestationsdiabetes**, so „prägt" dies ihr Kind in der Weise, dass es lebenslang ein erhöhtes Risiko hat, Übergewicht oder Diabetes mellitus Typ 2 zu entwickeln.

Die spätere Entwicklung von Übergewicht und Folgeerkrankungen wird jedoch auch durch eine **Mangelernährung des Fetus** (z. B. durch eine Plazentainsuffizienz der Mutter), kombiniert mit einem kompensatorischen Aufholwachstum mit schneller Gewichtszunahme nach der Geburt, begünstigt (Kersting 2009).

2.3 Energiebedarf

In der Schwangerschaft steigt der Energiebedarf nur geringfügig an. In den letzten Monaten der Schwangerschaft ist er etwa 10 % höher als vor der Schwangerschaft (Koletzko et al. 2012). Die D–A–CH-Referenzwerte geben einen Mehrbedarf von 255 kcal pro Tag an (DGE 2012). Folgende Gründe sind für den **Mehrbedarf an Energie** zu nennen:
- Wachstum von Kind und Plazenta
- Vermehrung oder Neubildung von mütterlichem Gewebe (Uterusmuskulatur, Brustdrüsen, Blut, Fettgewebe)
- erhöhter Grundumsatz durch die vergrößerte Masse von aktivem Gewebe und den erhöhten Sauerstoffverbrauch von Uterus, Plazenta und Fetus
- steigender Aufwand für körperliche Arbeit und Bewegung des schwereren mütterlichen Körpers (allerdings reduzieren Schwangere mit fortschreitender Schwangerschaft meist ihre körperliche Aktivität!).

In der Beratung ist zu berücksichtigen, dass viele Schwangere den Energiebedarf überschätzen („Ich muss jetzt für zwei essen"). Tatsächlich steigt er vor allem im zweiten und dritten Trimester an.

Der um etwa **10 % erhöhte Energiebedarf** entspricht zum Beispiel:
- einer Scheibe Vollkornbrot ohne Aufstrichfett, mit Schnittkäse (45 % Fett i. Tr.) plus einer Tomate (= ca. 260 kcal) oder
- einem Becher fettarmen Jogurt (1,5 % Fett) mit einer Handvoll Beeren und drei Esslöffeln Müsli (= ca. 210 kcal) oder
- einem Teller Gemüsesuppe mit Nudeln (ca. 40 g Trockengewicht) (= ca. 250 kcal).

(Handlungsempfehlungen „Ernährung in der Schwangerschaft", Koletzko et al. 2012)

Selbstverständlich variiert der Energiebedarf der Schwangeren mit der körperlichen Aktivität. Das

Ausmaß von Alltagsbewegung und Sport sollte deshalb in der Beratung thematisiert werden.

Für **Stillende** wird **in den ersten 4 Monaten** nach der Geburt eine zusätzliche Energieaufnahme von 2,7 MJ bzw. 635 kcal pro Tag empfohlen (wobei ein Teil der Energie aus den in der Schwangerschaft angelegten Fettdepots bereitgestellt werden sollte). **Nach dem 4. Monat** benötigt die Mutter zusätzlich 2,2 MJ bzw. 525 kcal pro Tag. Wenn die Mutter nicht mehr voll stillt, reichen 1,2 MJ bzw. 285 kcal zusätzlich, um den Energiebedarf zu decken (DGE 2012).

Ändert sich die **körperliche Aktivität** im Verlauf der Schwangerschaft oder der Laktation gegenüber dem nichtschwangeren und nichtstillenden Zustand deutlich, muss die Energieaufnahme entsprechend dem Energiebetrag, der sich aus dem Produkt BMR × PAL ergibt, korrigiert werden (▶ Tab. 1.3).

Fallbeispiel
Berechnung des Energiebedarfs:
Eine 30-jährige Kellnerin (1,64 m groß, 59 kg schwer mit einem Grundumsatz von 1340 kcal) wird schwanger. Aufgrund ihrer überwiegend im Gehen und Stehen verrichteten Arbeit mit einem PAL von 1,8 ergibt sich nach den D–A–CH-Referenzwerten zunächst ein Energieumsatz von
1340 kcal × 1,8 + 255 kcal = 2667 kcal pro Tag.
Wird diese Schwangere wegen Komplikationen für längere Zeit ruhig gestellt, muss ein PAL von 1,2 für eine ausschließlich sitzende oder liegende Lebensweise eingesetzt werden. Der Energieumsatz beträgt dann nur noch
1340 kcal × 1,2 + 255 kcal = 1863 kcal pro Tag.

2.4 Nährstoffbedarf

Erst ab dem 4. Monat benötigt die **Schwangere** täglich etwa 10 g **Eiweiß** zusätzlich. Dies ist notwendig, um das Wachstum von Fetus und Plazenta und die Massenzunahme der mütterlichen Gewebe zu sichern. Die empfohlene Proteinzufuhr für **stillende Frauen** ergibt sich aus der Menge an sezerniertem Protein in der Milch. Im Durchschnitt beträgt diese 7–9 g pro Tag. Täglich 15 g Eiweiß zusätzlich sind aber erforderlich, um die abgegebene Menge im Körper wieder „aufzufüllen".

Hinsichtlich der Zufuhr von **Kohlenhydraten** ist für schwangere und stillende Frauen keine veränderte Zufuhrempfehlung angegeben. Es gilt also der Richtwert von > 50 % der Nahrungsenergie in Form von Kohlenhydraten (vorzugsweise hochmolekulare Kohlenhydrate wie Stärke). Ein besonderes Augenmerk gilt aber einer ausreichenden **Ballaststoffzufuhr**, weil damit einer bei Schwangeren häufig auftretenden Verstopfung (Obstipation) entgegengewirkt werden kann. Weiterhin ist zu beachten, dass der Glukosestoffwechsel und der Plasmainsulinspiegel während der Schwangerschaft starken Schwankungen unterliegen. Um den Richtwert für die Zufuhr von Ballaststoffen von mindestens 30 g pro Tag zu erreichen und starke Blutzuckerschwankungen zu vermeiden, ist eine ausreichende Zufuhr von Vollkornprodukten, Gemüse, Hülsenfrüchten und Obst angezeigt!

Die Empfehlung für die **Fettzufuhr** in Schwangerschaft und Stillzeit entspricht mit bis zu 35 % der Energiezufuhr etwa der für die Allgemeinbevölkerung. Schwangere sollten Fett maßvoll verwenden und günstige Fette auswählen, da die Blutfette auf Grund der hormonellen Umstellung bereits erhöht sind. Dies dient wahrscheinlich dazu, der schnellen Entwicklung von Fetus und Plazenta gerecht zu werden und Fettreserven für die letzten Schwangerschaftswochen und die Stillzeit anzulegen.

Noch wichtiger als die Begrenzung der Fette ist allerdings die **richtige Zusammenstellung der Fettsäuren.** So sollte die Zufuhr von **lebensnotwendigen (essenziellen) Fettsäuren** 3,5 % der Energiezufuhr ausmachen.

Omega-3-Fettsäuren wie Alpha-Linolensäure (ALA) sind neben anderen langkettigen mehrfach ungesättigten Fettsäuren für eine gesunde Entwicklung des Fetus wichtig. Aus ALA baut der Organismus langkettige Fettsäuren wie die **Docosahexaensäure (DHA)** auf. Diese Stoffwechselreaktionen sind aber insbesondere in der Zeit vor und kurz nach der Geburt begrenzt. Fetus und Neugeborene sind darauf angewiesen, mit DHA und anderen langkettigen mehrfach ungesättigten Fettsäuren über die Plazenta bzw. die Muttermilch von der Mutter versorgt zu werden.

Die **Bedeutung bestimmter Fettsäuren für die Entwicklung ungeborener Kinder** wurde in verschiedenen wissenschaftlichen Studien untersucht (Küpper 1999). Es deutet einiges darauf hin, dass

2 – Besonderheiten

der regelmäßige Konsum von fettem Seefisch bzw. eine ausreichende Zufuhr von Omega-3-Fettsäuren in der Schwangerschaft die Frühgeburtsrate verringern, das Geburtsgewicht des Kindes steigern und Schwangerschaftserkrankungen vorbeugen kann. Besonders auf die Entwicklung von Gehirn, Zentralnervensystem und Netzhaut des Auges beim Kind haben Omega-3-Fettsäuren bzw. langkettige, mehrfach ungesättigte Fettsäuren (LCP) einen bedeutenden Einfluss. So nimmt zwischen der 24. und 40. Schwangerschaftswoche das Gehirngewicht von 75 g auf 400 g zu. Etwa 50 bis 60 % der Gehirntrockenmasse besteht aus Fett, demzufolge korreliert die Gewichtszunahme mit der Speicherung von Fettsäuren, insbesondere von Arachidonsäure und DHA.

❗ **Eine optimale Versorgung der Schwangeren mit langkettigen mehrfach ungesättigten Fettsäuren (LCP) sowohl während der Schwangerschaft als auch während der Stillzeit ist unbedingt anzustreben!**

Aufgrund der zahlreichen metabolischen Syntheseprozesse im mütterlichen und im kindlichen Organismus besteht während der Schwangerschaft und der Stillzeit ein deutlicher **Mehrbedarf an Vitaminen** und **Mineralstoffen**. Da der Bedarf an den einzelnen essenziellen Nährstoffen höher ist

▶ **Tab. 2.1** Referenzwerte für die Nährstoffzufuhr und relative Mehrzufuhr bei Schwangeren und Stillenden.

Referenzwerte (Frauen, 19 bis 50 Jahre)				
Nährstoffe pro Tag	**Schwangere**		**Stillende**	
	Gesamtzufuhr	relative Mehrzufuhr (%, gerundet)	Gesamtzufuhr	relative Mehrzufuhr (%, gerundet)
Nahrungsenergie (kcal)	2555–2655	11	2935–3035[1]	26–28
Eiweiß (g)	58[2]	21–23	63	31–34
Vitamin A (mg R. Ä.)[3]	1,1[2]	38	1,5	88
Vitamin D (µg)	20	0	20	0
Vitamin E (mg TÄ)[4]	13	8	17	42
Vitamin B_1 (mg)	1,2[2]	20	1,4	40
Vitamin B_2 (mg)	1,5[2]	25	1,6	33
Niacin (mg NÄ)[5]	15[2]	15	17	31
Vitamin B_6 (mg)	1,9[2]	58	1,9	58
Folat/Folsäure (µg)[6]	550	42	450	25
Pantothensäure (mg)	6	0	6	0
Vitamin B_{12} (µg)	3,5	17	4,0	33
Vitamin C (mg)	110	10	150	50
Kalzium (mg)	1000	0	1000	0
Phosphor (mg)	800	14	900	29
Magnesium (mg)	310	0–3	390	26–30
Eisen (mg)	30	100	20	33
Jod (µg)	230	15	260	30
Zink (mg)	10[2]	43	11	57

[1] in den ersten vier Monaten nach der Geburt
[2] ab 4. Monat
[3] 1 mg Retinol-Äquivalent = 6 mg all-trans-β-Carotin = 12 mg andere Provitamin-A-Carotinoide = 1,15 mg all-trans-Retinylacetat = 1,83 mg all-trans-Retinylpalmitat
[4] 1 mg RRR-α-Tocopherol-Äquivalent = 1,1 mg RRR-α-Tocopherylacetat = 2 mg RRR-β-Tocopherol = 4 mg RRR-γ-Tocopherol
[5] 1 mg Niacin-Äquivalent = 60 mg Tryptophan
[6] Berechnet nach der Summe folatwirksamer Verbindungen in der üblichen Nahrung = Folat-Äquivalente
(D–A–CH-Referenzwerte für die Nährstoffzufuhr, DGE 2013; Leitzmann et al. 2003)

als der Energiebedarf, ist eine Ernährung mit hoher Nährstoffdichte erforderlich (▶ Tab. 2.1).

Generell stellt die Ernährung der **Stillenden** noch höhere Anforderungen als die Ernährung von Schwangeren. Die Zusammensetzung der Frauenmilch, vor allem der Vitamingehalt, wird durch den Ernährungsstatus der Mutter beeinflusst. Deshalb liegen die Empfehlungen für die Vitaminzufuhr zum Teil deutlich höher als in der Schwangerschaft (Weiteres s. Kap. 15).

2.5 Kritische Nährstoffe

Als „**kritische Nährstoffe**" werden solche Nährstoffe bezeichnet, bei denen die Versorgung in einer Bevölkerungsgruppe nicht gesichert ist. Sie sind im Falle der Schwangeren nicht gleichzusetzen mit den Nährstoffen, bei denen ein höherer Bedarf besteht. Vielmehr kommt es darauf an, ob die Versorgung über die Ernährung gesichert ist oder nicht.

In Schwangerschaft und Stillzeit gilt allgemein die Versorgung mit **Folat, Vitamin D, Jod und Eisen** als kritisch.

> Das bedeutet nicht, dass alle Schwangeren und Stillenden mit diesen Vitaminen unterversorgt sind! Vielmehr muss auf die Zufuhr dieser Nährstoffe ein besonderes Augenmerk gelegt werden – vor allem bei einer einseitigen Ernährung.

2.5.1 Vitamin D (Calciferol)

Vitamin D ist an verschiedenen Stoffwechselprozessen beteiligt. So wird mit seiner Hilfe der Kalzium- und Phosphatspiegel reguliert bzw. werden Kalzium und Phosphor in die Knochen eingelagert. Auch werden bestimmte Hormondrüsen und das Immunsystem durch Vitamin D beeinflusst und das Wachstum und die Differenzierung bestimmter Zellen angeregt. In der Haut kann der menschliche Organismus unter UV-Licht selbst Vitamin D bilden. Deshalb ist regelmäßige Bewegung im Freien sehr wichtig.

Bei einem hellen Hauttyp reicht es in unseren Breiten während der Sommermonate, wenn Gesicht und Arme täglich etwa 5 bis 10 Minuten in der Mittagszeit ohne Lichtschutz der Sonne ausgesetzt werden. Sonnenbrände sollten jedoch vermieden werden!

Die Deutsche Gesellschaft für Ernährung empfiehlt für Schwangere, bei denen eine Eigensynthese durch die Haut fehlt bzw. nicht gewährleistet wird (d. h. für Schwangere, die sich selten im Sonnenlicht aufhalten, bei Sonnenexposition ihre Haut weitgehend bedecken bzw. Sonnencreme verwenden sowie Frauen mit dunklerem Hauttyp), eine Vitamin-D-Aufnahme von 20 µg (800 IU) pro Tag. Da die mittlere Menge der Aufnahme von Vitamin D über Lebensmittel nur bei 2 bis 4 µg pro Tag liegt, sollte in diesem Fall ein Supplement eingesetzt werden.

Gute Vitamin-D-Quellen in der Nahrung sind Fische mit hohem Fettgehalt, Eigelb, Milch und Margarine.

2.5.2 Folat (Folsäure)

Folat spielt bei allen Zellteilungs- und Wachstumsprozessen eine Rolle. In der Schwangerschaft hat es deshalb eine besondere Bedeutung. Dies gilt ganz besonders für die früheste Phase der Schwangerschaft, wenn diese noch gar nicht bekannt ist. Bei Folatmangel besteht die **Gefahr eines Neuralrohrdefektes**, was zum Fehlen wichtiger Gehirnteile (Anenzephalie) oder zum „offenen Rücken" (Spina bifida) führen kann. Diese Fehlbildungen sind für schwere und schwerste Behinderungen verantwortlich und könnten in vielen Fällen vermieden werden, wenn die Folatversorgung ausreichend wäre.

> **Empfehlung für die Beratungspraxis**
> - Deshalb lautet die Empfehlung für **alle Frauen mit Kinderwunsch**, zusätzlich zu einer ausgewogenen Ernährung ein Präparat mit 0,4 mg bzw. 400 µg Folsäure pro Tag einzunehmen.
> - Im Idealfall soll damit spätestens vier Wochen vor der Empfängnis begonnen werden bzw. in dem Moment, in dem Verhütungsmethoden nicht mehr praktiziert werden (s. Kap. 6.2).
> - Die Einnahme sollte mindestens bis zum Ende des ersten Schwangerschaftsdrittels fortgesetzt werden.

Folat ist in Weizenkeimen, Blattgemüse, Obst und Vollkornprodukten enthalten. Gleichzeitig ist es

2 – Besonderheiten

extrem empfindlich und kann durch die Lagerung und Zubereitung bis zu 70 % zerstört werden. Die mittlere Folatzufuhr der deutschen Bevölkerung liegt deutlich unter dem Referenzwert der DGE. 86 % der Frauen erreichen diesen Wert nicht (Koletzko et al. 2012).

2.5.3 Eisen

Ebenfalls sehr wichtig ist die **Eisenzufuhr**. Eisen ist Baustein des Blut- und Muskelfarbstoffs und transportiert Sauerstoff. Auch viele Enzyme brauchen Eisen, um Körperfunktionen steuern zu können. Der kindliche Organismus enthält am Geburtstermin etwa 300 mg Eisen, der größte Teil wird während des dritten Trimenons von der Mutter an das Kind abgegeben. Etwa 50 mg Eisen werden in die Plazenta eingebaut, weitere 400 bis 500 mg benötigt der Körper für die Bildung von zusätzlichem Blut. Auch ein leicht erhöhter täglicher Eisenverlust von 1,2 mg ist zu berechnen, der teilweise durch die ausbleibende Periodenblutung kompensiert wird. Der Transfer von Eisen zum Kind ist auch dann gewährleistet, wenn die Mutter nicht optimal versorgt ist.

Eisenmangel kommt bei jungen Frauen häufig vor und bedingt eine schlechte Ausgangssituation für die Schwangerschaft. Problematisch kann dies insbesondere bei zwei rasch aufeinander folgenden Schwangerschaften werden. Durch Eisenmangel kann eine Anämie ausgelöst werden, die wiederum verschiedene Schwangerschaftskomplikationen und Fehlentwicklungen beim Kind auslösen kann (weil der Sauerstofftransport gestört ist und wichtige Aufbau- und Stoffwechselprozesse nicht richtig gesteuert werden). Präparate sollten aber **nicht „vorbeugend"**, sondern nur bei tatsächlich festgestelltem Eisenmangel zum Einsatz kommen (s. Kap. 10.3).

Schwangere und Stillende sollten zwei- bis dreimal pro Woche mageres Fleisch und Wurst essen, um genügend Eisen aufzunehmen. Eisen aus Fleisch ist besonders gut verfügbar und verbessert innerhalb einer Mahlzeit die Ausnutzung des Eisens aus pflanzlichen Lebensmitteln (s. Kap. 6.4). Pflanzliche Lebensmittel wie Vollkornprodukte oder dunkle Gemüsearten tragen ebenfalls zur Eisenversorgung bei, auch wenn das Eisen weniger gut verfügbar ist. Ein gleichzeitiger Verzehr von Vitamin-C-reichen Lebensmitteln kann die Eisenaufnahme verbessern.

2.5.4 Jod

! Schwangere und Stillende haben bedingt durch die besondere Stoffwechselleistung und den Mehrverbrauch an Schilddrüsenhormonen einen erhöhten Jodbedarf. Das ungeborene Kind benötigt bereits ab der 12. SSW selbst Jod, weil dann die kindliche Schilddrüse mit der Hormonbildung beginnt.

Die Erfolge der **Jodmangelprophylaxe** der vergangenen Jahre (Einführung des jodierten Speisesalzes und Verwendung von Jodsalz in allen Bereichen der Lebensmittelverarbeitung und des Speisenangebotes) sind zwar deutlich erkennbar, allerdings profitieren davon noch nicht alle Bevölkerungsgruppen. Während die Kropfhäufigkeit bei Neugeborenen und Kleinkindern erfreulich zurückgegangen ist, zeigen sich mit steigendem Alter, vor allem in der mittleren und älteren Generation, nach wie vor die Auswirkungen des jahrzehntelangen Jodmangels in Deutschland (Gärtner, Küpper 2007, AK Jodmangel 2007).

Bei **Schwangeren und Stillenden** hatte sich die Jodaufnahme zeitweise verbessert. Eine bedarfsdeckende Jodversorgung von Mutter und Kind ist aber abhängig davon, ob die Frau Jodtabletten oder andere Präparate mit Jod einnimmt.

Hat die Mutter einen **Jodmangel** oder eine unbehandelte Schilddrüsenunterfunktion, kann das Ungeborene in der körperlichen und geistigen Entwicklung benachteiligt sein. Eine gestörte Gehirnreifung, Fehlbildungen, Fehl- und Totgeburten können die Folge des Mangels sein. Eine gute Versorgung mit Jod ist bereits vor der Konzeption wichtig. Deshalb sollten Frauen mit Kinderwunsch über die Bedeutung von Jod informiert werden.

Die Aussage, dass unter den Lebensmitteln nur Seefisch, Jodsalz, mit Jodsalz hergestellte Lebensmittel und ggf. Milch einen nennenswerten Beitrag zur Jodversorgung liefern, gilt heute nicht mehr unbedingt. Durch **Jodanreicherung in Tierfutter** erhöhten sich in den vergangenen Jahren die Jodgehalte vor allem von Milch, aber auch von Fleisch und Eiern. Je nach Dosierung schwanken die Werte erheblich. Um eine Überdosierung zu verhindern, wurden durch die EU-Kommission die Höchstgrenzen für Jod im Futter für Milchkühe und Legehennen gesenkt (Flachowsky 2007).

Dennoch ist davon auszugehen, dass die Zufuhr mit der Nahrung nicht ausreicht, um den Jodbedarf in Schwangerschaft und Stillzeit zu decken. Um die Versorgung zu verbessern, sollte im Haushalt jodiertes Speisesalz eingesetzt und in der Gemeinschaftsverpflegung Mahlzeiten mit jodiertem Speisesalz bevorzugt werden. Bei Lebensmitteln wie Brot oder Wurstwaren sollten möglichst Produkte ausgewählt werden, die mit jodiertem Speisesalz hergestellt wurden.

Darüber hinaus wird allen Schwangeren und Stillenden eine ergänzende Jodzufuhr von 100 (bis 150) µg Jod mittels Tabletten empfohlen (s. Kap. 6.3). Nimmt die Schwangere bereits andere Präparate ein, die entsprechende Mengen an Jod enthalten, sollte sie keine zusätzlichen Jodsupplemente einnehmen. Abgeraten wird von der Verwendung getrockneter Algen- bzw. Tangpräparate mit möglichen exzessiv hohen Mengen an Jod (Koletzko et al. 2012).

2.6 Weitere Nährstoffe

2.6.1 Vitamin A (Retinol)

Dieses fettlösliche Vitamin ist wichtig für das Wachstum und die Entwicklung verschiedener Zellen und Gewebe, vor allem für die Entwicklung der Lunge und ihrer Funktionen.

> **Cave**
>
> Vorsicht ist allerdings bei Leber und Vitamin-A-haltigen Präparaten geboten. Die darin möglicherweise enthaltenen hohen Vitamin-A-Mengen können das ungeborene Kind schädigen.

Als **nicht schädlich** werden im ersten Trimenon Dosierungen unter 10 000 IE bzw. 3 mg pro Tag angesehen.

Durch andere Vitamin-A-Quellen wie Milch, Milchprodukte, Käse und Fleisch sowie durch Beta-Carotin, die Vorstufe des Vitamin A (kommt in Früchten und Gemüse vor), ist eine Überdosierung dagegen nicht möglich.

Die Vitamin-A-Zufuhr ist normalerweise über eine ausgewogene Ernährung sichergestellt. Bei einer **streng vegetarischen (veganen) Ernährungsweise** kann es allerdings zu einer Unterversorgung kommen. Hier bedarf es einer sehr sorgfältigen Ernährungsberatung. Unter Umständen muss eine Substitution in Betracht gezogen werden. Das Präparat sollte maximal 1,1 mg (für Schwangere) bzw. 1,5 mg (für Stillende) enthalten – entsprechend dem D–A–CH-Referenzwert.

2.6.2 B-Vitamine

Zur Gruppe des so genannten „B-Komplexes" gehören alle wasserlöslichen B-Vitamine: **Vitamin B_1** (Thiamin), **B_2** (Riboflavin), **B_6** (Pyridoxin), **B_{12}** (Cobalamin), **Folat, Niacin, Pantothensäure** und **Biotin**. Sie sind Bestandteile von Enzymen und wirken im Stoffwechsel von Eiweiß, Fett und Kohlenhydraten. Sie sind wichtig für die Energiegewinnung, die Funktionen von Muskeln und Nerven, die Blutbildung, zur Erneuerung von Haut, Haaren und Nägeln sowie für Wachstumsvorgänge in unserem Körper. Aus diesem Grund ist eine ausreichende Versorgung von Schwangeren und Stillenden mit dieser Vitamingruppe wichtig.

B-Vitamine findet man in pflanzlichen Lebensmitteln wie Vollkornprodukten, Obst, Gemüse, Kartoffeln, Hülsenfrüchten, Pilzen. Aber auch die tierischen Lebensmittel wie Fleisch von Rind, Kalb, Schwein, Leber, Geflügel usw. liefern B-Vitamine. Reich an Vitamin B_1 ist zum Beispiel das Schweinefleisch. Gute Lieferanten für B_2, B_6 und B_{12} sind Milch- und Milchprodukte, Hühnereier und Fleisch. Eine ausgewogene Mischkost mit pflanzlichen und tierischen Produkten liefert – mit Ausnahme des Folats – ausreichende Mengen an B-Vitaminen.

2.6.3 Vitamin C (Ascorbinsäure)

Vitamin C hat eine zentrale Bedeutung beim Aufbau von Bindegewebe, Knochen und Zähnen. Weiterhin schützt es unsere Zellen vor freien Radikalen. Es hilft im Kampf gegen Krebs, indem es die Bildung von Krebs auslösenden Nitrosaminen verhindert. Außerdem stärkt es das Immunsystem. Während der Schwangerschaft fällt der Vitamin-C-Spiegel im mütterlichen Blut ab; als Ursache wird der Anstieg östrogener Hormone diskutiert. Der kindliche Plasmaspiegel liegt um 50 % höher als der mütterliche. Insgesamt ist der Ascorbinsäurestoffwechsel des Fetus intensiver als der des mütterlichen Organismus. Zwar ist es kein Problem, über die Nahrung ausreichend Vitamin C aufzunehmen, die Höhe der tatsächlichen Zufuhr liegt aber teilweise unter dem aktuellen D-A-CH-Referenzwert.

Gute Vitamin-C-Quellen sind frisches Obst (v. a. Zitrusfrüchte, schwarze Johannisbeeren), frisches Gemüse und Kartoffeln.

2.6.4 Magnesium

Magnesium ist neben Kalzium und Phosphor ein Strukturelement des Knochens. Zusätzlich greift es als Kofaktor in zahlreiche Stoffwechselvorgänge ein. An den Nervenendplatten moderiert Magnesium die Übertragung von Signalen der Nervenzellen auf den Muskel.

Eine unzureichende Versorgung mit Magnesium wird u. a. mit Wadenkrämpfen, einer vorzeitigen bzw. erhöhten Wehentätigkeit sowie mit hypertensiven Schwangerschaftserkrankungen in Verbindung gebracht. Aus diesem Grund werden häufig Magnesiumpräparate verordnet. Ob eine prophylaktische Substitution bei allen Schwangerschaften sinnvoll ist, ist umstritten (s. Kap. 6.7).

Bei Risikoschwangeren (z. B. mit hypertensiven Schwangerschaftserkrankungen oder vorzeitiger Wehentätigkeit in vorausgegangenen Schwangerschaften) wird vom Frauenarzt häufig während der gesamten Schwangerschaft ein Präparat verordnet. Da die Muttermilch einen recht hohen Magnesiumgehalt von etwa 40 mg pro Liter aufweist, ist auch während der Stillzeit eine ausreichende Magnesiumzufuhr wichtig.

Magnesium ist in vielen Lebensmitteln enthalten, vor allem in Vollkornerzeugnissen, Milch und Milchprodukten, Hülsenfrüchten, vielen Gemüsearten und Fleisch (▶ Tab. 6.7).

2.6.5 Kalzium

Kalzium ist vor allem als Baustoff für Knochen und Zähne bekannt. Es erfüllt aber auch wichtige Aufgaben im Blut und im Gewebe bei der Reizleitung, der Herzfunktion und der Blutgerinnung.

25 bis 30 g Kalzium reichern sich im Körper des Ungeborenen bis zum Ende der Schwangerschaft an. Der Hauptanteil wird im mittleren Trimenon, also zur Zeit des größten Wachstums, eingelagert. Etwa 250 bis 300 mg Kalzium bekommt der Fetus in dieser Zeit aus dem mütterlichen Blut. Ein Mangel an Kalzium führt nicht etwa zu Schäden beim Fetus und beim Neugeborenen, sondern geht zu Lasten der mütterlichen Knochensubstanz. Denn das fehlende Kalzium wird aus den Reserven im Knochen der Mutter mobilisiert und an das Ungeborene geleitet. Eine Abnahme der mütterlichen Knochendichte und eine verstärkte **Osteoporosegefährdung in späteren Lebensabschnitten** können die Folge sein.

Der Kalziumbedarf ist aber mit einer gemischten Kost mit ausreichend Milch und Milchprodukten leicht zu decken. Sofern Milch und Milchprodukte vertragen werden, sind Kalziumpräparate in der Regel überflüssig. Daneben gibt es auch kalziumreiche Gemüsesorten wie Brokkoli, Fenchel und Grünkohl. Auch Mineralwasser, das mindestens 150 mg Kalzium pro Liter enthält, ist eine gute Quelle.

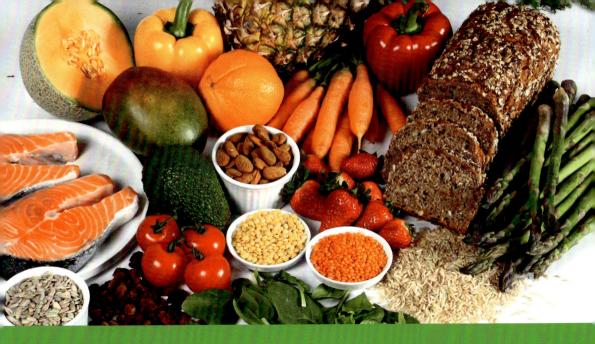

Teil 2
Ernährungsberatung in der Schwangerschaft

3	Stellenwert der Ernährungsberatung in der Schwangerenbetreuung	39
4	Methodik und Didaktik	41
5	Sicherstellung der Versorgung mit Hauptnährstoffen	47
6	Sicherstellung der Versorgung mit (kritischen) Nährstoffen	50
7	Stellenwert von Nahrungsergänzungsmitteln und mit Nährstoffen angereicherten Lebensmitteln	65
8	Tipps zur Lebensmittelauswahl	67
9	Mahlzeitenverteilung und -organisation	96
10	Ernährungsberatung bei Schwangerschaftsbeschwerden und Erkrankungen in der Schwangerschaft	100
11	Nikotin-, Alkohol- und Drogenkonsum in der Schwangerschaft.................................	112
12	Allergieprävention in der Schwangerschaft	115

3 Stellenwert der Ernährungsberatung in der Schwangerenbetreuung

Eigene Befragungen von Hebammen sowie eine Untersuchung von Heins, Koebnick und Leitzmann (1999) an der Justus-Liebig-Universität Gießen zur Ernährungsinformation in der Schwangerschaft zeigen, dass die Ernährungsberatung in der heutigen Schwangerenbetreuung eher einen geringen Stellenwert einnimmt. Zwar gibt es verschiedene Möglichkeiten für schwangere Frauen, Ernährungsinformationen zu erhalten bzw. sich hinsichtlich ihrer Ernährung beraten zu lassen, dennoch ist die investierte Beratungszeit oft sehr kurz, oder die Möglichkeiten werden nur wenig oder erst sehr spät genutzt. So beträgt die Dauer der im Mutterpass vermerkten Ernährungsberatung in der gynäkologischen Praxis durchschnittlich nur 7 Minuten. Dagegen dauert das Beratungsgespräch bei den Hebammen zum Thema Ernährung durchschnittlich 30 Minuten (Heins, Koebnick, Leitzmann 1999).

Anbieter von Ernährungsinformationen und -beratung für schwangere Frauen
- Frauenarzt sowie Praxispersonal (im Rahmen der Schwangerschaftsvorsorge)
- Hebamme (im Rahmen der Schwangerschaftsvorsorge, Beratungsgespräche, Geburtsvorbereitungskurs)
- Ernährungsfachkräfte (Diplom-Oecotrophologen/innen, Diätassistenten/innen)
- Vorträge und ähnliche Veranstaltungen
- Zeitschriften/Bücher/Broschüren
- Freunde/innen, Familie, Mutter.

Oft findet Ernährungsberatung jedoch nur dann statt, wenn die Schwangere von sich aus gezielt Fragen stellt oder wenn sie eine Hebamme wegen Schwangerschaftsbeschwerden aufsucht. Obwohl das Thema Ernährung bereits für die Frühschwangerschaft wichtig ist, wird es oft sehr spät angesprochen, meist erst ab der 30. Schwangerschaftswoche im Rahmen des Geburtsvorbereitungskurses.

Im Zeitraum von 1996 bis 1997 wurden 99 Frauen nach der Geburt über Art, Umfang und Wertigkeit der ihnen dargebotenen Ernährungsinformationen in der Schwangerschaft befragt (Heins, Koebnick, Leitzmann 1999). Fast ein Drittel der Teilnehmerinnen (27 %) gab an, keine Ernährungsinformationen in der Schwangerschaft erhalten zu haben. Die Zufriedenheit der Teilnehmerinnen, die während ihrer Schwangerschaft über Ernährung informiert worden sind (73 %), spiegelt sich unter anderem in der Bewertung der verschiedenen Quellen, von denen sie ihre Informationen erhalten haben, wider.

Die Ernährungsinformation durch **Broschüren** wurde am besten beurteilt. Als Herausgeber wurden u. a. benannt: aid infodienst Ernährung, Landwirtschaft, Verbraucherschutz e. V., Deutsche Gesellschaft für Ernährung (DGE), Krankenkassen, Verband unabhängiger Gesundheitsberater (UGB).

Unter den **Personen**, die den Teilnehmerinnen Ernährungsinformationen vermittelt haben, schnitten die Hebammen am besten ab. Dagegen wurde die Weitergabe von Informationen durch Freunde, Familie und Mutter als weniger gut empfunden. Am unzufriedensten waren die Frauen mit der Informationsvermittlung durch Ärzte/innen und durch Praxispersonal. Die Zufriedenheit stieg allerdings mit der Zeit, die sich die Ärzte/innen und Hebammen für die Ernährungsberatung der Schwangeren nahmen. Ernährungsfachkräfte als Anbieter von Ernährungsinformationen wurden im Rahmen dieser Untersuchung nicht berücksichtigt.

Heins und Mitarbeiter kommen zu dem Schluss, dass der „Ernährungsberatung in der Betreuung von schwangeren Frauen mehr Aufmerksamkeit gewidmet und ihr ein höherer Stellenwert eingeräumt werden sollte". Hinsichtlich der großen Bedeutung einer ausgewogenen Ernährung für Mutter und Kind und einen optimalen Schwangerschaftsverlauf kann dies nur unterstrichen werden.

Damit alle Berufsgruppen und Fachorganisationen, die Frauen mit Kinderwunsch, Schwangere und Stillende beraten, einheitliche Botschaften vermitteln, wurden im Auftrag des bundesweiten Netzwerks Junge Familie **Handlungsempfehlun-**

3 – Ernährungsberatung

gen für die Ernährung in Schwangerschaft und Stillzeit entwickelt (Koletzko et al. 2010, Koletzko et al. 2012). Basierend auf diesen Empfehlungen vermitteln seit 2010 Multiplikatorenfortbildungen aktuelles Fachwissen und Wege zur Vermittlung der Inhalte an junge Eltern (aid infodienst 2010).

🛈 Hintergrund
Netzwerk Junge Familie "Gesund ins Leben"
Dieses Projekt des Bundesministeriums für Ernährung, Landwirtschaft und Verbraucherschutz (BMELV) ist Teil des Nationalen Aktionsplans "IN FORM – Deutschlands Initiative für gesunde Ernährung und mehr Bewegung" und dem Aktionsplan gegen Allergien.

Ein wichtiges Ziel des Netzwerks ist es, einheitliche Handlungsempfehlungen auf der Basis aktueller wissenschaftlicher Erkenntnisse zu formulieren und diese als alltagsbezogene Botschaften an junge Familien sowie Multiplikatoren wie Hebammen, medizinische Fachangestellte und Ärzte weiterzugeben.
Die Leitung liegt in der Hand einer Lenkungsgruppe. Sie setzt sich zusammen aus Vertretern der Verbände von Frauenärzten, Hebammen und Kinderärzten, Mitarbeitern des Ministeriums, des aid infodienst e. V., der Plattform Ernährung und Bewegung e. V. und des Präventions- und Informationsnetzwerks Allergie/Asthma (pina). Geschäftsstelle und Ansprechpartner für das Projekt ist der aid infodienst e. V. (www.gesundinsleben.de).

4 Methodik und Didaktik

Die Ernährungsberatung von Schwangeren stellt eine wichtige Aufgabe im Rahmen der Schwangerenbetreuung durch die Hebammen dar. Das Beantworten von Ernährungsfragen ermöglicht der Hebamme, individuell auf die Bedürfnisse der Schwangeren einzugehen und dadurch das Vertrauensverhältnis zu der Ratsuchenden zu festigen. Außerdem lassen sich durch gezielte Ernährungsinformationen viele schwangerschaftsbedingte Probleme vermeiden. Nicht zuletzt liefert eine ausgewogene Ernährung der Schwangeren einen wesentlichen Beitrag für eine optimale Entwicklung und Gesundheit ihres Kindes. Umgekehrt haben ungünstige Ernährungsbedingungen während der Schwangerschaft Auswirkung bis ins Erwachsenenalter des Kindes, wie die Entwicklung von Adipositas, Herz-Kreislauf-Erkrankungen oder Diabetes (Grashoff 2003).

> **Durch eine frühzeitige und individuelle Ernährungsberatung können viele schwangerschaftsbedingte Probleme vermieden oder zumindest rechtzeitig erkannt und behandelt werden.**

4.1 Individuelle Ernährungsberatung

Einen geeigneten Anlass für eine Ernährungsberatung bieten die **Vorsorgeuntersuchungen**, da die meisten Frauen regelmäßig daran teilnehmen. Besonders beim ersten Termin haben Schwangere einen großen Beratungsbedarf. Doch nicht jede Frau hat den Mut, von sich aus Fragen zu stellen, oder sie weiß gar nicht genau, was sie fragen soll. Erst im **Geburtsvorbereitungskurs** kommt dann die Erkenntnis, welche Bedeutung die Ernährung in der Schwangerschaft hat („Wenn ich das schon eher gewusst hätte!"). Die Hebamme sollte deshalb das Thema Ernährung schon bei den ersten Kontakten mit der Schwangeren ansprechen.

> **Empfehlung für die Beratungspraxis**
> **Im ersten Gespräch** ist es keinesfalls sinnvoll, der Schwangeren möglichst alle Ernährungsinformationen zu vermitteln, die wichtig erscheinen. Besser ist es, durch eine gezielte Gesprächsführung und einfühlsame Fragen das Vertrauen der Frau zu gewinnen und sich bei eventuell später auftretenden Fragen und/oder Beschwerden als Gesprächspartnerin anzubieten.

Um eine dauerhafte **Änderung des Ernährungsverhaltens** der Schwangeren zu erreichen, reicht es nicht aus, ihr z. B. einen Speiseplan in die Hand zu drücken und die Vorteile einer vollwertigen Ernährung in der Schwangerschaft zu erläutern. Nur eine systematische, klientenzentrierte Ernährungsberatung hilft der Schwangeren, hinsichtlich ihrer Ernährungsgewohnheiten umzudenken, umzulernen und vor allem, sich umzugewöhnen.

Der **Prozess** der individuellen Ernährungsberatung gliedert sich in 5 Stufen:
1. Anamnese
2. (Teil-)Ziele festlegen
3. Strategien umsetzen
4. Abschlussgespräch
5. Weiterführende Beratung

4.1.1 Anamnese

Ziel des ersten Beratungsgespräches sollte es sein, ein Vertrauensverhältnis zu der Schwangeren aufzubauen und durch eine geschickte Gesprächsführung möglichst viel von ihr zu erfahren. Ob nun die Schwangere zum ersten Mal die Hebamme im Rahmen der Vorsorgeuntersuchung oder wegen Schwangerschaftsbeschwerden aufsucht, in jedem Fall sollte als Basis für eine individuelle Ernährungsberatung eine ausführliche **Anamnese** durchgeführt werden. Dazu gehören Fragen nach den Verzehrsgewohnheiten der Schwangeren, nach Appetitveränderungen, Lebensmittelunverträglichkeiten, Schwangerschaftsbeschwerden sowie Fragen nach der Einnahme von Medikamenten und Nahrungsergänzungsmitteln.

4 – Methodik und Didaktik

> **Praxis**
> Ziel der **Ernährungsanamnese** ist es, sich einen Überblick über den aktuellen Ernährungszustand und die Vorlieben/Abneigungen der schwangeren Frau zu verschaffen. Sie bietet somit eine wichtige Basis, um die Nährstoffversorgung der Schwangeren besser einzuschätzen und Schritt für Schritt zu verbessern.

So genannte **„W"-Fragen** oder offene Fragen eignen sich im Anamnesegespräch am besten. Sie verschaffen mehr Informationen und binden die Gesprächspartnerinnen meist auch emotional stärker ein als Fragen, die nur mit Ja oder Nein beantwortet werden. Zum Beispiel:
- „**Was** essen Sie zum Frühstück?"
- „**Worauf** achten Sie bei Ihrer Ernährung besonders?"
- „**Welche** Sorten Fleisch/Fisch/Gemüse usw. mögen Sie gerne?"

Hilfreich für die Ermittlung und Beurteilung der Verzehrsgewohnheiten ist außerdem der **Ernährungsanamnese-/Food-frequency-Fragebogen**, mit dem die Schwangere (oder Stillende) u. a. Fragen zur Häufigkeit des Verzehrs einzelner Lebensmittel beantwortet (▶ Abb. 4.1).

Die Auswertung des Ernährungsanamnese-/Food-frequency-Fragebogens gibt nur einen groben Überblick über die Ernährungssituation der schwangeren/stillenden Frau. Ist darüber hinaus eine genauere Beurteilung der Nährstoffversorgung der Schwangeren/Stillenden notwendig, z. B. bei Verdacht auf ausgeprägte Fehlernährung, bei Mehrlingsschwangerschaften bzw. bei kurz aufeinander folgenden Schwangerschaften, sollte die Nährstoffzufuhr mithilfe eines **Ernährungsprotokolls** überprüft werden.

Die Verwendung von **standardisierten Beratungsformularen** kann die praktische Durchführung der Ernährungsberatung erleichtern. So wurden beispielsweise von der Deutschen Gesellschaft der qualifizierten Ernährungstherapeuten und Ernährungsberater e. V. (QUETHEB) leicht handhabbare Materialien wie Anamnese-, Protokoll-, Auswertungs- und Evaluationsbögen entwickelt und erprobt, die einfach strukturiert, nicht indikationsbezogen und somit variabel einsetzbar sind. Die Bögen sind in verschiedenen Farben gehalten, so dass ein schnelles und übersichtliches Auffinden eines bestimmten Formulars, z. B. in Karteisystemen, möglich ist, s. a. QUETHEB-Formulare im Anhang (Kap. 21.6).

Ein fertiges Formular für ein Ernährungsprotokoll zum Downloaden stellt beispielsweise der aid infodienst Ernährung • Landwirtschaft • Verbraucherschutz e. V. (www.aid.de) zur Verfügung.

4.1.2 (Teil-)Ziele festlegen

Die in der Situationsanalyse ermittelten Daten werden ausgewertet und mit den D–A–CH-Referenzwerten für die Nährstoffzufuhr (DGE 2012) (Sollzustand) verglichen. Anschließend bestimmen die Beraterin und die schwangere/stillende Frau gemeinsam Teilziele sowie Strategien zur Erreichung der Ziele.

So zeigt ein Vergleich des ausgefüllten **Ernährungsanamnese-/Food-frequency-Fragebogens** mit den „empfehlenswerten Lebensmittelverzehrmengen für Schwangere/Stillende" (▶ Tab. 8.1 und ▶ Tab. 15.1) der Beraterin auf, wo Schwerpunkte in der Ernährungsberatung zu setzen sind.

> **Beispiel einer Beratungssituation**
> Die Schwangere klagt über Verstopfung. Die Beraterin hat mittels Fragebogen ermittelt, dass die schwangere Frau keine Vollkornprodukte isst und zu wenig trinkt.
> **Ziele:** regelmäßige Verdauung, Erhöhung der Ballaststoffzufuhr, Flüssigkeitszufuhr in Höhe von 1,5 bis 2 Liter/Tag
> **Teilziel 1**: die Hälfte der Getreideprodukte als Vollkornprodukte essen
> **Teilziel 2**: zu jeder Mahlzeit und zwischendurch etwas trinken (mindestens 1,5 Liter pro Tag).
>
> **Strategien zur Erreichung der Ziele:**
> 1. Rezept Dinkelvollkornbrot (s. Kap. 20.9) ausprobieren, geschälter Reis und helle Nudeln mit Naturreis bzw. Vollkornnudeln mischen
> 2. Mineralwasser und Fruchtsaftschorlen immer in Sichtweite, z. B. auf den Esstisch stellen, Trinktagebuch führen.

Die Auswertung eines **Ernährungsprotokolls** erfolgt üblicherweise mittels computergestützter Nährwertberechnung. Nährstoffe, die nicht oder nur unzureichend zugeführt werden, müssen entsprechend den Referenzwerten für die Nährstoffzufuhr (DGE 2012) ersetzt werden. Sollte durch Lebensmittelalternativen die Nährstoffzufuhr nicht sichergestellt werden können, ist mit dem behandelnden Arzt der Einsatz von Nahrungsergänzungsmitteln zu besprechen (s. Kap. 7).

🎲 Beispiel einer Beratungssituation

Die Schwangere mag keinen Fisch und verwendet (aus Unwissenheit) kein Jodsalz. Die Beraterin hat durch die Auswertung eines 7-tägigen Ernährungsprotokolls ermittelt, dass die Jodzufuhr der schwangeren Frau weit unter den Empfehlungen der DGE liegt.

Ziel: Jodzufuhr 230 µg
Teilziel 1: Im Haushalt ausschließlich jodiertes Speisesalz verwenden.
Teilziel 2: Lebensmittel bevorzugen, die mit Jodsalz hergestellt werden.
Teilziel 3: Täglich 100(–150) µg (z. B. in Tablettenform).

Strategien zur Erreichung der Ziele:

1. Das bisher verwendete Meersalz gegen Jodsalz (+ Fluorid + Folsäure) austauschen (Beraterin zeigt Produktbeispiele).
2. Produkte mit Jodsiegel bzw. Jodzusatz im Zutatenverzeichnis bevorzugen.
3. Jodsupplementierung mit dem behandelnden Arzt besprechen.

Ernährungs-/Food-frequency-Fragebogen für Schwangere/Stillende

Name: _____ Datum: _____

Alter: _____

Körpergewicht: _____ kg _____ Körpergröße: _____ cm

für Schwangere: _____ SSW; _____ Gewicht vor der SS: _____ kg

Schwangerschaftsbeschwerden: _____

für Stillende:
        Alter des Kindes: _____

es wird gestillt seit: _____ es wird teilweise gestillt seit: _____

es wird Beikost zugefüttert seit: _____

Berufstätigkeit: _____

Mahlzeiten „außer Haus": _____

Vorlieben: _____

Unverträglichkeiten/Abneigungen: _____

© Körner/Rösch: Ernährungsberatung in Schwangerschaft und Stillzeit, Hippokrates Verlag 2014

▶ **Abb. 4.1** Ernährungsanamnese-/Food-frequency-Fragebogen für Schwangere/Stillende, Teil 1.

Wie häufig essen und trinken Sie folgende Lebensmittel?

Lebensmittel-gruppe	Lebensmittel	täglich	fast täglich	3–4 mal pro Woche	1–3 mal pro Woche	selten oder nie
Getränke	Mineralwasser					
	Kräuter-/Früchtetee					
	Fruchtsaftschorle					
	Fruchtsaft					
	Kaffee/schwarzer oder grüner Tee					
	Limonade/Colagetränke					
	Bier/Wein/Sekt					
	Spirituosen					
Brot, Getreide und Beilagen	Vollkornbrot/-brötchen					
	Müsli/Getreideflocken					
	Frühstückszerealien					
	Mischbrot/Mehrkornbrot					
	Mehrkorn-, Sesambrötchen etc.					
	Weißbrot/Brötchen					
	Naturreis/Vollkornnudeln					
	Reis hell/Nudeln hell					
	Pellkartoffeln/Salzkartoffeln					
	Pommes frites/Bratkartoffeln					
Gemüse und Obst	Gemüse, frisch oder tiefgekühlt (gegart)					
	Hülsenfrüchte					
	Gemüsekonserven					
	Blattsalat/Rohkost					
	Salate mit Mayonnaise- oder Sahnesoße					
	Obst, frisch oder tiefgekühlt					
	Obstkonserven					
Milch und Milchprodukte	fettarme Milch (1,5 % Fett) Buttermilch					
	Vollmilch (3,5 % Fett)					
	fettarmer Joghurt (1,5 % Fett)					
	Joghurt > 1,5 % Fett					
	Magerquark					
	Quark ab 10 % Fett					
	Käse ≤ 30 % Fett i.Tr.					
	Käse > 30 % Fett i.Tr.					
	Sahne, Crème fraîche					

© Körner/Rösch: Ernährungsberatung in Schwangerschaft und Stillzeit, Hippokrates Verlag 2014

Abb. 4.1 Ernährungsanamnese, Teil 2.

Wie häufig essen und trinken Sie folgende Lebensmittel:

Lebensmittel-gruppe	Lebensmittel	täglich	fast täglich	3–4 mal pro Woche	1–3 mal pro Woche	selten oder nie
Fleisch, Wurst	Fleisch/Geflügel					
	Innereien (Leber etc.)					
	Bratenaufschnitt					
	Geflügelwurstaufschnitt					
	Brühwurst, Brühwürstchen					
	Salami, Dauerwurst					
	Streichwurst, Teewurst					
Fisch	Seefisch, mager, z. B. Seelachsfilet					
	Seefisch, fettreich, z. B. Hering, Lachs, Makrele					
	Sushi, Sushimi					
	Meeresfrüchte					
Eier	Frühstücksei					
	Spiegelei, Rührei etc.					
Fette und Öle	Rapsöl, Olivenöl					
	Maiskeim-, Sonnenblumen- oder Sojaöl					
	Sonstige Pflanzenöle					
	Pflanzenmargarine					
	Butter					
	Schmalz					
	Kokosfett, Palmkernfett					
Süßes und fette Snacks	Vollkornkekse/Obstkuchen					
	Kuchen/Torte/Kekse					
	Schokolade/-nriegel					
	Weingummi, Lakritz u. Ä.					
	Eis/Pudding					
	Nuss-Nougatcremes					
	Honig/Dicksäfte					
	Marmelade					
	Chips/salzige Nüsse/Knabbergebäck					
Kräuter und Salz	Kräuter (Petersilie, Dill, etc.)					
	Jodsalz					
	Jodsalz + Folsäure + Fluorid					
	Meersalz					
	Sonstiges					

© Körner/Rösch: Ernährungsberatung in Schwangerschaft und Stillzeit, Hippokrates Verlag 2014

Abb. 4.1 Ernährungsanamnese, Teil 3.

4 – Methodik und Didaktik

4.1.3 Strategien umsetzen

Die Schwangere soll die gemeinsam entwickelten Strategien zum Erreichen der (Teil-)Ziele umsetzen. Auftretende Probleme werden in weiteren Beratungsgesprächen besprochen. Zur Kontrolle der Erfolge/Misserfolge kann eine Zwischenanamnese mithilfe des Food-frequency-Fragebogens oder eines Ernährungsprotokolls erfolgen. Gegebenenfalls werden die Strategien und/oder die Zielvorgaben modifiziert, bis der Soll-Zustand (z. B. regelmäßige Verdauung, Flüssigkeitszufuhr in Höhe von 1,5 bis 2 Liter/Tag, Jodzufuhr in Höhe von 230 µg) erreicht ist.

4.1.4 Abschlussgespräch

Im Abschlussgespräch überprüfen Beraterin und Schwangere die vorher festgelegten Ziele. Erfolge und Misserfolge werden diskutiert und dokumentiert (z. B. Labordaten, Zufriedenheit der Schwangeren).

4.1.5 Weiterführende Beratung

Damit die Schwangere ihre Ernährungsumstellung langfristig beibehält, kann eine weiterführende Beratung, z. B. durch so genannte Betreuungsgespräche in längeren Zeitabständen oder durch Teilnahme an einer Gruppenberatung, sinnvoll sein.

4.2 Gruppenberatung

Viele Frauen machen sich bereits am Anfang der Schwangerschaft Gedanken über ihre Ernährungsgewohnheiten. Die Einrichtung einer **Gesprächsgruppe für Frühschwangere** bietet die Möglichkeit, diesem Beratungsbedarf nachzukommen. Darüber hinaus können die Frauen im Gespräch mit den anderen Frühschwangeren offen über ihre Ängste und Probleme (z. B. Geschwisterkinder, Übelkeit, Probleme am Arbeitsplatz) reden, ohne befürchten zu müssen, sich lächerlich zu machen, weil „man noch nicht einmal etwas sieht".

Für Frauen etwa ab der 30. bis 32. SSW stellen dann die **Geburtsvorbereitungskurse** eine gute Gelegenheit zur Information über die richtige Ernährung in der Schwangerschaft und zur Diskussion von Ernährungsfragen dar.

Hilfreich für die praktische Durchführung einer Gruppenberatung für Schwangere/Stillende sind **Materialien für die Ernährungsberatung** wie Folien, Hefte, Poster, Videoclips und Aufsteller. Diese werden speziell zum Thema „Ernährung in Schwangerschaft und Stillzeit" vom aid infodienst bzw. vom Netzwerk Junge Familie (www.gesundinsleben.de) angeboten, s. Anhang, Kap. 21.1.

4.3 Kooperation mit Ernährungsfachkräften

Die Praxis zeigt, dass sowohl die betreuenden Ärzte als auch Hebammen mit der individuellen Ernährungsberatung oftmals zeitlich überfordert sind. Grundsätzlich empfiehlt sich eine Kooperation mit selbstständigen Ernährungsfachkräften, wie sie mancherorts – z. B. in Form einer Praxisgemeinschaft – gehandhabt wird. Insbesondere Diplom-Oecotrophologen/innen und Diätassistenten/innen mit dem Schwerpunkt Ernährungsberatung sind aufgrund ihrer Aus- und Fortbildung in der Lage, zielgruppengerechte und individuelle Ernährungsberatung durchzuführen. Adressenverzeichnisse solcher Ernährungsfachkräfte finden sich im Anhang.

5 Sicherstellung der Versorgung mit Hauptnährstoffen

5.1 Eiweiß

Eine Schwangere hat zwar im Vergleich zu einer nicht schwangeren Frau ab dem 4. Monat einen um 10 g höheren Eiweißbedarf (s. Kap. 1.4), jedoch besteht in den westlichen Industrieländern im Allgemeinen keine Eiweißunterversorgung. Im Gegenteil: Junge Frauen nehmen hierzulande **eher zu viel Eiweiß** auf als zu wenig. Nur bei einer extrem einseitigen Ernährung, z. B. bei Verzicht auf Milch und Milchprodukte sowie Fleisch und/oder Fisch, kann es zu einer ungenügenden Eiweißzufuhr kommen. Die Folgen sind dann nicht nur Gesundheitsstörungen bei der Mutter, sondern auch beim ungeborenen Kind.

> ❗ Empfehlenswerte eiweißreiche Lebensmittel: fettarmes Fleisch, fettarme Milch und Milchprodukte, Fisch, Hülsenfrüchte (Erbsen, Linsen, Bohnen), Vollkornprodukte

Auch hinsichtlich der Eiweißversorgung der Schwangeren gilt eher die Regel „Mehr Qualität als Quantität". **Tierisches Eiweiß** ist für den Menschen besonders wertvoll, weil es dem Körpereiweiß in seiner Aminosäurenzusammensetzung ähnelt. Allerdings liefern Fleisch, Wurst und Eier auch ungünstige Begleitstoffe wie Purine, Cholesterin und gesättigte Fettsäuren. Kombiniert man jedoch **pflanzliche Proteine** untereinander oder mit Milchprodukten, Ei, Fisch oder Fleisch, so ergänzen sie sich in ihrer Zusammensetzung und erhalten eine höhere **biologische Wertigkeit**.

> 🌱 Empfehlenswerte „Eiweiß"-Kombinationen
> **Kartoffeln mit Milch, Ei, Fisch, Fleisch**
> - Pellkartoffeln mit Quark
> - Kartoffelpüree mit Milch
> - Kartoffelgratin mit Käse
> - Bauernomelette
> - Rührei mit Kartoffeln
> - Pellkartoffeln mit Matjes
> - Folienkartoffel mit kleinem Steak
>
> **Getreide mit Milch, Ei, Fisch, Fleisch**
> - Vollkornbrot mit Käse
> - Müsli mit Milch
> - Milchreis
> - Grießbrei mit Milch
> - Spaghetti mit Parmesankäse
> - Nudeln mit Ei
> - Tagliatelle mit Lachs
> - Nudeln mit Fleischklößchen
> - Reis mit Fisch, Fleisch oder Ei
>
> **Getreide mit Hülsenfrüchten**
> - Bohneneintopf mit Brot
> - Linsensuppe mit Nudeln
> - Grünkernsalat mit Erbsen
>
> **Hülsenfrüchte mit Milch, Fleisch**
> - Erbsensuppe mit Milch
> - Bohnensuppe mit Würstchen

5.2 Fette und Fettsäuren

Schwangere brauchen ab dem 4. Schwangerschaftsmonat nur unwesentlich mehr Fett als nicht schwangere Frauen. Dem Bedarf von **30 bis 35 % der Energiezufuhr** entsprechen etwa 70–90 g Fett. Diese Menge wird hierzulande problemlos erreicht, oft sogar überschritten. Besonders der Gehalt an so genannten **„versteckten Fetten"** in manchen Fleischprodukten, Wurst, einigen Milchprodukten sowie vielen Süßwaren, Knabbereien und Gebäckarten wird häufig unterschätzt (s. Kap. 8.10). Gerade diese Lebensmittel liefern sehr viele **gesättigte Fettsäuren**, die die Blutfettwerte ungünstig beeinflussen (s. Kap. 1.5). Aber auch sichtbare Fette, die zur Speisenzubereitung (z. B. Bratfette) und als Brotaufstrich (z. B. Butter, Margarine) verwendet werden, sollten eher sparsam verwendet werden.

> ❗ Hinsichtlich der Gesamtfettzufuhr sollten Schwangere eine fettarme Ernährung anstreben. Gleichzeitig ist mehr auf die Qualität der Fette zu achten.

Bei schwangeren Frauen ist eine ausreichende Versorgung mit **einfach und mehrfach ungesättigten Fettsäuren** einschließlich der Omega-3-Fettsäuren besonders wichtig (s. Kap. 2.4). Diese wertvollen Fettsäuren sind vor allem in pflanzlichen Ölen (z. B. Raps- und Olivenöl, Sonnenblumen- und Maiskeimöl) und bestimmten fettreichen Fischen (z. B. Makrele, Hering, Lachs) bzw. Fischölen enthalten.

Ernährungsexperten weisen in jüngster Zeit besonders auf die Bedeutung der **Omega-3-Fettsäuren** in der Ernährung der Schwangeren hin. So wurde festgestellt, dass der Bedarf des Fetus an Omega-3-Fettsäuren besonders im letzten Schwangerschaftsdrittel sehr hoch ist. Schätzungsweise 50–60 mg/Tag werden in dieser Zeit in das Gehirn, Zentralnervensystem und in die Netzhaut des Auges eingebaut. Schwangere verfügen zwar über ein Speichervermögen für Omega-3-Fettsäuren, dieses bleibt aber nur konstant, wenn eine Zufuhr von 190 mg/Tag dieser Fettsäuren gewährleistet ist. Schwangere sollten deshalb täglich mindestens 200 mg Omega-3-Fettsäuren zuführen, das entspricht einer Fischmahlzeit pro Woche, z. B. mit 200–250 g Hering oder Lachs (Küpper 1999).

Praxis
Schwangere sollten fettarm essen und besonders auf die Qualität der Fette bzw. Fettsäuren achten:
- **Möglichst wenig gesättigte Fettsäuren** (v. a. in tierischen Produkten wie Fleisch- und Wurstwaren, Butter, Milch und Milchprodukten sowie in Kokos-, Palmkernfett und fetten Snacks).
- **Dafür mehr einfach ungesättigte Fettsäuren** (v. a. in Raps- und Olivenöl) und **mehrfach ungesättigte Fettsäuren** (z. B. in Sonnenblumenöl, Maiskeimöl, Sojaöl) einschließlich Omega-3-Fettsäuren (v. a. in Makrele, Hering, Lachs sowie Lein-, Walnuss- und Rapsöl).

(Koletzko et al. 2012)

Auf Tipps zur Auswahl der richtigen Fette und Öle und geeigneter fettreicher Seefische sowie zur Begrenzung der Zufuhr an gesättigten Fettsäuren wird in den Kapiteln 8.8 und 8.10 ausführlich eingegangen.

5.3 Kohlenhydrate und Ballaststoffe

Es wird empfohlen, mehr als 50 % der Energie in Form von Kohlenhydraten und mindestens 30 g Ballaststoffe pro Tag aufzunehmen. Die einzelnen Mahlzeiten sollten deshalb so zusammengesetzt sein, dass sie überwiegend aus frischem Gemüse und Obst sowie Getreideprodukten (Vollkornbrot, -nudeln, Naturreis) oder Kartoffeln bestehen.

Beispiele
- 1 Scheibe Vollkornbrot mit fettarmem Belag
- Große Portion fettarm zubereitete Kartoffeln, Naturreis oder Vollkornnudeln mit viel Gemüse und wenig Fleisch als Beilage
- Regelmäßig Obst als Zwischenmahlzeit oder Nachtisch

Der Ballaststoffgehalt dieser Lebensmittel ist wichtig für eine gute Verdauung. Weiterhin tragen stärke- und ballaststoffreiche Lebensmittel wie (Pell-)Kartoffeln sowie Vollkorngetreideprodukte wie Brot, Reis und Nudeln dazu bei, starke Blutzuckerschwankungen zu vermeiden (s. Kap. 1.6). Außerdem liefern Vollkornprodukte, Obst und Gemüse gleichzeitig wichtige Vitamine und Mineralstoffe sowie sekundäre Pflanzenstoffe.

Weniger empfehlenswert sind Süßigkeiten, Marmelade und süße Getränke, da ihr Kohlenhydratanteil überwiegend aus **Einfach- und/oder Zweifachzucker** (s. Kap. 1.6) besteht. Sie liefern keine oder nur wenige lebensnotwendige Nährstoffe, führen zu schnellen Blutzuckeranstiegen und begünstigen die Kariesentstehung. Außerdem enthalten diese Lebensmittel oftmals ungünstige Begleitstoffe wie gesättigte Fettsäuren (Kuchen, Gebäck) oder Farbstoffe (Weingummi, Schaumzuckerwaren).

Besonders zwischen dem vierten und siebten Schwangerschaftsmonat wird häufig von **Heißhungergefühlen** berichtet, die zum wahllosen Verzehr zuckerhaltiger Lebensmittel verleiten können. Um dem vorzubeugen, sollten regelmäßig kleinere Zwischenmahlzeiten im Tagesverlauf eingeplant werden.

5.3 Kohlenhydrate und Ballaststoffe

⚃ Beispiele für kleine Zwischenmahlzeiten:
- frisches Obst oder Rohkost
- Frucht-Milch-Shake
- Joghurt
- wenig gesüßtes Müsli
- Vollkorntoast mit (dünn) Margarine/Butter und Marmelade

Als kleine Mahlzeiten für „zwischendurch" liefern diese Lebensmittel mehr Nährstoffe als Süßigkeiten, stillen aber trotzdem den Hunger auf Süßes.

6 Sicherstellung der Versorgung mit (kritischen) Nährstoffen

6.1 Kritische und weitere wichtige Nährstoffe

In der Schwangerschaft zählen **Folat, Jod, Eisen und Vitamin D** zu den kritischen Nährstoffen (s. Kap. 2.5), da ihre Versorgung im Gegensatz zu anderen Nährstoffen häufig nicht gesichert ist. Insbesondere bei Folat und Jod ist der Bedarf bereits zu Beginn der Schwangerschaft deutlich erhöht, so dass eine frühzeitige Supplementierung mit Folsäure und Jod empfohlen wird.

Kalzium und Magnesium gelten zwar nicht als kritisch, sind jedoch weitere wichtige Nährstoffe (s. Kap. 2.6), denen aufgrund ihrer Bedeutung für das Wachstum und die Entwicklung des Kindes sowie für die Gesunderhaltung der Schwangeren ein besonderes Augenmerk gilt.

6.2 Folat/Folsäure

Eine ausreichende Versorgung mit Folat ist wichtig für die **Vorbeugung von Neuralrohrdefekten**. Die Anlage des Neuralrohres erfolgt bereits zwischen der dritten und vierten Schwangerschaftswoche, also zu einem Zeitpunkt, zu dem die Schwangerschaft noch gar nicht oder nicht sicher bekannt ist. Deshalb sollte ein bestehender Folatmangel bereits vor der Schwangerschaft ausgeglichen sein. Die Auswirkungen einer zu geringen Versorgung mit Folat sind gravierend: Es kann zu Früh- oder Fehlgeburten sowie zu schweren Fehlbildungen beim ungeborenen Kind durch einen fehlerhaften Schluss des Neuralrohres kommen.

Die **Versorgung mit Folat** ist in Deutschland häufig unzureichend (Koletzko et al. 2012). Eine Ursache ist in der Unwissenheit über die Bedeutung einer ausreichenden Versorgung mit Folsäure zu sehen. Die anderen Ursachen liegen in dem zu geringen Verzehr von Gemüse, Obst oder Vollkornprodukten sowie an dem empfindlichen Vitamin selbst (▶ Tab. 6.1). So können während der La-

▶ **Tab. 6.1** Folatgehalt ausgewählter Lebensmittel.

Lebensmittel	Folatgehalt in µg/100 g	1 Portion	Folatgehalt in µg/Portion
Salate (roh)			
Feldsalat	145	80 g	116
Endivien	109	80 g	87
Kopfsalat	59	80 g	47
Gemüse			
Grünkohl*	187	200 g	374
Petersilienblätter*, gehackt	149	3 g (1 EL)	4,5
Spinat*	145	200 g	290
Brokkoli*	114	200 g	228
Porree (Lauch)*	103	200 g	206
Rosenkohl*	101	200 g	202
Blumenkohl*	88	200 g	176
Fenchel*	37	200 g	74
Tomate*	22	200 g	44
Erbsen (grün, tiefgefroren)	25	200 g	24

▶ **Tab. 6.1** Fortsetzung.

Lebensmittel	Folatgehalt in µg/100 g	1 Portion	Folatgehalt in µg/Portion
Hülsenfrüchte			
Kichererbsen (Trockenware)	340	60 g	204
Sojabohnen (Trockenware)	250	60 g	150
Bohnen, weiß (Trockenware)	205	60 g	123
Erdnüsse	169	50 g	84,5
Sojasprossen	160	100 g	160
Getreideprodukte			
Weizenkeime	520	30 g	156
Roggen, Korn	143	50 g	71,5
Knäckebrot	88	10 g	9
Haferflocken (Vollkorn)	87	50 g	43,5
Roggenmischbrot	32	45 g	14,4
Weizen-Vollkornbrot	29	50 g	14,5
Obst			
Kirschen, sauer	75	125 g	94
Erdbeeren	43	125 g	54
Weintrauben	43	125 g	54
Apfelsinen	35	150 g	53
Milch und Milchprodukte			
Camembert 30 % Fett i. Tr.	66	50 g	33
Roquefort	49	50 g	25
Gouda 40 % Fett i. Tr.	21	30 g	6
Magerquark	16	100 g	16
Hühnerei, Gesamtinhalt	67	50 g	33,5
Fleisch und Innereien			
Rinderleber**	592	50 g	296
Huhn (Brathuhn)	12	125 g	15
Fisch			
Schellfisch	9	120 g	11
Hering	5	120 g	6

* Analysenwerte liegen nur für rohe Ware vor, beim Garen sind bis zu 70 % Zubereitungsverluste einzukalkulieren
** wegen extrem hoher Vitamin-A-Mengen erst ab 2. Schwangerschaftsdrittel und in kleinen Portionen.
(Elmadfa et al.: GU Nährwerttabelle 2012/13)

gerung und Zubereitung der Lebensmittel bis zu 70 % des Vitamins zerstört werden, da Folate **wasserlöslich, lichtempfindlich und hitzelabil** sind.

Verschiedene Studien haben gezeigt, dass eine **Supplementierung von 400 µg Folsäure** (synthetische Form des Vitamins) **pro Tag vor und nach der Empfängnis** die Häufigkeit von Fehlbildungen um etwa 50–70 % verringern kann. Allen Frauen mit Kinderwunsch wird deshalb empfohlen, mindestens vier Wochen vor der Empfängnis sowie in den ersten 12 SSW zusätzlich zur Ernährung täglich 400 µg Folsäure in Form eines Präparates einzunehmen.

Kann die Einnahme erst kurz vor oder sogar **erst bei Bekanntwerden der Schwangerschaft** erfolgen, sollten Supplemente mit mehr als 400 µg Folsäure verwendet werden, um rascher die wirksame Folsäurekonzentration im Gewebe zu erreichen (Koletzko et al. 2012).

Frauen mit **vorausgegangener Schwangerschaft** und aufgetretenem **Neuralrohrdefekt** sollten bei erneutem Kinderwunsch bereits vor der Konzeption 4 mg Folsäure täglich supplementieren (DGE-Beratungs-Standards IV/5.1 2003).

> **Empfohlene Folatzufuhr**
> - bei Kinderwunsch: zusätzlich zum Nahrungsfolat 400 µg Folsäure als Präparat
> - für Schwangere: 550 µg Nahrungsfolat/Tag, davon 400 µg Folsäure als Präparat
> - für Stillende: 450 µg Nahrungsfolat/Tag
>
> (D–A–CH-Referenzwerte für die Nährstoffzufuhr, DGE 2013)

Die von der DGE empfohlene Folataufnahme von insgesamt 550 µg ist mit der Nahrung nur schwer zu erreichen. Die pharmakologische Supplementierung ersetzt jedoch nicht die Folatzufuhr mit natürlichen Lebensmitteln, sondern ergänzt sie. Doch selbst dann ist eine sorgfältige Lebensmittelauswahl notwendig, um den Referenzwert von 550 µg Nahrungsfolat täglich zu erreichen.

> **Gute Folatlieferanten**
> - Kohlgemüse wie Grünkohl, Rosenkohl und Brokkoli
> - Blattgemüse wie Spinat und Fenchel
> - Hülsenfrüchte
> - Blattsalate wie Feldsalat und Endivien
> - Tomaten
> - Brot und Backwaren aus Vollkornmehl, Weizenkeime
> - Erdbeeren, Weintrauben und Apfelsinen
> - Weichkäse wie Camembert und Brie

Folate sind sehr hitzeempfindlich, dennoch sind rohe Salate außer Haus, z. B. in Büffets, in Kantinen, das Salatblatt auf dem Brötchen von der Tankstelle etc., wegen der Listeriosegefahr zu meiden. In der eigenen Küche sollten rohe Salate und Gemüse gründlich vor dem Verzehr gewaschen werden (s. auch Kap. 10.14 und 10.15).

> **Praxis**
> **Um Zubereitungs- und Lagerungsverluste zu minimieren, gelten folgende Empfehlungen:**
> - Gemüse und Salate möglichst frisch verzehren, sonst dunkel lagern.
> - Gemüse und Salate unzerkleinert und nur kurz, aber gründlich waschen, nicht wässern.
> - Gemüse kurz dünsten, nicht kochen, das Wasser mitverwenden.
> - Gemüse nicht warm halten, besser zügig abkühlen lassen und bei Bedarf wieder aufwärmen.

Der Arbeitskreis Folsäure und Gesundheit (www.ak-folsaeure.de), dem Vertreter aus Behörden des Gesundheits- und Verbrauchersektors sowie wissenschaftliche Fachgesellschaften (z. B. DGE) angehören, empfiehlt neben einer ausgewogenen Ernährung mit reichlich Gemüse, Salaten und Obst die Verwendung eines **Jod-Markensalzes mit Folsäure** sowie eines folsäureangereicherten Mehls zum Backen und Kochen im eigenen Haushalt. Das mit Folsäure und Fluorid angereicherte Salz ermöglicht bei üblicher durchschnittlicher Zusalzmenge von 2 g/Tag einen Beitrag zur Folsäureversorgung von 200 µg pro Tag. Außerdem sind mit Folsäure angereicherte Lebensmittel wie Getränke, einzelne Mehle, Brotbackmischungen, Cerealien, Diätmargarine und Tütensuppen im Handel erhältlich (Verbraucherzentrale Nordrhein-Westfalen 2012). Bei der Anreicherung von Lebensmitteln wird synthetische Folsäure verwendet, die im Gegensatz zu Nahrungsfolat hitzestabil und wenig sauerstoffempfindlich ist (Küpper 2003).

6.2.1 Kann zu viel Folsäure schaden?

Bisher gibt es keine Hinweise darauf, dass Nahrungsfolat – selbst bei sehr hoher Zufuhr – beim Menschen zu Nebenwirkungen führt. Eine Überdosierung mit synthetischer Folsäure wird jedoch in den letzten Jahren kritisch gesehen (Verbraucherzentrale Nordrhein-Westfalen 2012). Durch einen häufigen und regelmäßigen Verzehr von mit Folsäure angereicherten Lebensmitteln, zusätzlich zur Folsäuresupplementation, kann es zu einer Überschreitung der tolerierbaren Höchstmenge von 1 mg synthetischer Folsäure kommen. Dieser

„Tolerable Upper Intake Level" wurde festgelegt, um nicht einen eventuell bestehenden Mangel an Vitamin B_{12} durch hohe Folsäuredosen zu überdecken (Krawinkel et al. 2006, Becker et al. 2011). Eine Unterversorgung mit Vitamin B_{12} ist bei üblicher Mischkost äußerst selten, bei einer streng vegetarischen Kost jedoch möglich. **Frauen mit veganer Kostform** (s. Kap. 8.15) sollten deshalb im Falle einer Folsäuresupplementation ein Kombinationspräparat mit Vitamin B_{12} wählen (Heins et al. 1999).

6.2.2 Werden die Empfehlungen von Schwangeren umgesetzt?

Die Beobachtungen der letzten Jahre zeigen, dass die Empfehlungen zur Verbesserung der Folatversorgung nur unzureichend umgesetzt werden. Zwar supplementieren immerhin 85,6 % der Schwangeren Folsäure im ersten Trimester, aber die meisten Frauen beginnen damit zu spät, d. h., wenn bereits das Neuralrohr verschlossen ist. So folgen nur 33,7 % der Empfehlung, mit der Einnahme des Folsäurepräparats mindestens vier Wochen vor der Schwangerschaft zu beginnen und sie im ersten Schwangerschaftsdrittel beizubehalten (Becker et al. 2011) (s. auch Kap. 7). Risikogruppen sind vor allem (junge) Frauen mit ungeplanter Schwangerschaft und Frauen mit einem niedrigen sozioökonomischen Status (Brönstrup 2007). Es besteht somit noch ein erheblicher Beratungsbedarf!

> **Empfehlung für die Beratungspraxis**
> 1. Deckung der Basisversorgung mit folatreichen Lebensmitteln, insbesondere
>   - grünen Blattsalate und grünen Gemüsesorten
>   - Hülsenfrüchten
>   - Vollkornprodukten und Weizenkeimen
>   - mit Folsäure angereichertem Jodsalz
> 2. Mindestens 4 Wochen vor der Empfängnis sowie im ersten Schwangerschaftsdrittel täglich 400 µg Folsäure supplementieren. 4 mg sind notwendig bei Frauen, die bereits ein Kind mit Neuralrohrdefekt haben.

6.3 Jod

Eine ausreichende Jodversorgung ist Voraussetzung für eine normale körperliche und geistige Entwicklung. Die fetale Schilddrüse produziert ab der 12. Schwangerschaftswoche ihre Hormone selbst. Das dazu notwendige Jod muss durch die Mutter zur Verfügung gestellt werden. Ein **Jodmangel** der Schwangeren führt somit zu einem Jodmangel des Fetus (Heins et al. 1999). Dadurch kann sich bereits im Mutterleib die Schilddrüse des Kindes vergrößern; es bildet sich ein Kropf (Struma). Außerdem können mangelhaftes Wachstum, Fehl- und Totgeburten sowie Störungen der Gehirnentwicklung die Folgen sein. Auch wenn schwerste Jodmangelzustände wie Kretinismus oder der Neugeborenenkropf nicht oder nur noch vereinzelt auftreten, kann bereits ein „milder" Jodmangel zu Wachstumsstörungen, nicht wieder aufholbaren Intelligenzdefiziten, Störungen der psychomotorischen Leistung oder Hördefekten des Kindes führen (Arbeitskreis Jodmangel 2013, BfR 2006).

> **Empfohlene Jodzufuhr**
> für Schwangere: 230 µg/Tag
> für Stillende: 260 µg/Tag
> (D–A–CH-Referenzwerte für die Nährstoffzufuhr, DGE 2012)

Nach den Ergebnissen aktueller Studien ist Deutschland kein ausgesprochenes Jodmangelgebiet mehr (Gärtner, Küpper 2007; Arbeitskreis Jodmangel 2013). Trotzdem besteht allgemein noch ein milder Jodmangel (Jodmangel Grad I) (BfR 2012). Die **Jodversorgung** ist auch bei Schwangeren und Stillenden noch nicht optimal. Der Grund für diese Situation sieht der Arbeitskreis Jodmangel vor allem in der Tatsache, dass Jodtabletten zur Kropfprophylaxe nicht mehr von der Krankenkasse erstattet werden und Schwangere und Stillende die Kosten für eine Jodsupplementierung selbst übernehmen müssen.

Der **Jodgehalt** pflanzlicher Lebensmittel ist wegen der Auswaschung der Böden während der letzten Eiszeit gering (0,3–5,0 µg/100 g). Praktische Bedeutung als Jodlieferanten haben neben jodiertem Speisesalz v. a. Seefisch, aber auch Milch, Eier, Fleischwaren sowie Brot und Backwaren (▶ **Tab. 6.2**). Von

Natur aus jodreich sind nur **Seefisch** und andere Meeresprodukte wie beispielsweise Schellfisch, Seelachs, Kabeljau, Scholle und Garnelen. Zwar enthalten auch andere Seefische wie Rotbarsch und Thunfisch Jod, von ihrem Verzehr wird während Schwangerschaft und Stillzeit aufgrund der Schwermetallbelastung jedoch abgeraten (s. Kap. 8.8).

Wegen des häufigeren und mengenmäßig höheren Verzehrs, aber auch wegen des zunehmenden Einsatzes von jodierten Mineralstoffmischungen sind auch **Milch und Milchprodukte** wichtige Quellen für Jod (BfR 2012). Mit 37% liefern sie den größten Beitrag zur Jodaufnahme in der Bevölkerung. Ihr Jodgehalt schwankt allerdings in Abhängigkeit von der Jahreszeit und der Art der Tierfütterung. Der Jodgehalt in Wintermilch ist vergleichsweise höher, da die Kühe weniger auf der Weide sind und mehr jodhaltiges Trockenfutter erhalten (Jahreis 2005). In Lebensmitteltabellen wird der Jodgehalt von Vollmilch mit etwa 3 µg/100 ml angegeben. Analysen ergaben in verschiedenen Milchsorten einen durchschnittlichen Jodgehalt von 7 µg/100 ml Milch (Forschungsinstitut für Kinderernährung 2007) bis 10 µg/100 ml und mehr (Flachowsky et al. 2006). Auch bei **Eiern** führt die Jodzulage im Hühnerfutter zu einem Anstieg des Jodgehaltes. Zur Verbesserung der Jodversorgung wird in Deutschland bereits seit 1989 **jodiertes Speisesalz** angeboten, das bei der üblichen durchschnittlichen Zusalzmenge von 2 g/Tag eine zusätzliche Zufuhr von 40 µg Jod ermöglicht. Lebensmittel wie Brot und Fleischwaren, die mit jodiertem Speisesalz hergestellt worden sind, tragen darüber hinaus zur Versorgung mit Jod bei. Das **Jodsiegel** „gesünder mit Jodsalz" (▶ Abb. 6.1) ist eine gute Hilfe bei der Suche nach „jodierten" Lebensmitteln in Bäckereien, Metzgereien und Lebensmittelgeschäften, ansonsten hilft auch ein Blick auf die Zutatenliste.

Meersalz ist keine geeignete Alternative, da sein Jodgehalt wesentlich geringer als der von jodiertem Speisesalz ist (▶ Tab. 6.2).

Der **erhöhte Jodbedarf** schwangerer Frauen lässt sich alleine durch die übliche Nahrung nicht decken. Um die empfohlenen 230 µg Jod pro Tag zu erreichen, müsste eine Schwangere vier bis fünf Seefischportionen pro Woche verzehren oder ca. 2,5 Liter Milch täglich trinken. Letzteres wider-

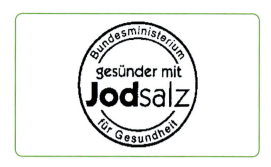

▶ **Abb. 6.1** Jodsiegel.

spricht den Empfehlungen für eine vielseitige und abwechslungsreiche Ernährung. Das Zusalzen mit jodiertem Speisesalz allein kann die Lücke nicht schließen. Außerdem weisen viele junge Frauen bereits vor der Schwangerschaft ein Joddefizit auf, das sich durch den Mehrbedarf der schwangeren Frau und den Bedarf des heranwachsenden Fetus sogar noch um ca. 50% vergrößert. Deshalb sollten Frauen bereits **vor der Schwangerschaft** hinsichtlich einer ausreichenden Jodversorgung beraten werden. Außerdem sollten Schwangere nicht nur auf eine gute Basisversorgung mit Jod durch den Verzehr von Seefisch, Milch, Milchprodukten, Jodsalz und mit Jodsalz hergestellte Lebensmittel achten, sondern zusätzlich Jodtabletten verwenden. Aufgrund der Verbesserungen bei der Jodversorgung ist eine **Supplementierung** von 100 (–150) µg Jod pro Tag (z. B. in Tablettenform) und nicht mehr wie früher 200 µg pro Tag ausreichend (Koletzko et al. 2012).

6.3.1 Kann zu viel Jod schaden?

Durch eine Jodsubstituierung in den empfohlenen Mengen sind keine gesundheitlichen Risiken zu erwarten. Nicht benötigtes Jod scheidet der Organismus über die Nieren aus. Erst unphysiologisch hohe Joddosen im Milligramm-Bereich können zu einer Schilddrüsenüberfunktion führen. Von dem Verzehr getrockneter Algen- und Seetangprodukte oder -präparate wird deshalb abgeraten (BfR 2012, Koletzko 2012).

Als **sichere Gesamtzufuhr** gilt für Erwachsene eine Jodmenge von 500 µg pro Tag. Diese Menge ist über die Ernährung kaum zu erreichen, kann aber bei Mehrfach-Supplementierung durchaus vorkommen. Bei Einnahme von Nahrungsergän-

▶ **Tab. 6.2** Jodgehalt ausgewählter Lebensmittel.

Lebensmittel	Jodgehalt in µg/100 g	1 Portion	Jodgehalt in µg/Portion
Fisch			
Kabeljau (Dorsch)	229	120 g	275
Schellfisch	135	120 g	162
Seelachs (Alaska)	88	120 g	106
Scholle	53	120 g	64
Hering (Atlantik)	47	120 g	56
Lachs	34	120 g	41
Forelle	4	120 g	5
Karpfen	2	120 g	2,4
Hühnerei (Gesamtinhalt)	10–15*	50 g	5–7,5
Milch und Milchprodukte			
Joghurt (0,3–3,5 % Fett)	4	150 g	6
Trinkmilch (1,5–3,5 % Fett)	7–10*	200 ml	14–20
Salz			
Jodiertes Speisesalz	1,5–2,5 mg/100 g	2 g/Tag	40 µg/Tag
Meersalz	18 µg/100 g	2 g/Tag	0,4 µg/Tag

(Elmadfa et al.: GU Nährwerttabelle 2012/13)
* durchschnittlicher Gehalt bei Jodsupplementierung des Tierfutters

zungsmitteln mit Folsäure-Jod-Kombinationen, die 150 bzw. noch 200 µg Jod pro Portion enthalten, dürfen keine zusätzlichen Jodtabletten eingenommen werden. Um eine bedarfsgerechte Jodaufnahme zu erreichen, aber eine Überschreitung der Gesamttageszufuhr von 500 µg zu vermeiden, sollte von jeder Schwangeren möglichst im ersten Drittel der Schwangerschaft eine **Jodanamnese** erhoben werden (▶ Abb. 6.2).

Eine weitere Gegenanzeige für eine Jodsupplementierung mit Tabletten ist eine bereits bestehende (und sicher diagnostizierte) Überfunktion der Schilddrüse. Die manchmal geäußerten Bedenken gegen Jodsalz sind unbegründet. Jodsalz verursacht weder Hautunreinheiten noch allergische Reaktionen und ist auch bei einer Schilddrüsenüberfunktion ungefährlich (BfR und Arbeitskreis Jodmangel 2013, DGE-Beratungsstandards IV/4.1.2003).

6.3.2 Jodprophylaxe in der Schwangerschaft und Stillzeit

Obwohl sich die Jodversorgung in den vergangenen Jahren deutlich verbessert hat, tritt noch bei jeder dritten Frau in den letzten drei Schwangerschaftsmonaten ein Jodmangelkropf auf. Die Höhe der Jodversorgung bei Neugeborenen ist u. a. abhängig von dem Umfang der Jodsupplementation der Mutter. Bei etwa 10 % der Neugeborenen lässt sich noch ein latenter Jodmangel mit verminderter Schilddrüsenhormonproduktion nachweisen (BfR und Arbeitskreis Jodmangel 2013). Die folgenden Empfehlungen für eine Jodmangelprophylaxe gelten deshalb vor allem für Frauen vor und während der Schwangerschaft sowie während der Stillzeit.

Jodanamnese

1. Verwenden Sie im Haushalt/ beim Kochen Jodsalz)
   ☐ ja   ☐ nein

2. Trinken Sie regelmäßig Milch?
   ☐ ja   ☐ nein

   Wenn ja, wie viel trinken Sie pro Tag?
   ☐ 1 Glas
   ☐ ca. 1/2 Liter
   ☐ 1 Liter und mehr

3. Wie oft essen Sie Seefisch?
   ☐ 1–2x/Woche
   ☐ 1–2x/Monat
   ☐ selten/nie

4. Verwendet Ihr Bäcker/Fleischer Jodsalz?
   ☐ ja   ☐ nein   ☐ nicht bekannt

5. Nehmen Sie Jodtabletten/Nahrungsmittelergänzungsmittel mit Jod ein?
   ☐ ja   ☐ nein

   Wenn ja, welche? _____

6. Nehmen Sie jodreiche Algen-/Tangpräparate zu sich?
   ☐ ja   ☐ nein

   Wenn ja, welche? _____

(BfR und Arbeitskreis Jodmangel 2013)

▶ **Abb. 6.2** Jodanamnese.

Empfehlung für die Beratungspraxis

1. Bereits Frauen mit Kinderwunsch sollten auf eine ausreichende Jodzufuhr achten.
2. Deckung der Basisversorgung mit jodreichen Lebensmitteln, d. h.
   – 1- bis 2-mal pro Woche Seefisch (Schellfisch, Seelachs, Kabeljau, Scholle) essen
   – regelmäßig Milch trinken
   – im Haushalt ausschließlich jodiertes Speisesalz verwenden und
   – bevorzugt Lebensmittel auswählen, die mit Jodsalz hergestellt werden.
3. Täglich 100(–150) µg Jod supplementieren (z. B. in Tablettenform) nach vorheriger Jodanamnese.

6.4 Eisen

Eisen ist Baustein des roten Blutfarbstoffs (Hämoglobin) und dient überwiegend der Sauerstoffversorgung. In der Schwangerschaft wird für den Fetus, die Plazenta und das größere mütterliche Blutvolumen zusätzlich Eisen benötigt, so dass der Eisenbedarf in der Schwangerschaft erheblich ansteigt. Am größten ist er in den letzten drei bis sechs Monaten, weil das Kind in dieser Zeit besonders schnell wächst.

> **Empfohlene Eisenzufuhr**
> für Schwangere: 30 mg/Tag
> für Stillende: 20 mg/Tag
> (D-A-CH-Referenzwerte für die Nährstoffzufuhr, DGE 2012)

Eine **Eisenmangelanämie** der Mutter führt zu einer ungenügenden Sauerstoffversorgung von Uterus, Plazenta und Fetus mit der Folge verschiedener Schwangerschaftskomplikationen sowie Früh- und Fehlgeburten (s. Kap. 10.3). Ein Eisenmangel tritt häufiger bei Frauen auf, die zu Beginn der Schwangerschaft untergewichtig sind, die vor der Schwangerschaft größere Blutverluste (z. B. starke Menstruationsblutungen, Blutspenden, Unfälle) hatten oder die mehrere Geburten in kurzen Intervallen hinter sich haben sowie bei Frauen mit Mehrlingen. Auch eine **unausgewogene** oder **vegetarische Ernährung** kann zu Eisenmangel führen (s. Kap. 1.11). Risikogruppen sind besonders junge Frauen (Heins et al. 1999, Stoll et al. 1998).

> **Bevor jedoch prophylaktisch Eisenpräparate eingesetzt werden, sollte der Eisenstatus kontrolliert und ein Eisenmangel diagnostiziert worden sein.**

Dies geschieht üblicherweise im Rahmen der Vorsorgeuntersuchungen. Eine **Supplementierung** mit Eisen ist sorgfältig abzuwägen, da sie auch Nachteile mit sich bringen kann. So wird diskutiert, dass eine zu hohe Eisenzufuhr die Resorption von Zink beeinträchtigen und mit Wachstumsverzögerungen einhergehen kann. Außerdem können Eisenpräparate die ohnehin in der Schwangerschaft häufige Darmträgheit verstärken und zu Verstopfung (Obstipation) führen. Frauen, die unter Übelkeit leiden, vertragen diese Präparate unter Umständen ebenfalls schlecht (Heins et al. 1999).

Ein wichtiges Ziel in der Ernährungsberatung schwangerer Frauen ist die **Optimierung der Eisenversorgung durch eine vollwertige Ernährung**. Anders als beim Jod kann eine ausgewogene Ernährung mit einer gezielten Lebensmittelauswahl die Versorgung mit Eisen sicherstellen. Hinzu kommt, dass im Verlauf der Schwangerschaft die Eisenresorption ansteigt (Koletzko et al. 2012). In einer Studie von Barret und Mitarbeitern (1994) bekamen 12 schwangere Frauen eine Mahlzeit aus Fleisch, Brot und Orangensaft, die 3,2 mg Eisen enthielt. Die Eisenresorption betrug in der 12. SSW 7 %, in der 24. SSW 36 % und in der 36. SSW 66 %!

Fleisch ist die beste Eisenquelle: Es enthält nicht nur viel Eisen, sondern dieses Eisen (2-wertiges Eisen = Hämeisen) ist auch besonders gut für den Körper verfügbar. Außerdem verbessert Fleisch innerhalb einer Mahlzeit die Ausnutzung des Eisens aus pflanzlichen Lebensmitteln. Dennoch genügt es, pro Woche zwei- bis dreimal eine kleine Portion Fleisch (max. 150 g) und zwei- bis dreimal fettarme Wurst (30 g je Portion) zu essen (s. Kap. 8.7).

Zwar ist die Bioverfügbarkeit von Eisen aus **pflanzlichen Lebensmitteln** wesentlich geringer als die aus Fleisch und Fleischprodukten. Doch sie lässt sich steigern, wenn innerhalb einer Mahlzeit eisenreiche pflanzliche Lebensmittel (▶ Tab. 6.3) wie Vollkorn-Erzeugnisse und Hülsenfrüchte mit **Vitamin-C-reichen Lebensmitteln** wie Orangensaft oder bestimmten Obst- und Gemüsesorten (▶ Tab. 6.4) kombiniert werden. Das Eisen aus den pflanzlichen Lebensmitteln wird dann besser ausgenutzt.

Organische Säuren wie Ascorbinsäure (Vitamin C) und Fruchtsäuren wandeln dreiwertiges Eisen aus pflanzlichen Produkten in das besser verfügbare zweiwertige Eisen um. Dagegen hemmen so genannte **Komplexbildner** wie Phytat, Oxalat, Polyphenole, Phosphate und Kalzium die Resorption von Eisen (▶ Tab. 6.5). Statt schwarzen Tees oder Kaffees ist Orangensaft als Getränk beim Frühstück besser geeignet. Milch sollte möglichst nicht mit einer fleischhaltigen Mahlzeit kombiniert werden.

6 – Kritische Nährstoffe

▶ **Tab. 6.3** Eisengehalt ausgewählter Lebensmittel.

Lebensmittel	Eisengehalt in mg/100 g	1 Portion	Eisengehalt in mg/Portion
Fleisch (Rohgewicht)			
Schweineleber*	15,8	50 g	7,9
Schweinefilet	3,0	125 g	3,8
Rinderfilet	2,3	125 g	2,9
Rindfleisch (Muskelfleisch ohne Fett)	2,1	125 g	2,6
Brathuhn	1,8	125 g	2,3
Schweineschnitzel (Oberschale)	1,7	125 g	2,1
Putenbrust ohne Haut	1,0	125 g	1,3
Fleisch- und Wurstwaren			
Leberwurst (mager)*	5,5	30 g	1,7
Mortadella	3,1	30 g	0,9
Schinken, gekocht	2,5	50 g	1,3
Wiener Würstchen	2,4	80 g	1,9
Bierschinken	1,5	30 g	0,5
Hülsenfrüchte			
Linsen (Trockenware)	8,0	60 g	5
Sojabohnen (Trockenware)	6,6	60 g	4
Bohnen, weiß (Trockenware)	6,1	60 g	3,7
Gemüse			
Fenchel (roh)	2,7	200 g	5,4
Spinat (tiefgefroren)	2,1	200 g	4,2
Feldsalat	2,0	80 g	1,6
Getreideprodukte			
Amarant	9,0	50 g	4,5
Hirse (Korn)	6,9	50 g	3,5
Haferflocken (Vollkorn)	5,1	50 g	2,6
Roggenvollkornbrot	2,0	50 g	1
Weizenmischbrot	1,7	45 g	0,8

(Elmadfa et al.: GU Nährwerttabelle 2012/13)
* wegen extrem hoher Vitamin-A-Mengen erst ab 2. Schwangerschaftsdrittel und in kleinen Portionen (s. Kap. 8.7).

Empfehlung für die Beratungspraxis

1. 3- bis 4-mal/Woche eine kleine Portion Fleisch (max. 150 g) und fettarme Wurst (30 g je Portion) essen
2. Täglich und reichlich Vollkornprodukte und Gemüse essen
3. Eisenreiche Lebensmittel innerhalb einer Mahlzeit mit Vitamin-C-reichen Lebensmitteln kombinieren, z. B.:
   – Frühstück: Müsli mit Vollkornflocken und Frischobst
   oder Vollkornbrot mit Orangensaft
   – Mittagessen: Fleisch mit Kohlgemüse und Kartoffeln oder Linsensuppe mit Wurst und Obstsalat oder Hirseauflauf mit Paprika
   – Abendessen: Vollkornbrot mit Paprikasalat oder Vollkornbrot mit Wurst und Tomaten
4. Getränke, die die Eisenresorption hemmen, nicht unmittelbar zu den Mahlzeiten trinken (insbesondere schwarzen Tee, Kaffee)
5. Eisenpräparate nur bei nachgewiesenem Eisenmangel einnehmen

▶ **Tab. 6.4** Vitamin C-Gehalt ausgewählter Lebensmittel.

Lebensmittel	Vitamin C-Gehalt in mg/100 g	1 Portion	Vitamin C-Gehalt in mg/Portion
Obst und Obstprodukte			
Johannisbeeren, schwarz	177	125 g	221
Erdbeeren, roh	62	125 g	77,5
Apfelsine, roh	50	150 g	75
Kiwi	46	60 g	28
Orangensaft (100 % Fruchtsaft)	42	200 ml	84
Gemüse			
Paprika, roh	120	200 g	240
Fenchel, roh	93	200 g	186
Brokkoli, gekocht	90	200 g	180
Rosenkohl, roh	112	200 g	224
Blumenkohl, roh	69	200 g	138
Blumenkohl, gekocht	45	200 g	90

(modifiziert nach Elmadfa et al.: GU Nährwerttabelle 2012/13)

▶ **Tab. 6.5** Komplexbildner und ihr Vorkommen in Lebensmitteln.

Komplexbildner	Lebensmittel
Phytat	Weizenkleie, Vollkornprodukte (Getreidekleie!), Nüsse, Samen
Oxalat	Spinat, Rhabarber, Kakao
Polyphenole	Kaffee, Rotwein, schwarzer Tee
Phosphat	Colagetränke, Limonaden
Kalzium	Milch und Milchprodukte

6.5 Vitamin D

Vitamin D hat eine Sonderstellung unter den Vitaminen, da es sowohl über die Ernährung zugeführt als auch durch Sonnenbestrahlung in der Haut gebildet wird. Eine ausreichende **Vitamin-D-Versorgung** der Schwangeren und Stillenden wirkt sich unmittelbar auf die kindliche Knochenmineralisation aus (DGE 2012, Koletzko et al. 2012).

Die von der Deutschen Gesellschaft für Ernährung empfohlene Vitamin-D-Aufnahme in Höhe von 20 μg (800 IU) pro Tag kann jedoch nicht ausschließlich über die Nahrung gedeckt werden. Lediglich **Fettfische** (z. B. Hering und Makrele) enthalten Vitamin D in nennenswerten Mengen. Eigelb, mit Vitamin D angereicherte Margarinesorten und einige Steinpilze enthalten ebenfalls Vitamin D, allerdings in geringerem Umfang (DGE 2012). Schwangere und Stillende sollten deshalb im Winter und bei begrenzter Sonnenexposition auch im Sommer die Differenz zum Schätzwert über die Einnahme eines **Vitamin-D-Präparats** decken (s. a. Kap. 2.5.1).

> **Empfohlene Vitamin-D-Zufuhr**
> für Schwangere und Stillende: 20 μg/Tag
> (D–A–CH-Referenzwerte für die Nährstoffzufuhr, DGE 2012)

Ausführliche Informationen zu Vitamin D sind als Download unter http://www.dge.de/pdf/ws/Referenzwerte-2012-Vitamin-D.pdf zu erhalten.

6.6 Kalzium

Während der Schwangerschaft benötigt das Kind eine große Menge an Kalzium für den **Knochenaufbau**. Nimmt die Mutter zu wenig Kalzium auf, geht das zu ihren Lasten, denn der Körper mobilisiert das fehlende Kalzium aus ihren Knochen. Um dies so weit wie möglich zu verhindern, werden im mütterlichen Organismus einige **Anpassungsmechanismen** aktiviert: So steigt die Resorption von Kalzium aus dem Darm (nach der 24. SSW verdoppelt sie sich) und die Kalziumausscheidung in der Niere nimmt ab (Stoll et al. 1998). Die empfohlene Kalziumzufuhr für Schwangere ist deshalb nicht höher als bei nicht schwangeren Frauen. Nur sehr junge werdende Mütter im Alter von 15 bis 18 Jahren brauchen aufgrund des pubertären Wachstumsschubes 200 mg pro Tag zusätzlich.

> **Empfohlene Kalziumzufuhr**
> für Schwangere ab 19 Jahre: 1000 mg/Tag
> unter 19 Jahre: 1200 mg/Tag
> für Stillende ab 19 Jahre: 1000 mg/Tag
> unter 19 Jahre: 1200 mg/Tag
> (D–A–CH-Referenzwerte für die Nährstoffzufuhr, DGE 2012)

Eine ausreichende Kalziumversorgung der werdenden Mutter ist jedoch nicht nur für die Zeit der Schwangerschaft wichtig, sondern auch eine Investition in die Zukunft. Der altersbedingte Knochenschwund (Osteoporose) lässt sich bis ins hohe Alter hinauszögern, wenn die Knochen in den ersten 30 Jahren optimal gefestigt und auch darüber hinaus ausreichend mit Kalzium versorgt werden. Voraussetzung ist die regelmäßige Zufuhr von 1000 mg Kalzium pro Tag und ausreichende Bewegung an frischer Luft (s. auch Vitamin D, Kap. 2.5.1).

Milch und Milchprodukte sind die wichtigsten Kalziumlieferanten. Ohne sie ist eine optimale Kalziumzufuhr nur schwer zu erreichen. Bereits ½ Liter Milch und zwei Scheiben Käse liefern die täglich benötigte Kalziummenge von 1000 mg. Besonders empfehlenswert sind fettarme Milch und Milchprodukte, da sie nicht nur weniger Fett, sondern mindestens genau so viel Kalzium enthalten wie Vollmilch und „nicht fettreduzierte" Milchprodukte. Unter den Käsesorten sind Hart- und Schnittkäse besonders kalziumreich.

Die Wärmebehandlung der **Milch** hat keinen Einfluss auf den Kalziumgehalt der Produkte. Rohmilch, pasteurisierte Milch, sogenannte ESL-Milch („längerfrische Milch") und H-Milch haben den gleichen Kalziumgehalt.

Bei der Auswahl von **Käse** ist zu beachten, dass
- Hart- und Schnittkäse mehr Kalzium enthalten als Weichkäse
- Käse mit einem niedrigen Fettgehalt bezogen auf den Energiegehalt einen höheren Kalziumgehalt aufweist als Käse mit einem hohen Fettgehalt.

Andere tierische Lebensmittel wie Fleisch, Wurst, Eier und Fisch haben für die Kalzium-Zufuhr nur eine geringe Bedeutung. Unter den pflanzlichen Lebensmitteln gibt es einige **kalziumreiche Gemüsesorten** (z. B. Grünkohl, Brokkoli, Fenchel), die zur Sicherung der Kalziumversorgung beitragen können (▶ Tab. 6.6). Zu berücksichtigen ist allerdings, dass Kalzium aus pflanzlichen Lebensmitteln schlechter resorbiert wird. Das gilt besonders für **oxalsäurereiche Gemüsesorten** wie Spinat, Mangold, Rhabarber und Rote Beete. **Küchenkräuter** (z. B. Blattpetersilie, Kresse) und bestimmte **Samen** (Mohn, Sesam) sind zwar auch relativ kalziumreich, tragen jedoch durch die meist kleinen Verzehrsmengen nur im geringen Umfang zur Kalziumversorgung bei.

Eine gute Kalziumquelle ist **Mineralwasser**, das mindestens 150 mg Kalzium pro Liter enthält. Dabei sind besonders solche Sorten empfehlenswert, die kalziumreich sind, aber möglichst wenig Natrium enthalten. Als natriumarm gilt ein Mineralwasser mit weniger als 20 mg Natrium/Liter (▶ Tab. 8.3). Die Empfehlungen für eine **vollwertige Ernährung** (s. Kap. 8.1) berücksichtigen ausreichend Milch und Milchprodukte, so dass die Kalziumzufuhr von 1000 mg täglich auch für schwangere Frauen leicht erreichbar ist.

6.6 Kalzium

▶ Tab. 6.6 Kalziumgehalt ausgewählter Lebensmittel.

Lebensmittel	Kalziumgehalt in mg/100 g	1 Portion	Kalziumgehalt in mg/Portion
Milch und Milchprodukte			
Trinkmilch, fettarm, 1,5 % Fett	123	1 Glas (200 ml)	246
Joghurt, fettarm, 1,5 % Fett	123	1 Becher (150 g)	185
Lindenberger light, 30 % Fett i. Tr.	1200	1 Scheibe (30 g)	360
Westlight, 30 % Fett i. Tr.	900	1 Scheibe (30 g)	270
Gouda, 40 % Fett i. Tr.	800	1 Scheibe (30 g)	240
Camembert, 30 % Fett i. Tr	600	50 g	300
Camembert, 60 % Fett i. Tr	490	50 g	245
Parmesan, 37 % Fett i. Tr.	1178	1 EL (15 g)	177
Frischkäse, 50 % Fett i. Tr.	100	20 g	20
Gemüse			
Grünkohl	212	200 g	424
Spinat	117	200 g	234
Brokkoli	58	200 g	116
Fenchel	38	200 g	76
Porree (Lauch)	63	200 g	126
Kräuter			
Gartenkresse	214	10 g	21
Blattpetersilie	179	10 g	18
Schnittlauch	129	10 g	13
Obst			
Apfelsine, roh	42	125 g	53
Himbeeren	40	125 g	50
Samen			
Mohnsamen	1460	1 TL (5 g)	73
Sesamsamen	783	1 TL (5 g)	39
Getreideprodukte			
Amarant	214	50 g	107
Müsli-Mischung, Trockenprodukt	75	50 g	38
Haferflocken (Vollkorn)	57	50 g	29
Roggenvollkornbrot	37	1 Scheibe (50 g)	19
Weizenmischbrot	36	1 Scheibe (45 g)	18
Sonstiges			
Soja-Drink mit Kalziumzusatz*	120	1 Glas (200 ml)	240
Fruchtsaftgetränk mit Kalziumzusatz*	120–135	1 Glas (200 ml)	240–270

(Elmadfa et al.: GU-Nährwerttabelle 2012/13); * laut Herstellerangaben

Bei schwangeren Frauen, die eine **Abneigung oder eine Allergie gegen Milch und Milchprodukte** haben (s. Kap. 12.4), ist die Kalziumversorgung nicht immer gewährleistet. Nur bei guten Ernährungskenntnissen und gezielter Lebensmittelauswahl ist es möglich, eine Kost ohne Milch und Milchprodukte bedarfsdeckend zusammenzustellen (siehe Beispiel 4). In diesen Fällen ist es sinnvoll, die praktische Umsetzung einer ausgewogenen Ernährung durch eine auf Lebensmittelallergien spezialisierte Ernährungsfachkraft begleiten zu lassen. In manchen Fällen, z. B. bei wenig motivierten Frauen oder bei Mehrfachallergien, ist eine Supplementierung von Kalzium bzw. eine Verwendung von mit Kalzium angereicherten Lebensmitteln zu erwägen.

Fallbeispiele

Die empfohlene Menge von 1000 mg Kalzium ist zu erreichen mit

Beispiel 1:
2 Gläsern Milch
+ 2 Scheiben Vollkornbrot
+ 1 Scheibe Westlight, 30 % Fett i. Tr.
+ 1 Portion Camembert, 30 % Fett i. Tr.

Beispiel 2:
1 Glas Milch
+ 2 Scheiben Vollkornbrot
+ 1 Scheibe Lindenberger light
+ 1 Portion Brokkoli
+ 1 Joghurt, 1,5 % Fett

Beispiel 3:
2 Joghurt, 1,5 % Fett
+ 2 Scheiben Vollkornbrot
+ 1 Scheibe Lindenberger light
+ 1 Scheibe Gouda

Beispiel 4 (bei Kuhmilchallergie oder -abneigung):
1 Flasche Steinsieker-Mineralwasser
+ 1 Portion Müsli
+ 1 Apfelsine
+ 1 Glas Soja-Drink plus Kalzium
+ 2 Scheiben Vollkornbrot
+ 1 Portion Fenchelgemüse

6.6.1 Kann zu viel Kalzium schaden?

Auch bei einer höheren Kalziumzufuhr als der empfohlenen bleibt der Blut-Kalzium-Spiegel durch verschiedene Regelmechanismen des Körpers konstant. Allerdings steigt die Kalziumausscheidung über die Nieren an. Eine Kontrolle der Kalziumzufuhr ist jedoch nur notwendig, wenn eine Veranlagung zu Harnsteinen besteht.

Empfehlung für die Beratungspraxis
1. Täglich mind. 3 Portionen fettarme Milch und Milchprodukte verzehren (Koletzko et al. 2012)
2. Sich regelmäßig bewegen – am besten im Freien.

6.7 Magnesium

Magnesium spielt eine wichtige Rolle bei der **Muskelkontraktion**, indem es die Erregungsvorgänge an Nerven und Muskeln hemmt. Außerdem ist es Bestandteil vieler Enzyme. Eine **unzureichende Magnesiumzufuhr** führt deshalb relativ rasch zu Stoffwechselstörungen. Die ersten Symptome eines Magnesiummangels äußern sich als nächtliche Wadenkrämpfe aufgrund einer muskulären Übererregbarkeit. Sie treten häufig bereits in der zweiten Schwangerschaftswoche auf. Unbehandelt führt ein Magnesiummangel bei schwangeren Frauen zu einem Abfall der Magnesiumkonzentration in der Uterusmuskulatur. Eine **vorzeitige Wehentätigkeit und eine Frühgeburt** können die Folge sein (Heins et al. 1999).

Empfohlene Magnesiumzufuhr
für Schwangere ab 19 Jahre: 310 mg/Tag
unter 19 Jahre: 350 mg/Tag
für Stillende: 390 mg/Tag
(D–A–CH-Referenzwerte für die Nährstoffzufuhr, DGE 2012)

Magnesiumpräparate gelten als erfolgreich bei der Behandlung von Wadenkrämpfen und zur Stuhlregulierung (Stoll et al. 1998). Dennoch sollte nicht vorschnell eine Magnesiumsupplementierung in Erwägung gezogen werden. Viele Frauen sind bereits zu Beginn der Schwangerschaft mit

Magnesium unterversorgt. Zu diesem Zeitpunkt oder noch besser vor einer geplanten Schwangerschaft könnte eine ausführliche Ernährungsberatung dazu beitragen, (nicht nur) die Magnesiumversorgung zu verbessern. Magnesium ist in vielen Lebensmitteln enthalten. So liefert eine **vollwertige Ernährung** ausreichend Ballaststoffe und Magnesium, die sowohl eine Verstopfung als auch nächtliche Wadenkrämpfe verhindern können (s. Kap. 10.9).

Dagegen lassen sich **Schwangerschaftskomplikationen** wie Blutungen, eine zu früh einsetzende Wehentätigkeit und Frühgeburten durch eine Magnesiumsubstitution deutlich verringern. Als unumstritten gilt die Verabreichung von Magnesiumpräparaten bei bestimmten **Risikogruppen** wie Frauen mit hypertensiver Schwangerschaftserkrankung und mehrgebärende Frauen mit vorzeitiger Wehentätigkeit bei früheren Schwangerschaften. Generell sollte eine Magnesiumsupplementierung in Absprache mit dem Arzt erfolgen.

Es ist nicht schwer, den Bedarf an Magnesium zu decken, denn Magnesium ist in Lebensmitteln weit verbreitet. Gute Quellen für eine ausreichende **Magnesiumversorgung** sind z. B. Vollkornprodukte, Hülsenfrüchte, Nüsse (▶ Tab. 6.7) und einige Mineralwässer (▶ Tab. 8.3). Auch Kartoffeln, viele Gemüsearten, Beerenobst und Bananen sind magnesiumreich. Unter den tierischen Lebensmitteln liefern vor allem Fleisch und Milch(produkte) einen nennenswerten Beitrag zur Magnesiumzufuhr.

Empfehlung für die Beratungspraxis

1. Vollkornprodukte statt Weißmehlprodukte auswählen. Weizenvollkornbrot liefert etwa 10-mal mehr Magnesium als Weißbrot!
2. Öfter mal eine Mahlzeit mit Hülsenfrüchten essen, soweit verträglich.
3. Zwischendurch eine kleine Hand voll Nüsse naschen.
4. Mineralwässer mit einem Gehalt von ca. 100 mg Magnesium pro Liter bevorzugen.
5. Gegebenenfalls, z. B. um einer vorzeitigen Wehentätigkeit oder einer Frühgeburt vorzubeugen, nach Rücksprache mit dem Arzt zusätzlich ein geeignetes Magnesiumpräparat einnehmen.

▶ **Tab. 6.7** Magnesiumgehalt ausgewählter Lebensmittel.

Lebensmittel	Magnesiumgehalt in mg/100 g	1 Portion	Magnesiumgehalt in mg/Portion
Getreideprodukte			
Haferflocken (Vollkorn)	140	50 g	70
Früchte-Müsli, ohne Zucker	120	250 g	60
Naturreis	119	75 g	89
Reis, poliert, parboiled, gekocht	10	150 g	15
Vollkornbrot mit Sonnenblumenkernen	106	1 Scheibe (50 g)	53
Weizenvollkornbrot	60	1 Scheibe (50 g)	30
Vollkornnudeln, roh	53	75 g	40
Hülsenfrüchte			
Sojabohnen, roh	220	75 g	165
Weiße Bohnen, roh	140	75 g	105
Erbsen, roh	118	75 g	89
Samen und Nüsse			
Cashewnuss	270	50 g	135
Mandel	170	50 g	85
Sonnenblumenkerne	420	1 EL (10 g)	42
Sesamsamen	347	1 TL (5 g)	17
Gemüse			
Kohlrabi, roh	43	200 g	86
Kartoffel, gekocht (mit Schale)	15	200 g	30
Obst			
Banane	31	100 g	31
Himbeeren	30	125 g	38
Fleisch			
Schweinefilet	22	125 g	28
Putenbrust ohne Haut	20	125 g	25
Milch und Milchprodukte			
Trinkmilch, fettarm, 1,5 % Fett	12	1 Glas (200 ml)	24
Lindenberger light, 30 % Fett i. Tr.	46	1 Scheibe (30 g)	14

(Elmadfa et al.: GU Nährwerttabelle 2012/13)

7 Stellenwert von Nahrungsergänzungsmitteln und mit Nährstoffen angereicherten Lebensmitteln

Schwangere und Stillende haben bei einigen Vitaminen und Mineralstoffen einen erhöhten Bedarf. Das große Angebot von **Vitamin- und Mineralstoffpräparaten** oder entsprechend angereicherten Lebensmitteln ist deshalb verlockend. Seit Längerem gibt es Kombinationspräparate speziell für Schwangere und Stillende. Man könnte den Eindruck gewinnen, dass herkömmliche Lebensmittel unseren Nährstoffbedarf nicht mehr decken können und erst recht nicht den einer Schwangeren oder Stillenden. Mit geschickten Werbeaussagen nutzen die Hersteller von Nahrungsergänzungsmitteln die Tatsache aus, dass viele Schwangere und Stillende verunsichert bzw. nicht ausreichend über ihren tatsächlichen Vitamin- und Mineralstoffbedarf informiert sind.

Nahrungsergänzungsmittel nach § 1 NemV
- **sind Lebensmittel, die die allgemeine Ernährung ergänzen**. Sie sind somit kein Ersatz für eine ausgewogene Ernährung. Sie dienen vorrangig der Nährstoffergänzung und nicht der Energieversorgung und auch nicht – wie diätetische Lebensmittel bei bestimmten Krankheiten – einem besonderen Ernährungszweck
- sind „**Konzentrate von Nährstoffen**" oder sonstigen Stoffen mit ernährungsspezifischer oder physiologischer Wirkung". So sind beispielsweise Omega-3-Fettsäuren in Fischölkapseln konzentriert enthalten, während sie in der normalen Ernährung „verdünnt" in Form von Fettfischen aufgenommen werden
- **werden in dosierter Form**, d. h. „in abgemessenen kleinen Mengen" wie Kapseln, Tabletten, Pulverbeuteln oder Flüssigampullen, angeboten.

(Hahn et al. 2006)

Eine abwechslungsreiche Ernährung genügt nach heutigem Stand in der Regel, um Mutter und Kind ausreichend zu versorgen – mit Ausnahme von **Folat** und **Jod**. Bei anderen Nährstoffen wie Eisen, Vitamin D und Magnesium muss im Einzelfall entschieden werden, ob und wann eine Supplementierung sinnvoll ist.

Manche Schwangere hat außerdem eine Vorliebe für **mit Nährstoffen angereicherte Lebensmittel** wie Müsliriegel, ACE-Saft oder Frühstückszerealien. Berechnungen zeigen, dass solche Verzehrsgewohnheiten – insbesondere bei gleichzeitiger Aufnahme von Multivitamin/Mineralstoffpräparaten – zu einer exzessiven Zufuhr bestimmter Nährstoffe führen können, die weit über den D–A–CH-Referenzwerten für Schwangere liegen (Vogten 2005).

> **Empfehlung für die Beratungspraxis**
> In der Beratung sollte darauf hingewiesen werden, dass **Nahrungsergänzungsmittel** oder mit Nährstoffen angereicherte Lebensmittel
> - **niemals die Vielfalt und das Zusammenspiel der Inhaltsstoffe von Gemüse, Obst und Getreide liefern** und bei Überdosierung teils gefährliche Nebenwirkungen auslösen können. Dies gilt insbesondere für die fettlöslichen Vitamine A und D sowie für einige Mineralstoffe wie Selen und Fluorid. Ein Zuviel an wasserlöslichen Vitaminen scheidet der Körper wieder aus. Wegen der Gefahr der Überdosierung sind besonders Multivitaminpräparate kritisch zu beurteilen. Statt der Supplementierung nach dem „Gießkannenprinzip" kann, je nach Nährstoffdefizit, eine gezielte Substitution sinnvoller sein
> - **ungünstige Ernährungsgewohnheiten nicht beseitigen**, sondern sogar noch festigen können (unter dem Motto „Heute esse ich mal wieder ‚Fast Food', das schadet nicht, weil ich ja das XY-Präparat nehme")
> - im Gegensatz zu einer lecker zubereiteten Mahlzeit **keinen Genuss bringen** können und
> - **teuer sind**.

Neben der Substitution von Jod und Folsäure für alle Schwangeren sind **Supplemente** in der Regel in folgenden Fällen **angezeigt**:

- Einseitige Ernährungsformen (Verzicht auf Fleisch bzw. Milch und Milchprodukte) oder Lebensmittelunverträglichkeiten (Kuhmilcheiweißallergie) können eine bedarfsgerechte Zufuhr von **Eisen und Kalzium** erschweren.
- Bei einer vollwertigen und abwechslungsreichen Ernährung ist die Einnahme von **Magnesiumpräparaten** normalerweise nicht erforderlich. Ausgenommen sind z. B. Frauen mit einer Neigung zu früher Wehentätigkeit bzw. Gebärmutterkontraktionen.
- Sofern Schwangere und Stillende nicht regelmäßig ein- bis zweimal pro Woche (fetten) Seefisch verzehren, ist eine ausreichende Versorgung des Kindes während der Schwangerschaft und Stillzeit mit **Omega-3-Fettsäuren** nicht sicher gewährleistet.

Eine besondere Beachtung der Versorgung mit Vitaminen ist bei **Mehrlingsschwangerschaften bzw. bei kurz aufeinander folgenden Schwangerschaften** notwendig. Hier kann eine völlige Erschöpfung der Vitaminreserven häufig nur durch eine gezielte Vitaminsubstitution verhindert werden. Die tatsächliche Versorgung der schwangeren oder stillenden Frau mit Vitaminen, Mineralstoffen und Omega-3-Fettsäuren kann nur teilweise durch eine ärztliche Blutuntersuchung überprüft werden. Sinnvoll ist hier die Analyse eines Ernährungsprotokolls im Rahmen einer Ernährungsberatung (s. Kap. 4.1). Erfahrungen niedergelassener Diplom-Oecotrophologen/innen bestätigen, dass eine Mangelversorgung meist nur wenige Nährstoffe betrifft. Eine **Substitution einzelner Nährstoffe** ist demnach dem Einsatz von Kombinationspräparaten vorzuziehen.

8 Tipps zur Lebensmittelauswahl

8.1 Die wichtigsten Empfehlungen für eine vollwertige Ernährung

Abgesehen von wenigen Besonderheiten gelten für schwangere Frauen ebenso wie für nicht schwangere Erwachsene die Empfehlungen für eine vollwertige Ernährung der Deutschen Gesellschaft für Ernährung (DGE) (s. Kap. 1.10). Ein einfaches Hilfsmittel für die praktische Umsetzung dieser Regeln in der Ernährungsberatung ist die **Ernährungspyramide**. Sie teilt unser Lebensmittelangebot in sechs „Etagen" mit Lebensmitteln ähnlicher Zusammensetzung ein (▶ Abb. 8.1). Entsprechende didaktische Materialien, z. B. die aid-Ernährungspyramide als Fotoposter, Wandsystem mit Fotokarten oder im Taschenformat, sind beim aid infodienst erhältlich, s. Anahng, Kap. 21.6.

> **Empfehlung für die Beratungspraxis**
> Kein einzelnes Lebensmittel liefert alle lebensnotwendigen Nährstoffe in der richtigen Menge. Damit eine Schwangere sich bedarfsgerecht ernährt, braucht sie eine **abwechslungsreiche gemischte Kost**. Dazu sollte sie täglich aus jeder der sechs Gruppen die Lebensmittel nach folgendem Prinzip auswählen:
> - **Reichlich:** kalorienfreie/-arme Getränke und pflanzliche Lebensmittel (Gemüse und Obst sowie Brot, Getreide und Beilagen)
> - **Mäßig:** tierische Lebensmittel (fettarme Milch und Milchprodukte, fettarmes Fleisch, fettarme Wurst, fettreicher Seefisch und Eier)
> - **Sparsam:** Fette mit hohem Anteil gesättigter Fettsäuren, Öle, fette Snacks und Süßigkeiten
>
> (Koletzko et al. 2012)

8.2 Lebensmittelverzehrsmengen und Tagespläne

▶ Tab. 8.1 enthält beispielhaft die empfehlenswerten Lebensmittelmengen für schwangere Frauen mit unterschiedlicher körperlicher Aktivität. Sie wurden mithilfe des Ernährungsprogramms DGE-PC professionell entsprechend den Referenzwerten für die Nährstoffzufuhr (DGE 2012) berechnet. Die Basis bildete jeweils der durchschnittliche Energiebedarf von 1900 kcal, 2100 kcal bzw. 2400 kcal pro Tag einer erwachsenen, nicht schwangeren Frau zuzüglich der notwendigen Zulage für die Schwangerschaft.

Hinsichtlich der in der Tabelle angegebenen täglichen Lebensmittelauswahl bzw. -mengen handelt es sich um einen **Vorschlag**, nicht um eine Richtlinie. Ziel sollte es sein, die empfohlene Nährstoffzufuhr im Wochendurchschnitt zu erreichen.

Den einzelnen Lebensmittelgruppen (▶ Abb. 8.1 und ▶ Tab. 8.1) werden **Portionsempfehlungen** von 1 bis 6 zugeordnet (aid infodienst „Die aid-Ernährungspyramide" 2011 und „Die aid-Ernährungspyramide" 2012). Erwachsene mit **überwiegend sitzender Tätigkeit (PAL 1,4 und PAL 1,6)** brauchen täglich fünf Portionen Gemüse und Obst, aber nur vier Portionen von dem vergleichsweise energiereicheren Brot, Getreide und Beilagen. Erwachsene mit einem **höheren täglichen Energieumsatz (PAL 1,8)** benötigen hingegen fünf Portionen Getreideprodukte und Beilagen. Für Schwangere mit PAL 1,8 sind deshalb die beiden Pyramiden-Ebenen „Gemüse und Obst" sowie „Brot, Getreide und Beilagen" zu tauschen. Das Gleiche gilt für **alle Stillenden** (PAL 1,4 bis 1,8), die zur Deckung ihres höheren Energiebedarfs mehr Brot, Getreide und Beilagen in ihrer täglichen Ernährung einplanen müssen (▶ Tab. 15.1). Die den Portionen hinterlegten Mengen sind jedoch variabel. Sie müssen auf der Basis der Richtwerte für die durchschnittliche Energiezufuhr in Abhängigkeit vom Grundumsatz und von der körperlichen Aktivität individuell berechnet werden (D-A-CH-Referenzwerte für die Nährstoffzufuhr, DGE 2012). Die empfehlenswerten

8 – Tipps zur Lebensmittelauswahl

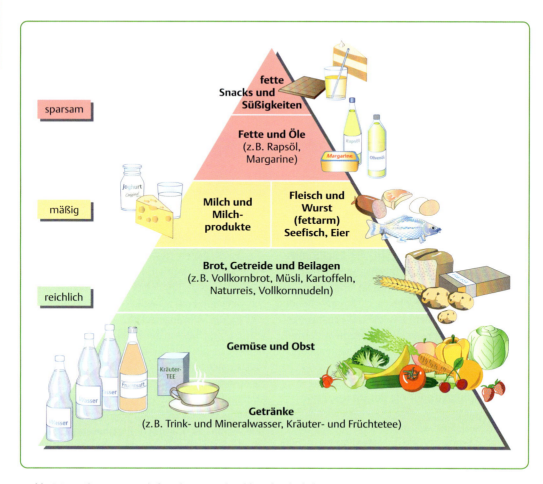

▶ **Abb. 8.1** Ernährungspyramide für Schwangere (modif. nach aid infodienst, 2006).

Lebensmittelmengen sind demnach z. B. für eine Frau mit ausschließlich sitzender beruflicher Tätigkeit und geringer Freizeitaktivität niedriger als für eine Frau, die sich in Beruf und Freizeit viel bewegt (s. Kap. 1.3). Unabhängig von der körperlichen Aktivität muss bei Schwangeren eine tägliche Zulage von 255 kcal in die Empfehlungen für die Energiezufuhr mit einberechnet werden.

Schwangere brauchen somit kaum mehr Energie als nichtschwangere Frauen mit gleicher körperlicher Aktivität, haben aber vor allem bei Vitaminen und Mineralstoffen einen erhöhten Bedarf. Sie sollten deshalb solche Lebensmittel bevorzugen, die eine hohe Nährstoffdichte haben.

8.2 Lebensmittelverzehrsmengen und Tagespläne

▶ Tab. 8.1 Empfehlenswerte Lebensmittelverzehrsmengen pro Tag für Schwangere.

Lebensmittel	Empfehlung für Schwangere 2150 kcal/Tag (PAL 1,4¹)	Empfehlung für Schwangere 2350 kcal/Tag (PAL 1,6¹)	Empfehlung für Schwangere 2650 kcal/Tag (PAL 1,8¹)	Mengenbeispiele
Reichlich				
Getränke 6 Portionen/Tag	zum Beispiel	zum Beispiel	zum Beispiel	1 „großes" Glas = 300 ml 1 Glas = 200 ml 1 „kleine" Kanne = 500 ml
insgesamt 1,5–2 Liter	4 große Gläser Mineralwasser, 2 große Gläser bzw. Tassen ungesüßten Kräuter- oder Früchtetee	4 große Gläser Mineralwasser, 2 große Gläser bzw. Tassen ungesüßten Kräuter- oder Früchtetee	3 große Gläser Mineralwasser, 2 kleine Kannen ungesüßten Kräuter- oder Früchtetee, 1 Glas Fruchtsaftschorle oder Gemüsesaft	
Gemüse und Obst (4–)5 Portionen/Tag	zum Beispiel	zum Beispiel	zum Beispiel	
Gemüse	3 Portionen Gemüse gegart, roh und als Blattsalat (ca. 420 g)	3 Portionen Gemüse gegart, roh und als Blattsalat (420–500 g)	2–3 Portionen Gemüse gegart, roh und als Blattsalat (420–500 g)	1 EL Gemüse (gekocht) = 30 g 1 Paprikaschote = 150 g
Obst	2 Portionen Obst (ca. 250 g)	2 Portionen Obst (ca. 300–350 g)	2 Portionen Obst (ca. 300–400 g)	1 kleine Möhre/Tomate = 50 g 1 Apfel = 150 g 1 große Banane = 200 g
Brot, Getreide und Beilagen (4–)5 Portionen/Tag	zum Beispiel	zum Beispiel	zum Beispiel	
Brot, Getreide (-flocken)	4 Scheiben Brot (davon 2–3 Scheiben Vollkornbrot) (ca. 200 g) oder 3 Scheiben Brot und 50 g Getreideflocken	5 Scheiben Brot (davon 2–3 Scheiben Vollkornbrot) (ca. 260 g) oder 4 Scheiben Brot und 50 g Getreideflocken	7 Scheiben Brot (davon 2–3 Scheiben Vollkornbrot) (ca. 340 g) oder 6 Scheiben Brot und 50 g Müsli	1 Scheibe Brot = 40–50 g 1 Brötchen = 50 g 1 EL Müsli oder Haferflocken = 10 g
Kartoffeln, Reis, Nudeln	1 Portion Reis, Nudeln oder Kartoffeln (ca. 180 g gekocht)	1 Portion Reis, Nudeln oder Kartoffeln (ca. 270 g gekocht)	1 Portion Reis, Nudeln oder Kartoffeln (ca. 350 g gekocht)	1 mittelgroße Kartoffel = 80 g 1 EL Reis/Nudeln (gekocht) = 20 g

▶ Tab. 8.1 Fortsetzung.

Lebensmittel	Empfehlung für Schwangere 2150 kcal/Tag (PAL 1,4[1])	Empfehlung für Schwangere 2350 kcal/Tag (PAL 1,6[1])	Empfehlung für Schwangere 2650 kcal/Tag (PAL 1,8[1])	Mengenbeispiele
Mäßig				
Milch und Milchprodukte[2]				
3 Portionen/Tag	200 ml fettarme Milch (1,5 % Fett) und 1 Scheibe Käse (30–40 % i. Tr.) und 1 kleiner Joghurt (1,5 % Fett)	250 ml fettarme Milch (1,5 % Fett) und 1–2 Scheiben Käse (30–40 % i. Tr.) und 1 kleiner Joghurt (1,5 % Fett)	250 ml fettarme Milch (1,5 % Fett) und 2 Scheiben Käse (30–40 % i. Tr.) und 1 Joghurt (1,5 % Fett)	1 Tasse Milch = 150 ml 1 Scheibe Käse = 30 g 1 Becher Joghurt = 150 g
Fleisch, Fisch, Wurst oder Ei				
1 Portion/Tag	pro Woche:	pro Woche:	pro Woche:	
Fleisch, Wurst	insgesamt ca. 400 g mageres Fleisch und fettarme Wurst	insgesamt ca. 500 g mageres Fleisch und fettarme Wurst	insgesamt ca. 550 g mageres Fleisch und fettarme Wurst	1 kleines Schnitzel = 100 g 1 Scheibe Mortadella = 30 g
Fisch	2 Portionen Seefisch (ca. 250 g), davon 1 Portion fettreicher Seefisch (Hering, Makrele, Lachs)	2 Portionen Seefisch (ca. 300 g), davon mind. 1 Portion fettreicher Seefisch (Hering, Makrele, Lachs)	2–3 Portionen Seefisch (ca. 300 g), davon 1–2 Portionen fettreicher Seefisch (Hering, Makrele, Lachs)	1 Seelachsfilet = 120 g Fisch (Konserve) als Brotbelag = 65 g
Eier	2–3 Stück	2–3 Stück	2–3 Stück	
Sparsam				
Fette und Öle 2 Portionen/Tag	1–2 EL Butter oder Margarine und 1–2 EL hochwertiges Pflanzenöl (insgesamt ca. 35 g)	1–2 EL Butter oder Margarine und 2 EL hochwertiges Pflanzenöl (insgesamt ca. 40 g)	1–2 EL Butter oder Margarine und 2 EL hochwertiges Pflanzenöl (insgesamt ca. 40 g)	1 TL Margarine oder Butter = 5 g 1 TL Öl = 5 g 1 EL Öl = 10 g
Süßes und fette Snacks	zum Beispiel	zum Beispiel	zum Beispiel	
1 Portion/Tag	1 Stück Obstkuchen oder 4 Vollkornkekse oder 2 Riegel Schokolade oder 2 Kugeln Eiscreme	1 Stück Obstkuchen oder 4 Vollkornkekse oder 2 Riegel Schokolade oder 2 Kugeln Eiscreme	1 Stück Obstkuchen oder 4 Vollkornkekse oder 2 Riegel Schokolade oder 2 Kugeln Eiscreme	

[1] Nicht schwangere, nicht stillende Frauen (25 Jahre < 51 Jahre, je nach körperlicher Aktivität) D-A-CH-Referenzwerte für die Nährstoffzufuhr, DGE 2012)
[2] 100 ml Milch entsprechen in ihrem Kalziumgehalt ca. 15 g (= ½ Scheibe) Schnittkäse oder 30 g Weichkäse

Die Nährstoffzufuhr der folgenden **beispielhaften Tagespläne** (▶ Abb. 8.2 bis ▶ Abb. 8.8) wurde ebenfalls mithilfe des Ernährungsprogramms DGE-PC berechnet. Die Pläne und ihre Auswertung machen deutlich, dass es einer sehr **gezielten Lebensmittelauswahl** bedarf, damit die Schwangere mit allen Nährstoffen entsprechend den D-A-CH-Referenzwerten versorgt ist. So ist z.B. die empfohlene Folatzufuhr in allen hier vorgestellten Plänen nur durch einen hohen Anteil von Gemüse, insbesondere als Rohkost (z.B. Tomatenscheiben als Brotbelag) oder Salat und Obst sowie durch die Verwendung von folsäureangereichertem Jodsalz zu erreichen. Andere Berechnungen zeigen, dass selbst durch eine gezielte Auswahl folatreicher Lebensmittel nur eine Folatzufuhr von 400 bis 500 μg erreicht werden kann (Brönstrup 2007). Die Pläne zeigen auch, dass unter Berücksichtigung der oben genannten Empfehlungen zur Lebensmittelauswahl die Eiweißversorgung der Schwangeren nicht nur gesichert ist, sondern die empfohlene Menge auch leicht überschritten wird.

Plan 1 (▶ Abb. 8.2) beschreibt einen **fleischlosen Tag**. Wie die Nährwertberechnung zeigt, wird die gemäß den D-A-CH-Referenzwerten für die Nährstoffzufuhr (DGE 2012) empfohlene Eisenzufuhr etwas unterschritten. Aus Fleisch ist Eisen grundsätzlich besser für den Körper verfügbar als aus pflanzlichen Lebensmitteln. Der Plan beinhaltet jedoch eine bewusste Auswahl Vitamin-C-reicher Lebensmittel (z.B. Apfelsine zum Müsli, Orangensaft zum Brot, Hirse mit Paprika), welche die Eisenresorption aus den pflanzlichen Lebensmitteln fördert. Trotz Verwendung von Jodsalz (mit Fluorid und Folsäure) reicht die Jodzufuhr über Lebensmittel an diesem Tag nicht aus. Das ist allerdings nicht weiter problematisch, sofern innerhalb der Woche 2 Fischmahlzeiten gegessen und täglich 100 μg Jod (z.B. in Tablettenform) substituiert werden (s. Kap. 6.3).

Plan 2 (▶ Abb. 8.3) enthält eine **eisenreiche Fleischmahlzeit**. Auch hier wird – wie die oben stehende Berechnung zeigt – die empfohlene Eisenzufuhr etwas unterschritten. Bei 2–3 Fleischportionen pro Woche sind Eisenpräparate jedoch meist unnötig. Außerdem wird die Eisenresorption aus pflanzlichen Lebensmitteln durch eine bewusste Auswahl Vitamin-C-reicher Lebensmittel (z.B. Orangensaft, Johannisbeersaft oder Gemüsepaprika zum Brot) gefördert.

Die Höhe der Eiweißzufuhr überschreitet in diesem Plan die in den D-A-CH-Referenzwerten für die Nährstoffzufuhr (DGE 2012) empfohlenen 58 g. Dabei ist zu berücksichtigen, dass Eiweiß nicht nur in Fleisch, Milch und Käse enthalten ist, sondern auch in pflanzlichen Lebensmitteln wie (Vollkorn-)Brot und Kartoffeln (s. Kap. 8.5). Die erhöhte Eiweißzufuhr wird im Wochendurchschnitt ausgeglichen, wenn nicht täglich Fleisch, Wurst und Fisch gegessen wird (▶ Tab. 8.1). Hinsichtlich der Jodversorgung gelten die gleichen Empfehlungen wie in Plan 1.

Plan 3 (▶ Abb. 8.4) enthält eine **Fischmahlzeit**, die reich an Jod, Omega-3-Fettsäuren und wertvollem Eiweiß ist. Eine ausreichende Jodversorgung ist an diesem Tag gewährleistet. Die D-A-CH-Referenzwerte für die Nährstoffzufuhr (DGE 2012) zur Eiweißzufuhr werden jedoch überschritten. Hierbei ist ähnlich wie in Plan 2 zu berücksichtigen, dass es sich lediglich um einen Tagesplan handelt und sich die Eiweißzufuhr an Tagen ohne Fisch und Fleisch wieder ausgleicht.

Hinsichtlich der Verbesserung der Eisenversorgung gelten die gleichen Empfehlungen wie in Plan 1 und 2.

8 – Tipps zur Lebensmittelauswahl

Plan 1: Beispielhafter Tagesplan (2150 kcal, ohne Fleisch) für Schwangere mit geringer körperlicher Aktivität (PAL 1,4).

Frühstück

1 Portion (50 g)	Müslimischung (Rezept s. Kap. 20.1)
1	Apfelsine
200 ml	Trinkmilch 1,5 % Fett
1 Tasse	Kaffee mit Zucker
1 Glas	Mineralwasser

Zwischenmahlzeit

1,5	Mehrkornbrötchen
2 TL	Pflanzenmargarine
2 TL	Aprikosenkonfitüre
100 g	Möhrenstifte
1 Glas	Orangensaft
1 große Tasse	Früchtetee

Mittagessen

1 Portion	Hirse mit Ratatouille
1 Glas	Mineralwasser

Zwischenmahlzeit

2 Scheiben	Knäckebrot
100 g	Kohlrabistifte
1 große Tasse	Früchtetee

Abendessen

1 Scheibe	Dinkelvollkornbrot (Rezept s. Kap. 20.9)
2 Scheiben	Mischbrot
2 TL	Pflanzenmargarine
1 Scheibe	Schnittkäse
1 kleine (50 g)	Tomate (Brotbelag)
1 Portion	Feldsalat mit
1 EL	Sonnenblumenkernen
1 EL	Rapsöl
½ EL	Obstessig
1 Tasse	Kräutertee

Spätmahlzeit

1	Banane
1 Glas	Apfelsaftschorle

Zusätzlich über den Tag verteilt

½ Liter	Fruchtsaftschorle oder Mineralwasser

Nährwerte

	kcal	Eiweiß g	Fett g	KH g	Folat µg	Kalzium mg	Manesium mg	Eisen mg	Jod µg	Ballaststoffe g
D–A–CH-Referenzwerte (2012)	2150 (= 1900 kcal + Zulage für Schwangere)	58	73	291	550	1000	310	30	230	30
Ist-Wert	2150	62	72	305	707	1320	748	22	180	37

▶ Abb. 8.2

8.2 Lebensmittelverzehrsmengen und Tagespläne

Plan 2: Beispielhafter Tagesplan (2350 kcal, mit Fleisch) für Schwangere mit mittlerer körperlicher Aktivität (PAL 1,6).

Frühstück

1 Scheibe	Mischbrot
½ Scheibe	Vollkornbrot
3 TL	Pflanzenmargarine
1	Tomate mit
½ TL	frischen Kräutern (Brotbelag)
2 TL	Erdbeerkonfitüre
1 Glas	Trinkmilch 1,5 % Fett
1 Glas	Orangensaft (100 % Frucht)
1 Tasse	Kaffee mit Zucker

Zwischenmahlzeit

1	Roggenbrötchen
1 TL	Pflanzenmargarine
3–4	Gurkenscheiben (Brotbelag)
1	Apfel
1 großes Glas	Mineralwasser

Mittagessen

100 g	Rinderfilet (durchgebraten) mit
10 g	Quark-Kräuterbutter (Rezept s. Kap. 20.7)
1 Portion	Gurken-Möhren-Mais-Allerlei
3 mittelgroße	Pellkartoffeln
1 Glas	Mineralwasser

Zwischenmahlzeit

1	Milchbrötchen
1 TL	Pflanzenmargarine
1 TL	Konfitüre
100 g	Möhrenstifte
1 Glas	Johannisbeersaftschorle

Abendessen

1 Scheibe	Dinkelvollkornbrot (Rezept s. Kap. 20.9)
1 Scheibe	Mehrkornbrot
1 TL	Pflanzenmargarine
2 EL	Frischkäse (30 % i.Tr.)
1 Portion	Eisbergsalat mit
1 EL	Kürbiskerne
½	rote Paprika in Streifen
1	Tomate
1 EL	Rapsöl
½ EL	Obstessig
1 große Tasse	Kräutertee

Spätmahlzeit

1,5	Birne
1 Glas	Apfelsaftschorle

Zusätzlich über den Tag verteilt

½ Liter	Fruchtsaftschorle oder Mineralwasser

Nährwerte

	kcal	Eiweiß g	Fett g	KH g	Folat µg	Kalzium mg	Magnesium mg	Eisen mg	Jod µg	Ballaststoffe g
D–A–CH-Referenzwerte (2012)	2350	58	80	318	550	1000	310	30	230	30
Ist-Wert	2350	81	83	314	914	1250	670	22	180	47

▶ Abb. 8.3

8 – Tipps zur Lebensmittelauswahl

Plan 3: Beispielhafter Tagesplan (2650 kcal, mit Fisch) für Schwangere mit stärkerer körperlicher Aktivität (PAL 1,8).

Frühstück

2 Scheiben	Mischbrot
1 Scheibe	Vollkornbrot
3 TL	Pflanzenmargarine
1	Tomate mit
½ TL	frischen Kräutern (Brotbelag)
½	Banane in Scheiben (Brotbelag)
1 Glas	Trinkmilch 1,5 % Fett
1 Glas	Orangensaft (100 % Frucht)
1 Tasse	Kaffee mit Zucker

Zwischenmahlzeit

1	Roggenbrötchen
1 TL	Pflanzenmargarine
3–4	Gurkenscheiben (Brotbelag)
1	Apfel
1 Glas	Mineralwasser

Mittagessen

1 Portion	Matjes in Currysoße
4 mittelgroße	Pellkartoffeln
1 Portion	Blattsalat mit
½	rote Paprika in Streifen
½	gelbe Paprika in Streifen
1 EL	Rapsöl
½ EL	Obstessig
1 Glas	Mineralwasser

Zwischenmahlzeit

3	Vollkornkekse
1	Birne oder Pfirsich
1 große Tasse	Früchtetee

Abendessen

1 Scheibe	Dinkelvollkornbrot (Rezept s. Kap. 20.9)
1,5 Scheiben	Mehrkornbrot
1 TL	Pflanzenmargarine
2 EL	Frischkäse (30 % i. Tr.)
6	eingelegte grüne Oliven
2	Tomaten
1 Glas	Mineralwasser

Spätmahlzeit

1	Joghurt 1,5 % Fett
1 Portion	Beerenobst
1 Glas	Apfelsaftschorle

Zusätzlich über den Tag verteilt

0,75–1 Liter	Fruchtsaftschorle oder Mineralwasser

Nährwerte

	kcal	Eiweiß g	Fett g	KH g	Folat µg	Kalzium mg	Magnesium mg	Eisen mg	Jod µg	Ballaststoffe g
D–A–CH-Referenzwerte (2012)	2650	58	90	359	550	1000	310	30	230	30
Ist-Wert	2650	84	92	357	880	1560	720	21	250	50

▶ Abb. 8.4

8.2 Lebensmittelverzehrsmengen und Tagespläne

Plan 4: Beispielhafter Tagesplan für eine stark übergewichtige Schwangere (1980 kcal, 4. Schwangerschaftsmonat) geringe körperliche Aktivität, BMI = 30 kg/m² bei 1,70 m Größe und 86 kg Gewicht zu Beginn der Schwangerschaft.

Frühstück

1 Portion	50 g	Müslimischung mit Weizenkeimen (Rezept s. Kap. 20.1)
1 Stück	150 g	Orange
1 Portion	200 ml	Trinkmilch 1,5 %
1 Tasse	150 ml	Kaffee
1 Glas	200 ml	Mineralwasser

Zwischenmahlzeit

1	60 g	Mehrkornbrötchen
1 TL	5 g	hochwertige Pflanzenmargarine
1 Portion	50 g	Gurkenscheiben als Belag
1 Portion	70 g	Paprikaschote in Streifen
1 Tasse	200 ml	Früchte- oder Kräutertee

Mittagessen

1 Portion		Fisch auf Gemüse mit:
	150 g	Seelachsfilet
	120 g	Gemüse
1 Tasse	100 g	Naturreis, gekocht
1 Glas	200 ml	Mineralwasser

Zwischenmahlzeit

2 Scheiben	20 g	Knäckebrot
1 Portion	30 g	Frischkäsezubereitung Viertelfettstufe
1 Portion	100 g	Kohlrabistifte
1 Stück	120 g	Apfel
1 Tasse	150 ml	Kräutertee
1 Glas	200 ml	Mineralwasser

Abendessen

1 Scheibe	50 g	Roggenvollkornbrot
2 Scheiben	90 g	Dinkelvollkornbrot (Rezept s. Kap. 20.9)
2 TL	10 g	hochwertige Pflanzenmargarine
1 Scheibe	30 g	Rinderbierschinken
1 Portion	50 g	Tomatenscheiben als Belag
1 Portion	80 g	Feldsalat mit
1 EL	20 g	Sonnenblumenkernen
1 EL	10 g	Rapsöl
1 EL	10 g	Saft einer Zitrone
1 Tasse	200 ml	Früchte- oder Kräutertee

Spätmahlzeit

1 Stück	120 g	Banane
1 großes Glas	300 ml	Apfelsaftschorle

Zusätzlich über den Tag verteilt

0,5	Liter	Mineralwasser

Nährwerte

	kcal	Eiweiß g	Fett g	KH g	Folat µg	Kalzium mg	Magnesium mg	Eisen mg	Jod µg	Ballaststoffe g
D–A–CH-Referenzwerte (2012)	1980	79 (ab 4. SSM)	30	55	550	1000	310	30	230	30
Ist-Wert	1984	93	29	51	629	1040	788	20	388	38

▶ Abb. 8.5

8 – Tipps zur Lebensmittelauswahl

Plan 5: Beispielhafter Tagesplan für eine stark untergewichtige Schwangere (2410 kcal, 2. Schwangerschaftsmonat) mittlere körperliche Aktivität, BMI = 17,3 km/m² bei 1,65 m Größe und 47 kg Gewicht zu Beginn der Schwangerschaft.

Frühstück

2 Scheiben	46 g	Vollkorntoastbrot
2 TL	10 g	hochwertige Pflanzenmargarine
1 EL	20 g	Aprikosenkonfitüre
1 Scheibe	30 g	gekochter Schinken
1 Tasse	150 ml	Kaffee mit Zucker
1 Glas	200 ml	Orangensaft (100 % Fruchtsaft)

1. Zwischenmahlzeit

1 Milchshake:	200 ml	Trinkmilch 3,5 % Fett
	120 g	Banane
	50 g	Beerenobst
	10 g	Hafer Vollkornflocken

2. Zwischenmahlzeit

1 Hand voll	20 g	Nüsse
1 Portion	50 g	Trockenobst
1 Glas	200 ml	Gemüsesaft

Mittagessen

1 Portion	250 g	Matjes in Currysoße
2 Stück	180 g	Pellkartoffeln
1 Prise	1 g	Kräuter-Jodsalz mit Folsäure und Fluorid
1 Portion	80 g	Endiviensalat mit
½	75 g	roter Gemüsepaprika, in Würfel geschnitten
1 TL	5 g	Rapsöl
1 EL	10 g	Saft einer Zitrone

3. Zwischenmahlzeit

5 Stück	50 g	Vollkornkekse
1 Tasse	125 ml	Kräutertee mit Zucker
1 Stück	45 g	Kiwi

Abendessen

1,5 Scheiben	74 g	Dinkelvollkornbrot (Rezept s. Kap. 20.9)
1 TL	5 g	hochwertige Pflanzenmargarine
3 Stück	9 g	grüne Oliven
1 Scheibe	30 g	Käse mit über 40 % Fett
1 Stück	60 g	Tomate
1 Glas	200 ml	Fruchtsaftgetränk aus Beerenobst

Spätmahlzeit

0,5 Stück	60 g	Avocado
1 Glas	200 ml	Gemüsesaft

Zusätzlich über den Tag verteilt

0,5–0,75	Liter	Mineralwasser

Nährwerte

	kcal	Eiweiß g	Fett g	KH g	Folat µg	Kalzium mg	Magnesium mg	Eisen mg	Jod µg	Ballaststoffe g
D–A–CH-Referenzwerte (2012)	2410	69	35	50	550	1000	310	30	230	30
Ist-Wert	2390	82	37	47	818	1140	601	20	224	37

▶ Abb. 8.6

8.2 Lebensmittelverzehrsmengen und Tagespläne

Plan 6: Beispielhafter Tagesplan für eine anämische Schwangere (2500 kcal, 5. Schwangerschaftsmonat) mittlere körperliche Aktivität, BMI = 20 kg/m² bei 1,70 m Größe und 58 kg Gewicht zu Beginn der Schwangerschaft.

Frühstück

1 große Portion	80 g	Müslimischung mit Weizenkeimen (Rezept s. Kap. 20.1)
1 Stück	150 g	Orange
1 Portion	200 ml	Trinkmilch 1,5 %
1 große Tasse	200 ml	Kräutertee mit Zucker

Zwischenmahlzeit

1 Stück	60 g	Roggenbrötchen
1 TL	5 g	hochwertige Pflanzenmargarine
1 Portion	30 g	Leberwurst, fettarm
1 Portion	50 g	Gurkenscheiben
1 Stück	150 g	Apfel
1 großes Glas	300 ml	Apfelsaftschorle

Mittagessen

1 kleine Portion	100 g	Rinderfiletsteak (durchgebraten) mit
1 EL	10 g	Quark-Kräuterbutter (Rezept s. Kap. 20.7)
3 Stück	270 g	Pellkartoffeln
1 Portion	200 g	Fenchelgemüse gedünstet mit Rapsöl und Jodsalz
1 Glas	200 ml	Mineralwasser

Zwischenmahlzeit

1 Stück	60 g	Roggenbrötchen mit Weizenkeimen
1 TL	5 g	hochwertige Pflanzenmargarine
1 EL	10 g	Erdbeerkonfitüre
1 Portion	100 g	Karottenstifte
1 großes Glas	300 g	(schwarze) Johannisbeersaftschorle

Abendessen

1 Scheibe	50 g	Dinkelvollkornbrot (Rezept s. Kap. 20.9)
1 Scheibe	45 g	Graubrot-Weizenmischbrot mit Sesam
1 TL	5 g	hochwertige Pflanzenmargarine
1 EL	40 g	Frischkäse Kräuter, Fettstufe (30 % i. Tr.)
	50 g	Tomatenscheiben als Brotbelag
1 Portion	80 g	Eisbergsalat mit
0,5 Stück	75 g	roter Gemüsepaprika, in Würfel geschnitten
1,5 TL	15 g	Rapsöl
1 großes Glas	300 ml	(schwarze) Johannisbeersaftschorle

Spätmahlzeit

1 Stück	120 g	Banane
1 großes Glas	300 ml	Apfelsaftschorle

Zusätzlich über den Tag verteilt

0,5	Liter	Mineralwasser

Nährwerte

	kcal	Eiweiß g	Fett g	KH g	Folat µg	Kalzium mg	Magnesium mg	Eisen mg	Jod µg	Ballaststoffe g
D–A–CH-Referenzwerte (2012)	2500	79 (ab 4. SSM)	30–35	55	550	1000	310	30	230	30
Ist-Wert	2483	93	30	53	915	1388	783	30	160	51

▶ Abb. 8.7

8 – Tipps zur Lebensmittelauswahl

Plan 7: Beispielhafter Tagesplan für eine berufstätige Schwangere ohne warmes Mittagessen (2270 kcal, 4. Schwangerschaftsmonat) geringe körperliche Aktivität, BMI = 21,3 kg/m² bei 1,68 m Größe und 60 kg Gewicht zu Beginn der Schwangerschaft.

Frühstück			Zwischendurch		
1 große Portion	80 g	Müslimischung mit Weizenkeimen (Rezept s. Kap. 20.1)	2 Scheiben	20 g	Knäckebrot mit Ölsamenzutaten (z. B. Sesam)
1 Stück	150 g	Orange	5 Stück	50 g	Apfelscheiben (Trockenfrüchte)
1 Portion	200 ml	Trinkmilch 1,5 %	1 Portion	30 g	Studentenfutter mit Nüssen
1 Tasse	150 ml	Kaffee mit Zucker			
Zwischendurch					
4 Stück	40 g	Vollkornstangen/-kekse			
4 kleine	80 g	Cocktail-Tomaten			
Mittagspause am Arbeitsplatz			**Warme Mahlzeit abends**		
2 Scheiben	90 g	Dinkelvollkornbrot (Rezept s. Kap. 20.9)	1 Portion	150 g	Lachs im Backofen (in Folie gegart) mit
2 TL	10 g	hochwertige Pflanzenmargarine	1 Portion	150 g	Gemüsemischung (tiefgefroren, kleingeschnitten)
2–4		Salatblätter		100 ml	Gemüsebrühe
1 Scheibe	30 g	Schnittkäse 30 % Fett i. Tr.	1 EL dazu	10 g	Rapsöl
1 Scheibe dazu	30 g	Rinderbierschinken	7 kleine Scheiben	70 g	Vollkorn-Weizenbaguettebrot
1 Portion	100 g	Karottenstifte	1 große Tasse	200 ml	Früchte- oder Kräutertee
1 Portion	100 g	Kohlrabistifte	**Spätmahlzeit**		
1 EL	20 g	Kräuterquarkdip	1 kleine	120 g	Banane
1 Glas	200 ml	Orangensaft (100 % Fruchtsaft)	1 Stück	125 g	Apfel
			Zusätzlich über den Tag verteilt		
			1,5	Liter	Mineralwasser (davon ca. 1 Liter am Arbeitsplatz trinken)

Nährwerte

	kcal	Eiweiß g	Fett g	KH g	Folat µg	Kalzium mg	Magnesium mg	Eisen mg	Jod µg	Ballaststoffe g
D–A–CH-Referenzwerte (2012)	2270	79 (ab 4. SSM)	30–35	55	550	1000	310	30	230	30
Ist-Wert	2280	93	31	49	602	1120	718	25	131	51

▶ Abb. 8.8

8.3 Getränke

Flüssigkeit muss auch und gerade in der Schwangerschaft in ausreichender Menge zugeführt werden. Der Körper braucht Wasser als Baustoff, Lösungs-, Transport- und Kühlmittel. Täglich werden ca. 2,5 Liter Flüssigkeit über Schweiß, Atemluft und Harn abgegeben. Während der Schwangerschaft lagert der Körper außerdem Flüssigkeit z. B. in das Gewebe ein. Diese Verluste müssen wieder ersetzt werden. Normalerweise steuert die feste Nahrung etwa die Hälfte der benötigten Flüssigkeit bei, die restlichen 1,5 Liter müssen durch Getränke zugeführt werden.

❗ **Wenn schwangere Frauen über Antriebsschwäche und Konzentrationsmangel klagen, kann Flüssigkeitsmangel die Ursache sein.**

Ein Getränk gehört zu jeder Mahlzeit. Auch zwischen den Mahlzeiten sollten Schwangere häufig etwas trinken. Empfohlen wird eine Trinkmenge von **mindestens 1,5 Liter** pro Tag. Ausreichendes Trinken ist nicht nur wichtig für die Funktion der Nieren, sondern kann auch einer Verstopfung entgegenwirken, mit der Schwangere oft ihre Last haben.

Die Getränke sollten **möglichst kalorienfrei** sein. Besonders empfehlenswert sind Trink- und Mineralwasser sowie ungezuckerte Kräuter- und Früchtetees, sie löschen den Durst am besten (▶ Tab. 8.2). **Trinkwasser (Leitungswasser)** unterliegt hierzulande strengen gesetzlichen Vorschriften und ist deshalb auch für Schwangere unbedenklich. Die Auswahl eines **kalzium- und/oder magnesiumhaltigen Mineralwassers** (▶ Tab. 8.3) kann dazu beitragen, die Mineralstoffversorgung der Schwangeren zu verbessern.

Unter den „Säften" sind Schorlen aus **reinen Fruchtsäften** günstig zu bewerten. Fruchtsäfte werden zu 100 % aus Früchten hergestellt und schneiden aufgrund ihres Vitamingehaltes deutlich besser ab als Fruchtsaftgetränke und -nektare sowie Limonaden, Cola-Getränke und Malzbier, die vor allem aus Zucker und Wasser bestehen. Ein Glas Fruchtsaft am Tag kann eine Portion Obst ersetzen und hilft so dabei, der Forderung, fünfmal am Tag Obst und Gemüse zu essen, leichter zu genügen. Schwangere, die regelmäßig zum Frühstück ein Glas Orangensaft trinken, unterstützen außerdem ihre Eisenversorgung (s. Kap. 6.4). Zum Durstlöschen sind reine Fruchtsäfte allerdings weniger geeignet. Da sie je nach Frucht bis zu 15 % fruchteigenen Zucker enthalten, sollten sie mit Wasser verdünnt werden. Eine selbstgemachte **Fruchtsaftschorle** aus 1 Teil Fruchtsaft und 2 bis 3 Teilen Mineral- oder Trinkwasser ist preiswerter als ein Isodrink und löscht gut den Durst.

❗ **Übrigens ...**
   Milch ist kein Getränk zum Durstlöschen, sondern ein nährstoff- und energiereiches Lebensmittel (1 Glas Vollmilch = 128 kcal).

Schwarzer und grüner Tee, mancher Eistee sowie **Kaffee**, Cola und Energydrinks enthalten Koffein, das in zu großen Mengen dem Kind schaden kann. Es gibt Hinweise darauf, dass eine Koffeinzufuhr über 300 mg pro Tag das Risiko für intrauterine Wachstumsverzögerungen und sogar Fehlgeburten erhöhen kann. 300 mg Koffein sind in ca. 3–4 Tassen (à 125 ml) Kaffee, 6 Tassen Tee oder 6 Gläser (à 200 ml) Cola (Weiß 2007). Zwei bis drei Tassen Kaffee oder 4 Tassen schwarzer bzw. grüner Tee über den Tag verteilt gelten jedoch als unbe-

▶ **Tab. 8.2** Empfehlungen zur Getränkeauswahl für Schwangere.

Empfehlenswerte Getränke	Nur in Maßen empfehlenswert	Nicht empfehlenswert
Leitungswasser	schwarzer und grüner Tee	alkoholische Getränke
Mineralwasser	Kaffee	(z. B. Bier, Wein, Sekt)
ungezuckerte Kräuter- und Früchtetees	reine Fruchtsäfte	koffeinhaltige Energydrinks
Rotbuschtee (Roiboostee)	Light-Getränke	Fruchtsaftgetränke
Fruchtsaftschorlen	Iso-Getränke	Limonaden
Gemüsesäfte	alkoholfreies Bier	Cola-Getränke
		Malzbier
		Eistee

(modifiziert nach aid infodienst „Vollwertig essen und trinken" 2001)

8 – Tipps zur Lebensmittelauswahl

▶ **Tab. 8.3** Mineralstoffgehalte ausgewählter Mineralwässer.

Mineralwasser-Quelle	Natrium in mg/Liter	Kalzium in mg/Liter	Magnesium in mg/Liter
Bad Dürrheimer Bertoldsquelle	8	325	55
Bad Tönissteiner Heilbrunnen	104	166	123
Bad Wildunger Helenenquelle	39	184	95
Caspar Heinrich Quelle Heilwasser	24	281	83
Contrex (Frankreich)	9	486	84
Franken Brunnen Hochsteinquelle	38	267	66
Gerolsteiner	118	348	108
Rietenauer	35	412	80
Römerquelle Niedernau	11	417	49
Rosbacher Urquell	40	262	131
San Pellegrino (Italien)	45	208	56
Spreequell Mineralwasser	48	208	23
St. Margareten	19	566	47
Steinsieker*	20	630	40

* laut Herstellerangaben
(Elmadfa et al.: GU Nährwerttabelle 2012/13)

denklich. Eistee enthält neben Koffein auch viel Zucker. Hier lohnt sich ein Blick auf die Zutatenliste!

Auf **alkoholische Getränke** sollten Schwangere ganz verzichten. Alkohol schadet dem Kind in seiner Entwicklung (s. Kap. 11.2). Vorsicht: Auch so genannte New-Age-Getränke, Power-Drinks, Alcopops-Mixgetränke und ähnliche Erfrischungsgetränke können Alkohol und/oder Koffein sowie vergleichbare anregende Stoffe enthalten.

> **Empfehlung für die Beratungspraxis**
> - Zu jeder Mahlzeit und zwischendurch etwas trinken (insgesamt 1,5 bis 2 Liter pro Tag).
> - Vorzugsweise Trink- und Mineralwasser sowie ungezuckerte Kräuter- und Früchtetees auswählen.
> - Bei Bedarf Fruchtsaftschorlen (Fruchtsaft mit 100 % Fruchtgehalt mit Trinkwasser/Mineralwasser im Verhältnis 1 : 3 mischen).
> - Maximal 2–3 Tassen Kaffee oder schwarzen/ grünen Tee pro Tag trinken.
> - Auf Alkohol ganz verzichten.

8.4 Gemüse und Obst

Gemüse und Obst haben zahlreiche **Vorteile**, die besonders in der Schwangerschaft wichtig sind:

1. Sie haben eine **hohe Nährstoffdichte**: Sie sind reich an Vitaminen und Mineralstoffen bei gleichzeitig niedrigem Energiegehalt. Gemüse und Hülsenfrüchte liefern die Vitamine A und C, B-Vitamine sowie die Mineralstoffe Magnesium, Kalium, Eisen und Kalzium. Empfehlenswert sind vor allem grüne Gemüsesorten wie Grünkohl, Spinat, Brokkoli und Feld- oder Endiviensalat, weil sie viel Folat enthalten. Unter den Obstsorten zeichnen sich Zitrus- und Beerenfrüchte besonders wegen ihres Gehaltes an Vitamin C und Folat aus.
2. Sie sind reich an **Ballaststoffen**. Sie unterstützen dadurch eine gute Verdauung und machen länger satt.
3. Sie sind reich an **sekundären Pflanzenstoffen**, denen vielfältige gesundheitsfördernde Eigenschaften zugeschrieben werden (s. Kap. 1.9).
4. Sie sind jederzeit in **großer Auswahl** erhältlich.
5. Sie sind **vielseitig verwendbar:** z. B. Obst im Müsli, in einer Quarkspeise, in einem Milchshake oder Gemüse in einer Suppe, im Eintopf, in einer Reispfanne oder als Brotbelag.

6. Sie sind **ideal für zwischendurch**. Insbesondere Obst, Radieschen, Möhrenstifte, Gurkenscheiben, Kohlrabistücke und Tomaten lassen sich in einer Kunststoffdose gut verpacken und sind dann auch auf der Arbeit oder auf Reisen noch knackig und frisch.

Preiswert und ökologisch sinnvoll ist es, **Gemüse und Obst der Saison** zu verzehren. Es sollte jedoch möglichst frisch verwendet werden, da bereits bei der Lagerung Nährstoffe verloren gehen. Für Frauen, die berufstätig sind und wenig Zeit für Einkauf und Zubereitung haben, kann **tiefgekühltes Gemüse und Obst** eine gute Alternative sein. Sein Nährstoffgehalt kann sogar größer sein als der von lang gelagerter „frischer" Ware.

Auch beim **Garen** von Gemüse oder Obst kommt es je nach Dauer und Art der Zubereitung zu unterschiedlich hohen Verlusten an Vitaminen, Mineralstoffen und sekundären Pflanzenstoffen. Besonders das in der Schwangerschaft so wichtige Folat ist ebenso wie Vitamin C sehr hitzeempfindlich. Die Schwangere sollte deshalb frisches Obst und neben gegartem Gemüse möglichst auch je eine Portion Rohkost und Salat essen. Um einer Listerien- und Toxoplasmoseinfektion vorzubeugen, sollten Obst, Gemüse und insbesondere Salat frisch verwendet und gründlich gewaschen werden. Darüber hinaus sollten Schwangere keine vorgefertigten Salate wie Misch-, Schnitt- und Krautsalate verwenden und Salate aus Salattheken, in der Gemeinschaftsverpflegung und in der Gastronomie meiden, da nicht erkennbar ist, wie lange die Zutaten bereits gelagert wurden. Als Rohkost eignen sich vor allem Gemüsearten mit glatter Oberfläche wie z. B. Tomaten, da sie sich gut waschen lassen, und solche, die vor dem Verzehr geschält werden, wie z. B. Kohlrabi, Gurke, Möhren. Bei Provitamin-A-(Karotin-)reicher Rohkost (z. B. ein Möhrensalat) verbessert die Zugabe einer kleinen Menge Fett die Vitaminresorption.

Hülsenfrüchte sind die Samen von Bohnen, Erbsen, Linsen; auch Kichererbsen und Sojabohnen gehören dazu. Sie sind reich an Vitaminen, Mineralstoffen und liefern unter den Gemüsesorten die meisten Ballaststoffe. Außerdem enthalten sie hochwertiges Eiweiß, das in Kombination mit Getreide (z. B. eine Scheibe Brot zur Linsensuppe) oder Milch (z. B. Erbsensuppe mit etwas Milch, Bohnensalat mit Joghurtdressing) eine gute Alternative zu Fleisch ist. Auch eine Kombination aus Hülsenfrüchten und Fleisch (z. B. als Eintopf) ergibt eine hohe biologische Wertigkeit des Eiweißes.

> **Praxistipps**
> Die langen Kochzeiten, die Hülsenfrüchte ggf. benötigen, lassen sich mithilfe eines Schnellkochtopfes verringern. Auch Konserven sind geeignet und helfen, Zeit zu sparen.

Hülsenfrüchte, die als Konserven im Handel erhältlich sind, wurden hohen Temperaturen ausgesetzt, um die Mikroorganismen abzutöten. Die heutigen Verfahren ermöglichen jedoch so kurze Erhitzungszeiten, dass Nährstoffe weitgehend erhalten bleiben Aufgrund des hohen Nährwertes von Hülsenfrüchten ist es immer noch besser, auf Konserven zurückzugreifen, als ganz darauf zu verzichten.

Nicht immer sind Hülsenfrüchte die Ursachen für Blähungen bei Schwangeren. Die Mengen sollten vorsichtig gesteigert werden, so dass bei Verträglichkeit möglichst einmal pro Woche ein Gericht mit Hülsenfrüchten auf dem Speiseplan stehen sollte. Treten dennoch Blähungen auf, lohnt es sich, geschälte Hülsenfrüchte auszuprobieren (z. B. Erbsen, gelbe Linsen). Das Entfernen der harten Schalen vermindert zwar den Ballaststoffanteil, steigert jedoch Verdaulichkeit und Verträglichkeit (Vollmer 1995).

> **Empfehlung für die Beratungspraxis**
> Täglich mindestens 5 Portionen Gemüse und Obst essen, am besten zu jeder Mahlzeit.
> - 3 Portionen Gemüse (gegart, roh und als Blattsalat)
> - 2 Portionen frisches Obst

Fallbeispiel
Frühstück:
- Müsli mit Obst **oder**
- zum Brot ein Glas reinen Frucht- oder Gemüsesaft

Zwischenmahlzeit:
- zum Mehrkornbrötchen Kohlrabistreifen, Möhrenstifte, Radieschen zum Knabbern **oder** ein Vollkornbrot mit Gurkenscheiben

Mittagessen (warme Mahlzeit):
- gegartes Gemüse

Zwischenmahlzeit:
- frisches Obst (pur oder in Naturjoghurt)

Abendessen:
- selbst zubereiteter Salat (z. B. frischer Feldsalat, gemischter Salat, Möhrensalat)

Spätmahlzeit:
- Möhren-oder Kohlrabistifte mit Quarkdip

Das Maß für „eine Portion" ist die eigene Hand. Daraus ergeben sich dem Alter angepasste und benötigte Mengen. 1 Glas Frucht- oder Gemüsesaft zählt auch als eine Portion.

8.5
Brot, Getreide und Beilagen

Brot, Getreideprodukte (Haferflocken, Müsli und Getreidegerichte) sowie Beilagen wie Reis, Nudeln und Kartoffeln sind wichtige Bestandteile einer vollwertigen Ernährung. Sie enthalten reichlich **Stärke**, eine ideale Energiequelle. Während der Verdauung wird sie im Vergleich zu Einfach- oder Zweifachzuckern (z. B. aus Süßigkeiten, süßen Speisen und Getränken) erst schrittweise in ihre Zuckerbausteine zerlegt und entsprechend langsamer absorbiert. Ideal ist die Verwendung von stärke- **und** ballaststoffreichen Lebensmitteln wie Vollkornbrot, Haferflocken und Pellkartoffeln. Der Anstieg des Blutzuckerspiegels und die Insulinausschüttung verlaufen dadurch ausgeglichener (siehe auch **glykämischer Index**, Kap. 1.6). Hypoglykämien, die besonders in der Frühschwangerschaft auftreten können, und der Manifestation eines latenten Diabetes in der zweiten Schwangerschaftshälfte kann so vorgebeugt werden (Heins et al. 1999).

🛈 **Als Faustregel gilt: Mindestens die Hälfte der Getreideprodukte als Vollkornprodukte.**

Die Randschichten und der Keimling des Getreidekorns enthalten besonders viele **Vitamine** (Vitamine B_1, B_2, B_6 und E), **Mineralstoffe** (wie Magnesium und Eisen), wertvolles Eiweiß, wichtige ungesättigte Fettsäuren, Ballaststoffe und sekundäre Pflanzenstoffe. Bei der Herstellung des so genannten **Auszugsmehls** (Weißmehl Type 405) werden die Randschichten und damit auch deren wertvolle Inhaltsstoffe weitgehend entfernt. Helles Brot, helle Nudeln und geschälter Reis enthalten deshalb wesentlich weniger Nähr- und Ballaststoffe als Vollkornprodukte.

8.5.1 Ausmahlungsgrad/Typenzahl

Je höher ausgemahlen ein Mehl ist, desto höher ist der Anteil wertvoller Randschichten (Schalen) und desto höher ist die **Typenzahl** (Beispiel: Weizenmehl Typ 1700). Niedrige Typenzahl bedeutet niedrige Ausmahlung und niedriger Schalengehalt (Beispiel: Weizenmehl Typ 405). Eine Ausnahme ist reines Vollkornmehl: Es hat einen Ausmahlungsgrad von 100 % und enthält damit die gesamten Inhaltsstoffe des Getreidekorns. Allerdings wird es ohne Typenzahl im Handel angeboten.

Hervorzuheben ist noch der hohe Gehalt an **Ballaststoffen** in Vollkorngetreideprodukten. Schwangere Frauen bekommen Verstopfungsprobleme meist schon dadurch in den Griff, dass sie mehr Vollkornbrot essen (s. Kap. 10.8). Wenn Vollkornbrot gänzlich abgelehnt wird, ist es allein über Gemüse, Obst und helle Brote schwieriger, genügend Ballaststoffe zur Normalisierung der Darmtätigkeit und Erhöhung des Stuhlgewichtes zuzuführen (Kasper 1996). In diesem Fall ist es besonders wichtig, **viel** Obst und Gemüse zu essen.

Vollkornbrot muss nicht dunkel und körnig sein. Es kann auch aus feinem Vollkornmehl gebacken werden und sieht dann wie ein Mischbrot aus. Fein vermahlene Vollkornerzeugnisse sind übrigens besser verdaulich als grobe Schrotbrote (Rezept Dinkelvollkornbrot s. Kap. 20.9).

Und umgekehrt sind tiefdunkle Brote/Brötchen nicht automatisch Vollkornbrote/-brötchen, sondern häufig durch Zuckersirup, Karamellsirup und Malz dunkel gefärbt. Der Zusatz dieser Bräunungsstoffe ist nur bei abgepacktem Brot auf der Zutatenliste erkennbar, nicht jedoch bei Brot oder Brötchen, die lose verkauft werden. Auch die handelsüblichen Mehrkornbrote und -brötchen sind herkömmliche Mischbrote/-brötchen aus niedrig ausgemahlenem Mehl mit geringen Anteilen von Sonnenblumenkernen, Leinsamen, Sesam und anderen Samen.

Müsli ist besonders dann empfehlenswert, wenn es weder Zucker noch Honig oder Schokolade enthält. Günstig ist, wenn Weizenkeime enthalten sind, da sie die für die Schwangerschaft so wichtigen Folate liefern. Wird das Müsli dann noch mit fettarmer Milch oder Joghurt und frischem Obst gemischt, ergibt sich ein vollwertiges Frühstück, das nährstoffreich ist und lange sättigt. Wer sicher gehen möchte, dass das Müsli optimal zusammengesetzt ist, sollte sich das Müsli selbst herstellen (Rezept s. Kap. 20.1). Das gilt vor allem dann, wenn nicht alle Bestandteile von käuflichen Müslimischungen (z. B. Nüsse) vertragen werden.

Frühstückszerealien wie Cornflakes, Knusper- oder Schokoflakes sind meist hochverarbeitete Produkte mit viel Zucker und bei „Schoko"-Zusatz auch Fett, die mit dem ursprünglichen Getreide nur noch wenig gemeinsam haben. Schwangere Frauen, die auf Frühstückszerealien nicht verzichten möchten, sollten diese etwa zur Hälfte mit Haferflocken und Weizenkeimen mischen.

Die **Kartoffel** ist ein Lebensmittel mit vielen Vorzügen: Sie ist reich an Vitaminen (vor allem Vitamin B_1, B_6 und C) und Mineralstoffen (z. B. Kalium und Magnesium) sowie wertvollem Eiweiß, Stärke und Ballaststoffen. Bei Kartoffeln und Getreideprodukten hat die Art der **Zubereitung** einen entscheidenden Einfluss auf den Gesundheitswert. Pommes frites, Bratkartoffeln und besonders Kartoffelchips sind nicht nur sehr fettreich (▶ Tab. 8.5), sondern können auch extrem hohe Acrylamidwerte aufweisen. Sie sollten deshalb eher selten auf dem Speiseplan stehen.

Acrylamid wird bei Temperaturen über 120 °C aus Kohlenhydrat- und Eiweißbausteinen gebildet. Neben hohen Temperaturen fördert ein niedriger Wassergehalt im Lebensmittel und eine starke Bräunung der Produkte die Entstehung von Acrylamid. Besonders ungünstig ist deshalb das Frittieren, Backen, Braten, Rösten und Grillen von Kartoffel- und Getreideprodukten (BfR 2013).

Acrylamid ist möglicherweise krebserregend und erbgutschädigend. Diese Erkenntnis beruht jedoch auf Tierversuchen, die dabei verwendete Dosis liegt um ein Vielfaches über der vom Menschen üblicherweise aufgenommenen Menge. Nach Auskunft des Bundesinstitutes für Risikobewertung (BfR) beeinträchtigen die vom Menschen über die Nahrung aufgenommenen Mengen an Acrylamid weder die Entwicklung des Neugeborenen, noch erhöhen sie das Risiko für Fehlgeburten. Nach Einschätzung des BfR ist zwar ein Übergang von Acrylamid in die Muttermilch möglich, der Anteil ist jedoch wahrscheinlich gering. Sicherheitshalber sollten Schwangere und Stillende jedoch auf eine acrylamidarme Ernährung achten (BfR 2011).

> ⚠ Aus Gründen der Vorsorge wird empfohlen, den Verzehr von mit Acrylamid hochbelasteten Lebensmitteln zu reduzieren und eine acrylamidarme Zubereitung zu bevorzugen. Besonders hohe Acrylamidwerte weisen hoch erhitzte Kartoffelprodukte wie Chips, Kartoffelpuffer und Pommes frites sowie Getreideprodukte wie Knäckebrot, Kräcker und Kekse auf.

Sämtliche Gerichte aus gekochten Kartoffeln sind frei von Acrylamid. Die **optimale Zubereitungsart** sind die Pellkartoffeln und die Folienkartoffeln, gefolgt von Salzkartoffeln, die in wenig Wasser gegart werden. Kartoffeln sollten möglichst frisch gekocht werden. Ungünstig ist es, sie bereits lange vor der Mahlzeit zu schälen und in Wasser stehen zu lassen. Dadurch gehen wertvolle Nährstoffe in das Wasser über. Püree, das aus frisch gekochten Kartoffeln selbst hergestellt wird, ist ebenfalls empfehlenswert. Es spricht jedoch nichts dagegen, gelegentlich Bratkartoffeln zuzubereiten oder Plätzchen zu backen, wenn die folgenden Zubereitungsempfehlungen berücksichtigt werden:

> 🌱 **Praktische Tipps für eine acrylamidarme Zubereitung**
> **Motto: Vergolden statt verkohlen**
>
> **Generell:**
> - eine zu starke Bräunung vermeiden
>
> **Beim Braten**
> - Kartoffeln und Getreideprodukte bei mittleren Temperaturen braten
> - scharfes Anbraten vermeiden
> - Bratkartoffeln aus möglichst frischen Kartoffeln zubereiten
>
> **Beim Backen**
> - von Pommes frites, Blechkartoffeln, Brot, Pizza, Kuchen und Plätzchen Temperaturen von 180 °C nicht überschreiten
> - Backpapier benutzen
>
> **Beim Frittieren**
> - eine Temperatur von 175 °C nicht überschreiten (mit Fett-Thermometer messen)
> - dickere Pommes frites oder Kartoffelstücke bevorzugen.
>
> *(BfR 2011)*

8 – Tipps zur Lebensmittelauswahl

Auch **Naturreis** oder **Vollkornnudeln** sind wichtige Bestandteile einer warmen Mahlzeit. Schwangere Frauen, die diese Produkte eher ablehnen, können sie mit geschältem Reis oder hellen Nudeln mischen. Auch mit Getreide wie **Grünkern, Hirse** oder **Buchweizen** lassen sich nährstoffreiche und schmackhafte Speisen zubereiten, die auch mal das Fleisch ersetzen können.

> **Empfehlung für die Beratungspraxis**
> - Mindestens die Hälfte der Getreideprodukte als Vollkornprodukte essen.
> - Den Tag mit einem selbsthergestellten Müsli starten.
> - Brotscheiben eher dicker schneiden, aber nur dünn mit Wurst oder Käse belegen.
> - Öfter mal Brot ohne Belag zur Suppe oder zum Salat essen.
> - Täglich Kartoffeln, Naturreis oder Vollkornnudeln essen.
> - Zur Verringerung des Acrylamidrisikos gekochte Kartoffeln bevorzugen und bei der Zubereitung von Kartoffel- (z. B. Pommes frites) und Getreideprodukten (z. B. Toast) eine zu starke Bräunung vermeiden.
> - Eventuell weißen Reis oder helle Nudeln mit Naturreis bzw. Vollkornnudeln mischen.
> - Neue Getreidegerichte mit Grünkern, Hirse oder Buchweizen ausprobieren.

8.6 Milch und Milchprodukte

Milch und Milchprodukte liefern besonders viel **Kalzium**, das für den Knochenaufbau unentbehrlich ist. Für Schwangere wird eine Kalziumzufuhr von 1000 mg pro Tag empfohlen. Wenn Milch und Milchprodukte täglich auf dem Speiseplan stehen, ist diese Menge leicht zu erreichen (s. Kap. 6.6).

Die im Handel erhältlichen **Milchsorten** unterscheiden sich nach ihrem Erhitzungsverfahren und in ihrem Fettgehalt. Es ist unerheblich, ob pasteurisierte „Frisch"-Milch, ESL-Milch (länger haltbare Milch) oder ultrahocherhitzte H-Milch verwendet wird, da sich die beiden Milchsorten kaum in ihrem Nährstoffgehalt unterscheiden.

Wichtiger ist es, auf den **Fettgehalt von Milch und Milchprodukten** zu achten. Erwachsene essen im Durchschnitt zu viel Fett, vor allem in Form gesättigter Fettsäuren. Deshalb sollten Schwangere anstelle der üblichen Vollmilch (3,5 % Fett) fettarme, teilentrahmte Milch (1,5 % Fett), fettarmen Joghurt und fettarme Dickmilch (1,5 % Fett) sowie Quark der Magerstufe auswählen.

Käse ist ebenfalls ein wichtiger Kalziumlieferant. Bereits eine Scheibe Schnittkäse (30 g) oder 60 g Weichkäse liefert genauso viel Kalzium wie ein Glas Milch (200 ml). Der Fettgehalt von Käse wird meist in Bezug auf die Trockenmasse (Fett i. Tr.) auf der Verpackung angegeben.

> **Praxis**
> **Wie kann man „Fett i. Tr." beim Käse in den absoluten Fettgehalt umrechnen?**
> - Hartkäse: Fett i. Tr. × 0,7 (z. B. Emmentaler, Chester)
> - Schnittkäse: Fett i. Tr. × 0,6 (z. B. Gouda, Edamer, Tilsiter)
> - Weichkäse: Fett i. Tr. × 0,5 (z. B. Camembert, Limburger, Feta)
> - Frischkäse: Fett i. Tr. × 0,3 (z. B. Quark, Schichtkäse)
>
> Zum Beispiel enthält ein **„Camembert 45 % i. Tr."** 45 × 0,5 = ca. 22,5 % Fett.
>
> (Quelle: Franke, Rösch 2003)

Empfehlenswert sind Käsesorten mit einem Fettgehalt von 30–40 % Fett i. Tr. Diese sind auch deshalb von Vorteil, weil innerhalb einer Käsesorte der Käse mit einem geringeren Fettgehalt einen höheren Kalziumanteil besitzt, zum Beispiel:
100 g Gouda (30 % Fett i. Tr.) = 900 mg Kalzium
100 g Gouda (48 % Fett i. Tr.) = 750 mg Kalzium

> ⚠ Wegen der Gefahr einer Listeriose, einer bakteriellen Erkrankung, die besonders dem ungeborenen Kind schaden kann (s. Kap. 10.14), sollten Schwangere grundsätzlich auf Rohmilch sowie Weichkäse aus Rohmilch verzichten. Auch die Käserinde sollte nicht mitgegessen werden.

Sicherheitshalber sollten Schwangere auch Käse mit Oberflächenschmiere (z. B. Limburger, Harzer Roller), Camembert, vorgefertigten Reibekäse sowie eingelegten Käse oder Frischkäse aus offenen Gefäßen wie Feta, Schafskäse, Kräuterquark oder Mozzarella, auch als Salatzutat in der Gastronomie oder in der Gemeinschaftsverpflegung, meiden – auch wenn dieser aus pasteurisierter Milch hergestellt wurde.

Pasteurisierte Milch, ESL-Milch, H-Milch und die meisten daraus hergestellte Käsesorten sowie Hartkäse (z. B. Emmentaler) gelten als unbedenklich.

Milch und Milchprodukte sind ideal als Zwischenmahlzeiten, aber auch als Bestandteil der Hauptmahlzeiten. Sie ergänzen sich aufgrund ihres **Eiweißgehaltes** hervorragend mit anderen Lebensmitteln wie Getreideprodukten (z. B. Vollkornbrot mit Käse) oder Kartoffeln (z. B. Kartoffelpüree).

Schwangere Frauen, die Milch und Milchprodukte nicht so gerne „pur" mögen, sollten sie in Aufläufen, Suppen, Soßen, Desserts oder Mixgetränken mitverarbeiten. Wird jedoch ganz auf Milch und Milchprodukte verzichtet, z. B. wegen einer Abneigung oder einer **Kuhmilchallergie**, ist eine spezielle Ernährungsberatung erforderlich (s. Kap. 12.4).

> **Empfehlung für die Beratungspraxis**
> Milch und Milchprodukte sollten täglich auf dem Speiseplan stehen. Als Richtwert gilt:
> - ¼ Liter fettarme Milch (1,5 % Fett)
> - 1 bis 2 Scheiben Käse (30–40 % Fett i. Tr.)
> - 1 fettarmer Joghurt (1,5 % Fett)

8.7 Fleisch und Wurst

Fleisch und Wurst können bei sorgfältiger Auswahl und sparsamem Verbrauch einen wichtigen Beitrag zur Nährstoffversorgung einer Schwangeren (z. B. mit hochwertigem Eiweiß, Eisen und Zink) leisten. Das für die Blutbildung erforderliche **Eisen** ist für den Körper besser verfügbar als das Eisen aus anderen Lebensmitteln (s. Kap. 6.4). Außerdem verbessert Fleisch die Ausnutzbarkeit von Eisen aus pflanzlichen Lebensmitteln. Fleisch und vor allem Wurst liefern jedoch auch unerwünschte Begleitstoffe wie Fett, insbesondere gesättigte Fettsäuren und Cholesterin sowie Purine.

Es ist sinnvoll, bei den verschiedenen **Fleischsorten** abzuwechseln, um von den speziellen Nährstoffgehalten zu profitieren. So enthält Rindfleisch neben Eisen auch besonders viel Zink, Schweinefleisch viel Vitamin B_1, und Putenfleisch ist reich an Vitamin B_6.

Leber, egal welcher Tierart, enthält häufig extrem viel Vitamin A. Dieses fettlösliche Vitamin ist wichtig für das Wachstum und die Entwicklung verschiedener Zellen, unter anderem der Haut und Schleimhäute. Im ersten Drittel der Schwangerschaft sollten Frauen aus Sicherheitsgründen auf Leber verzichten, da die hohen Vitamin-A-Mengen das Ungeborene schädigen könnten. Im zweiten und dritten Schwangerschaftsdrittel ist der Verzehr von Leber dagegen unbedenklich. Die Portionen sollten aber auf kleine Mahlzeiten aufgeteilt werden (z. B. zweimal 50 bis 75 g pro Woche).

> ⚠ **Um eine mögliche Listeriose- oder Toxoplasmoseinfektion zu vermeiden, sollten Schwangere auf den Verzehr von rohem Fleisch und daraus hergestellten Produkten (z. B. Tatar, Mett, Carpaccio, nicht durchgebratenem/blutigem Steak und streichfähiger Rohwurst wie Tee- und Mettwurst) verzichten. Fleisch sollte immer gut durchgegart sein (s. auch Kap. 10.14 und Kap. 10.15).**

Der **Fettgehalt** in Wurstwaren wird häufig unterschätzt. Im Durchschnitt enthalten deutsche Wurstsorten etwa 25 % Fett. Diese versteckten Fette bestehen vor allem aus gesättigten Fettsäuren und Cholesterin. Zu viel davon begünstigt gesundheitliche Schäden wie eine Arteriosklerose und Übergewicht. Bei der Auswahl der Wurstsorten sollte deshalb darauf geachtet werden, dass sie möglichst fettarm sind.

> **Praxis**
> **Fettgehalt verschiedener Fleisch- und Wurstwaren (in %):**
> **weniger als 10 % Fett**
> Aspik-Aufschnitt, Cornedbeef, gekochter Schinken (ohne Fettrand), Putenbrustaufschnitt
> **10–20 % Fett**
> Geflügelwurstaufschnitt, Bierschinken, Bratenaufschnitt
> **20–30 % Fett**
> Blutwurst, Bratwurst, Brühwürstchen, Fleischwurst, Leberwurst
> **30–40 % Fett**
> Dauerwurst wie Salami oder Zervelatwurst, Streichwurst wie Teewurst

8 – Tipps zur Lebensmittelauswahl

Im Durchschnitt hat das im Handel erhältliche fertig zugeschnittene **Fleisch** viel weniger Fett als Wurst. Viele Rindfleischstücke enthalten unter 10 % Fett, Schnitzel und Schweinelende nur rund 2 % Fett, und Hähnchenbrust ohne Haut liegt bei ca. 1 % Fett. Außerdem hat Fleisch im Gegensatz zur Wurst keine versteckten Fette. Es muss nur das sichtbare Fett beachtet und ggf. entfernt werden. Bei Geflügel reicht es aus, die Haut zu entfernen, da dort das meiste Fett ist, reine Muskelpartien sind magerer. Fettränder vom Schnitzel sollten zum Braten zunächst am Fleisch belassen und erst vor dem Verzehr abgeschnitten werden, dann braucht kein zusätzliches Fett in die Pfanne gegeben zu werden.

> **Gewachsenes Fleisch wie Schweinebraten, Putenbrustaufschnitt enthält weniger Fett als Wurst und ist deshalb dünn aufgeschnitten als Brotbelag gut geeignet.**

Fettarme Fleisch- und Wurstsorten enthalten außerdem qualitativ hochwertiges **Eiweiß** und liefern damit einen wichtigen Beitrag für die Eiweißversorgung der Schwangeren.

Der Nährstoffgehalt von Fleisch rechtfertigt es jedoch nicht, dass schwangere Frauen täglich Fleisch und Wurst essen. Es genügen **etwa 500 g pro Woche**. Diese Menge kann nach Belieben verteilt werden, z. B. zwei- bis dreimal pro Woche maximal 150 g mageres Fleisch und ein- bis zweimal fettarme Wurst (Koletzko et al. 2012). An den übrigen Tagen kann der Eiweißbedarf einer schwangeren Frau problemlos mit Fisch, Milch und Milchprodukten sowie vegetarischen Gerichten gedeckt werden.

> **Empfehlung für die Beratungspraxis**
> - Zu einer vollwertigen Ernährung während der Schwangerschaft gehört auch Fleisch.
> - Ohne Fleisch ist eine ausreichende Eisenversorgung der Schwangeren nur bei guten Ernährungskenntnissen möglich.
> - Es reicht jedoch aus, pro Woche insgesamt 3–4 Portionen Fleisch oder Wurst-und Fleischwaren zu essen.
> - Fettarme Produkte/„gewachsenes Fleisch" und Aufschnitt daraus sollten bevorzugt werden.

8.8 Seefisch

Seefische, vor allem Schellfisch, Seelachs, Scholle und Kabeljau, sind wichtige **Jodquellen**. Süßwasserfische enthalten dagegen nur wenig Jod (▶ Tab. 6.2).

Fettreiche Seefische liefern außerdem einen wertvollen Beitrag zur Versorgung mit den für die Schwangerschaft so wichtigen **Omega-3-Fettsäuren**. Makrele, Hering, Wildlachs, Sprotten und Sardellen sind reich an diesen essenziellen Fettsäuren (▶ Tab. 8.4) und können aufgrund der geringeren Schadstoffbelastung besonders empfohlen werden. Sie sollten mindestens einmal pro Woche auf dem Speiseplan einer Schwangeren stehen.

Im Hinblick auf eine ausreichende Versorgung des Fetus bzw. des gestillten Säuglings mit langkettigen mehrfach ungesättigten Fettsäuren (LCP, s. Kap. 1.5) wird eine Aufnahme von mindestens **200 mg Omega-3-Fettsäuren** pro Tag empfohlen (Koletzko et al. 2012). Schwangere und Stillende erreichen diese Menge, wenn sie ein- bis zweimal pro Woche (fetten) Seefisch essen. Einen Beitrag zur Versorgung mit Omega-3-Fettsäuren, v. a. in Form von alpha-Linolensäure, leisten auch pflanzliche Öle wie Lein-, Raps-, Soja- und Walnussöl, bestimmte Margarinesorten und Walnüsse. So enthält z. B. Rapsöl 9 g Omega-3-Fettsäuren pro 100 g Öl und Walnüsse 7,5 g/100 g. Alpha-Linolensäure muss im Körper aber erst in Eicosapentaensäure (EPA) umgewandelt werden und ist unter üblichen Ernährungsbedingungen kein ausreichender Ersatz für die essenziellen Fettsäuren EPA und Docosahexaensäure (DHA).

▶ **Tab. 8.4** Gehalt an Omega-3-Fettsäuren in g pro 100 g Fisch.

Fisch	Omega-3-Fettsäuren
Makrele	1,7
Hering	1,9
Thunfisch*	1,9
Wildlachs	2,6
Sardelle	1,4

(Arbeitskreis Omega-3, 2014)
* Fischsorten, die wegen der möglichen Belastung mit Schadstoffen nur in kleinen Mengen und nicht regelmäßig verzehrt werden sollten

Für Schwangere oder Stillende, die nicht regelmäßig oder gar keinen (fetten) Seefisch verzehren, ist es deshalb schwierig, die empfohlene Zufuhr an diesen wertvollen Fettsäuren zu decken (Arbeitskreis Omega-3 2002). In diesem Fall werden Fischölkapseln oder ähnliche Präparate mit einem Gehalt von ca. 200 mg Omega-3-Fettsäuren bzw. LCP (insbesondere der DHA = Docosahexaensäure) empfohlen (Küpper 1999, Koletzko et al. 2012). Das entspricht etwa 800 mg Fischöl pro Kapsel.

Schadstoffe im Fisch schränken die Fischauswahl für Schwangere ein. Denn Fisch kann je nach Alter und Art mehr oder weniger mit **Quecksilber** belastet sein. Fisch und Fischprodukte unterliegen hierzulande zwar der Schadstoffhöchstmengen-Verordnung, so dass für die Allgemeinbevölkerung keine gesundheitlichen Risiken bestehen. Für Schwangere kann der regelmäßige Verzehr größerer Mengen besonders belasteter Fische (s. unten) jedoch problematisch sein, da ein Teil des Quecksilbers plazentagängig ist und eventuell Entwicklungsschäden beim Kind auslösen kann. Während der Schwangerschaft ist deshalb der Verzehr dieser Fischarten einzuschränken (Koletzko et al. 2012).

Als **unbedenklich** hinsichtlich der Schadstoffbelastung gelten z. B. Lachs, Scholle, Sprotte, Sardine, Kabeljau, Hering, Makrele, Schellfisch, Seelachs, Seezunge und Seehecht (DGE-Beratungs-Standards III/11.1, 2001).

Roher Fisch birgt in der Schwangerschaft ein Risiko für Infektionen mit Listerien oder Toxoplasmen. Diese Erreger können der Schwangeren und vor allem dem ungeborenen Kind schaden (s. Kap. 10.14 und 10.15). Schwangere sollten deshalb vorsorglich auf rohen Fisch und entsprechende Produkte (Sushi, Sushimi, Fisch-Carpaccio, Austern) sowie auf nicht völlig durchgegarte Fischprodukte wie marinierten Hering, Graved Lachs, in Salzlake eingelegte Produkte und kaltgeräucherten Fisch (Forellenfilet, Räucherlachs) verzichten.

Durch den Verzehr von rohem Fisch kann es darüber hinaus auch zur Übertragung von Fadenwürmern (Nematoden) auf die Schwangere kommen. Diese Parasiten sind zwar für das ungeborene Kind nicht gefährlich, belasten aber die Gesundheit der Mutter. Aufgrund gesetzlicher Vorschriften werden Fischmarinaden, Kochfischware, Dauerkonserven, Tiefkühlprodukte und Räucherware so verarbeitet, dass Nematodenlarven im Fischmuskelfleisch mit Sicherheit getötet werden. Haushaltsübliches Braten, Dämpfen und Kochen gilt ebenfalls als sicher.

Fische mit einer Höchstmenge von >1 mg Quecksilber pro kg
- Barsch
- Bonito
- Echter Aal
- Einfarb-Pelamide
- Falscher Bonito
- Gemeiner Stör
- Haarschwänze
- Haifisch (alle Arten)
- Hecht
- Heilbutt
- Pazifischer Fächerfisch
- Rochen
- Rotbarsch
- Schwertfisch
- Seeteufel
- Steinbeißer
- Thunfisch

Geeignete Fischprodukte sind ausreichend durchgegarte Fische und Fischprodukte, Dauerkonserven wie Hering oder Makrele in Tomatensoße und als pasteurisiert gekennzeichnete Fischerzeugnisse.

8 – Tipps zur Lebensmittelauswahl

> **Empfehlung für die Beratungspraxis**
> - 2 Portionen gut durchgegarten Seefisch pro Woche essen, dabei magere Fischsorten mit Fettfischen abwechseln, z. B.
> - 1 Portion Fisch aus Gruppe 1 (s. u.), z. B. Seelachsfilet + mind. 1 Portion Fisch aus Gruppe 2 (s. u.), z. B. Hering.
> - Im Hinblick auf eine mögliche **Schadstoffbelastung** große Seefische wie Haifisch, Thunfisch, Rotbarsch, Steinbeißer, Heilbutt, Schwertfisch nur in geringen Mengen und nicht regelmäßig verzehren.
> - Empfehlenswerte Fischsorten mit einem **hohen Jodgehalt** und geringer Schadstoffbelastung **(Gruppe 1)** sind: Schellfisch, Alaska-Seelachs, Kabeljau, Scholle.
> - Empfehlenswerte Fischsorten mit einem hohen Gehalt an **Omega-3-Fettsäuren** und geringer Schadstoffbelastung **(Gruppe 2)** sind: Makrele, Hering, Lachs, Sprotte.
> - **Fischzubereitung**: frischen Fisch durch Schuppen, Ausnehmen und Waschen säubern. Dann das Fischfleisch mit Zitronensaft säuern und anschließend salzen. Durch die Säure wird der Fischgeruch gebunden, und das Fischfleisch bleibt fest und weiß. Grundsätzlich den Fisch gut durchgaren, am besten durch fettarme Zubereitungsmethoden wie Grillen oder Garen in Bratfolie, sonst gut durchbraten oder kochen.

8.9
Eier

Eier sind zwar reich an Vitaminen und Mineralstoffen, enthalten aber auch viel **Cholesterin**. Im Rahmen einer vollwertigen Ernährung sollten schwangere Frauen nicht mehr als 2 bis 3 Eier pro Woche verzehren. Hierbei sind auch die versteckten Eigehalte in Teigwaren, Gebäck und Aufläufen zu berücksichtigen.

Eier können manchmal **Salmonellen** enthalten, die schwere Durchfallerkrankungen verursachen. Schwangere sollten deshalb während der gesamten Schwangerschaft auf Speisen aus rohen Eiern (z. B. Tiramisu, Pudding und Cremes, selbstgemachte Mayonnaise) verzichten. Eier sollten unbedingt kühl gelagert und gut durchgebraten bzw. durchgekocht werden.

> **Empfehlung für die Beratungspraxis**
> - Schwangere sollten nicht mehr als 2 bis 3 Eier pro Woche verzehren, z. B.
>   – 1 Frühstücksei (hart gekocht, z. B. am Sonntag) und
>   – 1 bis 2 Eier zum Backen oder zur Zubereitung von Speisen (Rührei, Spiegelei, Auflauf).
> - Wegen der Salmonellengefahr sollten Schwangere
>   – auf rohe Eier und Zubereitungen daraus verzichten
>   – Eier kühl lagern, vor dem Verzehr gut durchbraten oder kochen.

8.10
Fette, Öle und fettreiche Lebensmittel

Fette, Öle und fettreiche Lebensmittel sind in der Schwangerschaft sparsam zu verwenden. Dabei ist vor allem die richtige Fettauswahl wichtig (s. Kap. 5.2).

Pflanzliche Öle sind generell zu bevorzugen. Sie enthalten im Gegensatz zu tierischen Fetten viele einfach und mehrfach ungesättigte Fettsäuren sowie Vitamin E, der Schutzfaktor für die empfindlichen Fettsäuren. Unter den Pflanzenölen gilt nach wissenschaftlichen Erkenntnissen **Rapsöl** als besonders empfehlenswert. Es enthält einfach und mehrfach ungesättigte Fettsäuren einschließlich Omega-3-Fettsäuren in einem ausgewogenen Verhältnis. Rapsöl ist vielseitig einsetzbar, ob für Salate oder zum Kochen und Braten. Sogar beim Kuchenbacken kann die angegebene Menge Butter oder Margarine durch Rapsöl ersetzt werden (1 EL Rapsöl = 10 g Fett).

Ebenfalls geeignet sind **Oliven-, Maiskeim-, Sonnenblumen-, Soja-** oder **Walnussöl**. Das heißt nicht, dass alle genannten Öle im Haushalt vorrätig sein müssen. Sinnvoll ist es, überwiegend Rapsöl zu verwenden und je nach Geschmack und Speise gelegentlich mal ein anderes Öl einzusetzen.

Feste Pflanzenfette wie **Kokosfett** und **Palmkernfett** sollten nur in Ausnahmefällen (z. B. zum scharfen Anbraten von Fleisch) verwendet werden. Sie haben einen hohen Gehalt an gesättigten

8.10 Fette, Öle und fettreiche Lebensmittel

Fettsäuren. Als Brat- und Frittierfette werden sie außerdem bei der Herstellung von Kartoffelchips, Pommes frites, Süßigkeiten, Glasuren etc. verwendet (versteckte Fette).

Raffinierte Öle schmecken neutral und lassen sich sowohl für kalte Speisen (Salate, Dips) als auch zum Braten und Kochen verwenden. Bei dem Verarbeitungsprozess der Raffination werden den Ölen Begleitstoffe wie Farb-, Aroma- und Schadstoffe entzogen.

Kaltgepresste (native) Öle enthalten noch viele Stoffe aus dem Fruchtfleisch oder dem Samen der Ölpflanze. Ihr intensiver Geschmack ist charakteristisch für die jeweilige Pflanzenart, von der das Öl stammt. Diese Ölsorten sollten vorzugsweise für Salate verwendet werden, zum Erhitzen sind sie nicht geeignet.

Öle mit einem **hohen Gehalt an mehrfach ungesättigten Fettsäuren** wie Distelöl, Leinöl und Walnussöl sind sehr empfindlich. Durch den Einfluss von Sauerstoff, Wärme und Licht verlieren sie leicht ihre Qualität. Deshalb sollten sie nicht auf Vorrat, sondern nur in kleinen Mengen gekauft und nur in der kalten Küche verwendet werden. Öle mit einem **höheren Gehalt an einfach ungesättigten Fettsäuren** wie Rapsöl und Olivenöl sind weniger anfällig für Oxidationen.

Um die ungesättigten Fettsäuren zu schützen, sollten alle Öle **kühl und dunkel gelagert** (am besten im Kühlschrank) und nach der Öffnung innerhalb von 4–8 Wochen verbraucht werden.

> **Praxis**
> - Öle sollten nicht zu hoch erhitzt werden. Je mehr mehrfach ungesättigte Fettsäuren enthalten sind, desto weniger hitzestabil sind die Öle.
> - Zum vorsichtigen Erhitzen (nicht zum scharfen Anbraten) sind hitzestabileres Olivenöl, Rapsöl oder Sonnenblumenöl besser geeignet als z. B. Lein- und Weizenkeimöl.

Margarine (z. B. mit der Kennzeichnung „Pflanzenmargarine" oder „Sonnenblumenmargarine") enthält mehr ungesättigte Fettsäuren als **Butter** und ist cholesterinfrei. Margarine wird mit Vitaminen (D, E, A bzw. β-Carotin) angereichert.

Manche Brat- und Backfette sowie Produkte, die mit gehärtetem Pflanzenfett hergestellt werden, enthalten so genannte **Transfettsäuren**. Sie sind ebenso ungünstig für die Gesundheit wie gesättigte Fettsäuren. Die Deutsche Gesellschaft für Ernährung (DGE) empfiehlt, die Aufnahme von Transfettsäuren auf maximal ein Prozent der Nahrungsenergie zu beschränken. Transfettsäuren entstehen bei der chemischen Härtung von weichen Fetten und Ölen, vor allem bei preiswerten Herstellungsverfahren. Größere Mengen enthalten manche Nuss-Nougat-Cremes, Fertigsuppen, -soßen, Pommes frites und Blätterteiggebäck. Die Lebensmittelwirtschaft ist bemüht, durch neue technologische Verfahren die Transfettsäuren in ihren Produkten zu reduzieren (BMELV 2012).

Tipps zur Verwendung von Pflanzenölen (modifiziert nach Franke, Rösch 2003)

Nur für die kalte Küche, z. B.
- Distelöl
- Leinöl
- Walnussöl
- Weizenkeimöl

Für die kalte und warme Küche, z. B.
- Maiskeimöl
- Olivenöl
- Rapsöl
- Sonnenblumenöl
- Sojaöl

> **Praxis**
> **Empfehlung für Schwangere und Stillende zur Verminderung der Zufuhr von Transfettsäuren:**
> - Selten Produkte mit gehärteten Fetten (siehe Zutatenliste) wie Blätterteiggebäcke, billige Gebäckmischungen, Kuchenglasuren, Nuss-Nougat-Cremes, Kartoffelchips, Pommes frites essen.
> - Die meisten Streichfette enthalten nur noch 1–2 % Transfettsäuren (DGE 2007). Margarinesorten mit der Angabe „enthält gehärtete Fette" sollten gemieden, Diät- und Reformmargarinen bevorzugt werden.

Je nach ihrem individuellen Energiebedarf benötigt eine Schwangere etwa **70 bis 90 g Fett pro Tag**. Etwa die Hälfte sollte als Pflanzenöl und als Brotaufstrich eingeplant werden. Das entspricht etwa 40 g Fett bzw. 3 bis 4 TL Margarine oder Butter und 2 EL Öl.

8 – Tipps zur Lebensmittelauswahl

Die restliche Fettmenge nehmen wir automatisch in Form von **versteckten Fetten** auf, selbst wenn auf eine fettarme Lebensmittelauswahl geachtet wird (Tagespläne s. Kap. 8.2). Versteckte Fette sind vor allem in Wurst, einigen Milchprodukten und Backwaren, in bestimmten Kartoffelzubereitungen sowie in vielen Süßwaren und Snacks enthalten. So enthalten z. B. 100 g Schokolade, Doppelrahmfrischkäse und Leberwurst jeweils etwa 30 g Fett! Diese Lebensmittel sollten aufgrund ihres Gehaltes an gesättigten Fettsäuren möglichst selten verzehrt oder gegen fettärmere Alternativen ausgetauscht werden (▶ Tab. 8.5).

Empfehlung für die Beratungspraxis
- Fett sparsam verwenden.
- Pflanzliche Öle (insbesondere Rapsöl) und fette Seefische bevorzugen und stattdessen lieber an anderer Stelle Fett einsparen, z. B.
  - Margarine (Butter) dünn aufs Brot streichen,
  - bei Kräuterquark, Frischkäse oder Schmierwurst auf Streichfett verzichten,
  - fettarme Zubereitungen wählen (z. B. Gemüse mit wenig Wasser dünsten, in Bratfolie garen, in beschichteten Pfannen ohne Fettzugabe braten, grillen),
  - fettreiche Lebensmittel, Snacks und Süßwaren gegen fettarme eintauschen (▶ Tab. 8.5).

▶ **Tab. 8.5** Austauschtabelle fettreiche/fettarme Lebensmittel.

Fettreiche Lebensmittel	Fettgehalt in g/100 g	Fettarme Lebensmittel	Fettgehalt in g/100 g
Wurst- und Fleischwaren			
Speck, durchwachsen	65	Gekochter Schinken, ohne Fettrand	3
Bratwurst	29	Putenbrust, ohne Haut	1
Fleischwurst	28,5	Tomatenscheiben	0
Leberwurst, grob	29	Bratenaufschnitt	2
Milchprodukte			
Crème fraîche 40 % Fett	40	Saure Sahne 10 % Fett	10
Camembert 60 % Fett i. Tr.	34	Camembert 30 % Fett i. Tr.	13,5
Doppelrahmfrischkäse	31,5	Körniger Frischkäse	3
Edamer 45 % Fett i. Tr.	28	Edamer 30 % Fett i. Tr.	16
Trinkmilch, Joghurt 3,5 % Fett	3,5	Trinkmilch, Joghurt 1,5 % Fett	1,5
Backwaren			
Kleingebäck gemischt	27	Russisch Brot	1
Croissant	26	Roggenbrötchen	2
Marmorkuchen	22	Obstkuchen mit Hefeteig	3,5
Kartoffelzubereitungen			
Pommes frites	14,5	Pellkartoffeln	0
Bratkartoffeln	8	Kartoffelpüree	1
Snacks			
Kartoffelchips	39,5	Salzstangen	0,5
Erdnussflips	35	Kräcker	3,3
Süßwaren			
Vollmilchschokolade	30	Gummibärchen	0
Müsli-Riegel	19	Popcorn	5
Marzipan	25	Lakritz	1
Schokoladeneis	17	Fruchteis	1,5

8.11
Zucker und Süßwaren

Ob **Süßigkeiten, Marmelade, süße Getränke, Kuchen, Gebäck oder Eiscreme:** sie alle liefern unerwünschte Energie aus Zucker und meist auch aus Fett, aber keine oder nur wenige lebensnotwendige Nährstoffe. Der hohe Zuckergehalt begünstigt die besonders in der Schwangerschaft unerwünschten Blutzuckerschwankungen, die Übelkeit oder Heißhungerattacken (s. Kap. 10.2 und Kap. 10.5) zur Folge haben können.

Viele zuckerreiche Lebensmittel wie Schokolade, Kuchen und Gebäck enthalten außerdem gesättigte Fettsäuren, die an der Entstehung von Fettstoffwechselstörungen und Herz-Kreislauf-Krankheiten beteiligt sind.

Es spricht jedoch nichts dagegen, hin und wieder in kleinen Mengen **mit Genuss zu naschen**. Schwangere, die dagegen häufig Süßwaren und Snacks verzehren, gefährden ihre Versorgung mit lebensnotwendigen Nährstoffen, weil häufiges Naschen zwischendurch den Appetit auf die Hauptmahlzeiten verdirbt. In diesen Fällen sollten in der Beratung einfühlsam die Hintergründe der „Naschsucht" erfragt werden. Oft führen Situationen wie plötzlicher Heißhunger, „keine Zeit zum Kochen", Langeweile, Frust oder Gewohnheiten dazu, dass häufig Süßes oder Snacks gegessen werden.

Haushaltszucker sollte sparsam wie ein Gewürz verwendet werden. Brauner Zucker, Fruchtdicksäfte oder Sirupe bieten als Süßungsmittel keinen Vorteil gegenüber Zucker, denn sie bestehen überwiegend aus Zucker. Das Gleiche gilt für Honig. Die enthaltenen Vitamine und Mineralstoffe sind so gering, dass sie im Rahmen einer vollwertigen Ernährung keine praktische Bedeutung haben. Allerdings gibt es beim **Honig** Hinweise auf gesundheitsfördernde und sogar therapeutische Wirkungen. So enthält Honig vermutlich prebiotische Inhaltsstoffe, die zu einem vermehrten Wachstum günstiger Darmbakterien führen. Außerdem scheint Honig aufgrund seiner antibakteriellen Inhaltsstoffe in der Behandlung von Mund- und Halsentzündungen zu helfen (Groeneveld 2005). Wegen des hohen Zuckergehaltes sollten Honig und „alternative Süßungsmittel" in der täglichen Ernährung jedoch so sparsam wie Zucker verwendet werden.

Süßstoffe haben gegenüber Zucker den Vorteil, dass sie praktisch kalorienfrei sind und nicht die Zähne schädigen. Sie sind gesundheitlich unbedenklich, sofern die empfohlene Dosierung nicht überschritten wird. Für eine 60 kg schwere Frau sind das 16 Süßstofftabletten pro Tag, die aus Cyclamat und Saccharin bestehen. Werden mit Süßstoff gesüßte Getränke und Lebensmittel (z.B. Limonade, Fruchtjoghurt) verzehrt, sind die genannten Mengen entsprechend zu reduzieren. Allerdings fördern Süßstoffe ebenso wie Zucker die Gewöhnung an den süßen Geschmack. Insbesondere süßstoffhaltige Produkte sollten in der Ernährung von Schwangeren die Ausnahme bilden.

> **Empfehlung für die Beratungspraxis**
> - Süßes in kleinen Mengen **genießen**, z.B. eine Handvoll Gummibärchen oder 1 Riegel Schokolade.
> - Obst im Obstkorb auf den Tisch stellen. Süßes nur in kleinen Mengen einkaufen und außer Sichtweite legen.
> - Feste Mahlzeiten und kleine Zwischenmahlzeiten einplanen. Das verhindert Heißhunger auf Süßes.
> - Nachspeisen mit wenig Zucker selbst zubereiten, z.B. eine Quarkspeise mit frischem Obst.
> - Statt zuckerreicher Getränke wie Limonaden, Cola- und Fruchtsaftgetränke lieber Mineralwasser oder selbstgemachte Fruchtsaftschorlen trinken.
> - Bei Langeweile oder Kummer besser eine gute Freundin anrufen, ins Kino gehen oder einen Spaziergang machen.

8.12
Kräuter, Gewürze und Salz

Kräuter und Gewürze liefern zahlreiche sekundäre Pflanzenstoffe (s. Kap. 1.9), Vitamine und Mineralstoffe.

Beispiel Petersilie
10 g fein gehackt = 2 gehäufte EL enthalten u. a.
17 mg Vitamin C, 25 mg Kalzium, 100 mg Kalium,
4 mg Magnesium
(Franke, Rösch 2003)

Darüber hinaus besitzen Kräuter und Gewürze **günstige Wirkungen auf Gesundheit und Wohl-**

befinden, die seit alters her bekannt sind und durch wissenschaftliche Untersuchungen bestätigt wurden (Franke, Rösch 2003):
- Sie steigern die Speichel- und Magensaftproduktion und sorgen dadurch für eine gute Verdauung und Bekömmlichkeit der Speisen. Diese Wirkungen werden vor allem Ingwer, Curry, Paprika, Pfeffer und Senf zugeschrieben.
- Chili, schwarzer Pfeffer, Nelken, Meerrettich, Zwiebeln und Knoblauch helfen aufgrund ihrer bakteriziden Wirkung bei Infekten.
- Anisöl und Menthol fördern den Gallenfluss und regen den Kreislauf an.
- Scharfe Gewürze wie Paprika, Chili etc. wirken günstig auf die Herztätigkeit und fördern die Durchblutung.
- Anis, Kümmel, Dill, Fenchel, Koriander, Wacholder und Muskat helfen bei Blähungen.
- Petersilie wirkt entwässernd.

Der tägliche **Kochsalzbedarf** während der Schwangerschaft entspricht der allgemein empfohlenen Menge von 5–6 g (D–A–CH-Referenzwerte für die Nährstoffzufuhr, DGE 2012). Eine früher übliche Einschränkung des Kochsalzkonsums bei Ödemen und hypertensiver Schwangerschaftserkrankung wird heute nicht mehr propagiert. Im Gegenteil, eine bewusst kochsalzarme Ernährung kann sogar negative gesundheitliche Folgen haben (s. Kap. 10.12).

> **Praxis**
> 5 g Salz, das sind ca. 1 gestrichener Teelöffel, sind schnell erreicht, z. B. durch
> 2 Scheiben Vollkornbrot (= 1,0 g Salz)
> 1 Scheibe geräucherten Schinken (= 2,5 g Salz)
> 1 Scheibe Schnittkäse (= 0,5 g Salz)
> 1 gekochtes Hühnerei
> + Salz aus dem Salzstreuer (= 1,0 g Salz)
> = 5,0 g Salz

Wenn Salz verwendet wird, dann sollte es jodiertes Speisesalz sein, dem möglichst auch Fluorid und ggf. auch Folsäure zugesetzt sind. Diese Salzsorten sind im Lebensmittelhandel erhältlich. Die Empfehlung, jodiertes Kochsalz zu verwenden, darf jedoch nicht dazu verleiten, großzügiger zu salzen. Um die empfohlene Kochsalzzufuhr nicht deutlich zu überschreiten, sollten täglich nur 1 bis 2 g im Haushalt zugesalzen werden. Denn mit Brot, Wurst und Käse sind die restlichen 4 bis 5 g schnell erreicht, so dass kaum noch Platz für die meist stark gesalzenen Fertigmenüs, Fertigsuppen, Brühen, Soßen, Fleisch- und Fisch-Erzeugnisse ist. Besser ist es, selbst zu kochen und die Gerichte mit Küchenkräutern und Gewürzen zu verfeinern.

> **Empfehlung für die Beratungspraxis**
> - Erst probieren, dann salzen!
> - Speisen vorzugsweise mit Gewürzen und frischen Kräutern verfeinern.
> - Wenn Salz, dann Jodsalz verwenden, möglichst mit dem Zusatz von Fluorid, ggf. auch von Folsäure.
> - Keine Einschränkung der Kochsalzzufuhr bei Ödemen oder hypertensiver Schwangerschaftserkrankung.

8.13
Produkte aus ökologischem Landbau

Drei Viertel der Deutschen kaufen nach einer Öko-barometer-Umfrage im Auftrag des Bundesverbraucherministeriums zumindest gelegentlich Bio-Produkte. Produkte aus ökologischem Landbau haben inzwischen ihren festen Platz im Warensortiment erobert. Insbesondere dann, wenn Lebensmittelskandale die Verbraucher verunsichern, besinnen sich viele auf eine umwelt- und gesundheitsverträgliche(re) Lebensmittelproduktion.

Lebensmittel aus ökologischer Landwirtschaft sind unter Berücksichtigung verschiedener Umweltaspekte (z. B. Energieeinsatz, Ausstoß von Treibgasen, Erosionsneigung der Böden) verträglicher als Erzeugnisse aus konventionellem Anbau. Bio-Lebensmittel sind zwar nicht frei von Rückständen, aber deutlich weniger damit belastet, weil chemisch-synthetische Pestizide gar nicht und Düngemittel sowie Tierarzneimittel in geringerem Umfang angewendet werden. Bei den Vitaminen und Mineralstoffgehalten gibt es zwar kaum relevante Unterschiede zwischen ökologisch und konventionell erzeugtem Gemüse und Obst (der Vitamin-C-Gehalt liegt meist höher), weil der Vitamin- und Mineralstoffe von verschiedenen Faktoren ab-

8.13 Produkte aus ökologischem Landbau

hängt (z. B. auch Standort, Erntezeitpunkt). Der Gehalt an sekundären Pflanzenstoffen (s. Kap. 1.9) liegt jedoch oft höher. Viele Menschen kaufen Bio-Produkte auch deshalb, weil sie ihnen besser schmecken. So haben Bio-Möhren vielfach ein breiteres Aroma als konventionelle. Darüber hinaus wird bei Gemüse und Obst häufig eine größere Sortenvielfalt angeboten (von Koerber, Hohler 2012).

Unsicherheiten gibt es allerdings oft bei der Frage, woran sich „echte" Bio-Produkte erkennen lassen. Es gibt inzwischen **zahlreiche Bio-Logos**, teilweise finden sich auf den Verpackungen gleich mehrere.

Seit 1993 gilt in der Europäischen Union (EU) die **EU-Ökoverordnung**, in der einheitliche Mindeststandards festgelegt sind. Nur Produkte, die nach den Richtlinien der Verordnung erzeugt, verarbeitet und kontrolliert werden, dürfen als Bio- oder Öko-Ware gekennzeichnet werden. Die Begriffe „Öko" und „Bio" sind durch die Verordnung rechtlich geschützte Begriffe, das gilt ebenso für Zusätze aus den beiden Begriffen (z. B. „kontrolliert biologisch" oder „ökologischer Landbau"). Auf der Verpackung muss die Codenummer und/oder der Name der zuständigen Kontrollstelle angegeben werden. (Für Produkte, die in Deutschland kontrolliert werden, gilt die Kennzeichnung DE-OXX-Öko-Kontrollstelle, wobei X für eine Ziffer steht.)

Beispiele für **Pseudo-Bio-Bezeichnungen** (diese sind rechtlich nicht geschützt und finden sich auch auf Produkten, die mit echten Bioprodukten nichts zu tun haben):
- „extensive Landwirtschaft"
- „integrierter Anbau"
- „kontrollierter Vertragsanbau"
- „umweltschonender Anbau"
- „unbehandelt"
- „ungespritzt"
- „spritzmittelfrei"
- „ohne Düngemittel"
- „alternativ"
- „naturrein"
- „naturgerecht"
- „rückstandskontrolliert".

Ein wichtiges Erkennungszeichen ökologisch erzeugter Produkte ist das sechseckige **deutsche „Bio-Siegel"** (▶ Abb. 8.9), das die Bundesregierung 2001 eingeführt hat. Es kennzeichnet Produkte, die nach dem gesetzlichen Mindeststandard der EU-Öko-Verordnung hergestellt sind. Die Rohstoffe dieser Produkte müssen ausschließlich in der Europäischen Union produziert werden und zu 95 % aus ökologischer Erzeugung stammen. Auf der Internetseite http://www-bio-siegel.de werden die Anforderungen und Qualitätsmerkmale genauer beschrieben.

Seit Juli 2010 ist das **neue EU-Bio-Logo** (▶ Abb. 8.10) für alle Bio-Produkte verbindlich vorgeschrieben. Es kennzeichnet ebenfalls den Öko-Mindeststandard der EU (http://ec.europa.eu/agriculture/organic/home_de).

Weitere Erkennungszeichen für „echte Bio-Produkte" sind die Warenzeichen der **Anbauverbände**. Diese sind auf vielen Bio-Produkten zusätzlich aufgebracht und stehen für noch strengere Qualitätsrichtlinien, als die EU-Öko-Verordnung vorschreibt. Diese werden von den jeweiligen Anbauverbänden festgelegt. Zu den größten und bekanntesten gehören Bioland, Naturland und Demeter.

Auf der homepage des **Bundes Ökologische Lebensmittelwirtschaft (BÖLW)** unter www.boelw.de sind weitere Organisationen angegeben und die jeweiligen Logos abgebildet.

Weitere Informationen erhält man unter http://www.oekolandbau.de

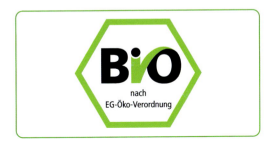

▶ **Abb. 8.9** Bio-Siegel.

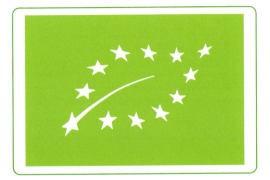

▶ **Abb. 8.10** EU-Bio-Logo.

Die wichtigsten Tipps zur Lebensmittelauswahl für Schwangere

Reichlich: pflanzliche Lebensmittel und Getränke

Getränke
- zu jeder Mahlzeit und zwischendurch insgesamt 1,5 bis 2 Liter pro Tag trinken, vorzugsweise Trink- und Mineralwasser sowie ungezuckerte Kräuter- und Früchtetees oder Fruchtsaftschorlen
- maximal 2–3 Tassen/Tag Kaffee oder schwarzen/grünen Tee
- auf Alkohol ganz verzichten

Gemüse und Obst
- täglich mindestens 5 Portionen, am besten zu jeder Mahlzeit:
  3 Portionen Gemüse (gegart, roh und als Blattsalat)
  2 Portionen frisches Obst
- gründlich waschen, aber nicht wässern

Brot, Getreide und Beilagen
- mindestens die Hälfte der Getreideprodukte als Vollkornprodukte (Müsli, Vollkornbrot)
- Brotscheiben eher dicker schneiden, aber nur dünn mit Wurst oder Käse belegen und öfter Brot ohne Belag zur Suppe oder zum Salat essen
- täglich Kartoffeln, Naturreis oder Vollkornnudeln
- neue Getreidegerichte mit Grünkern, Hirse oder Buchweizen ausprobieren

Mäßig: tierische Lebensmittel

Milch und Milchprodukte
- täglich Milch und Milchprodukte. Als Richtwert gilt:
  ¼ Liter fettarme Milch (1,5 % Fett)
  1 bis 2 Scheiben Käse (30–40 % Fett i. Tr.)
  1 fettarmer Joghurt (1,5 % Fett)
- wegen der Gefahr der Listeriose auf Rohmilch sowie auf Weichkäse aus Rohmilch verzichten und die Käserinde nicht mitessen

Fleisch und Wurst
- zu einer vollwertigen Ernährung während der Schwangerschaft gehört auch Fleisch
- ohne Fleisch ist eine ausreichende Eisenversorgung der Schwangeren nur bei sorgfältiger Lebensmittelauswahl möglich
- pro Woche 3–4 Portionen Fleisch oder Wurst reichen aus
- fettarme Produkte/„gewachsenes Fleisch" und Aufschnitt daraus bevorzugen
- wegen der Toxoplasmosegefahr auf rohes Fleisch (z. B. Tartar) und streichfähige Rohwurst (z. B. Teewurst) verzichten, Fleisch immer gut durchbraten

Seefisch
- pro Woche 2 Portionen gut durchgegarten Seefisch, mindestens 1-mal davon Fettfische wie Makrele, Hering oder Lachs, ansonsten magere Fischsorten wie Schellfisch, Seelachs, Kabeljau verzehren
- wegen einer möglichen Schadstoffbelastung große Seefische wie Haifisch, Thunfisch, Rotbarsch nur in geringen Mengen und nicht regelmäßig verzehren
- Fisch gut durchgaren, am besten durch fettarme Zubereitungsmethoden wie Grillen oder Garen in Bratfolie, sonst gut durchbraten oder kochen

Eier
- pro Woche 2–3 Eier
- wegen der Salmonellengefahr auf rohe Eier und Zubereitungen daraus verzichten, Eier kühl lagern, vor Verzehr gut durchbraten oder kochen

Sparsam: Fette, Öle, fette Snacks und Süßigkeiten

Fette, Öle und fettreiche Lebensmittel
- Fett sparsam verwenden
- pflanzliche Öle (insbes. Rapsöl) und fette Seefische bevorzugen. Statt dessen lieber an anderer Stelle Fett einsparen, z. B. fettreiche Snacks und Süßwaren gegen fettarme eintauschen

Zucker und Süßwaren
- Süßes in kleinen Mengen genießen, z. B. eine Handvoll Gummibärchen oder 1 Riegel Schokolade
- feste Mahlzeiten und kleine Zwischenmahlzeiten einplanen. Das verhindert Heißhunger auf Süßes
- Nachspeisen mit wenig Zucker selbst zubereiten, z. B. eine Quarkspeise mit frischem Obst

Würzen der Speisen

Kräuter, Gewürze und Salz
- Speisen vorzugsweise mit Gewürzen und frischen Kräutern verfeinern
- wenn Salz, dann Jodsalz (+ Fluorid, ggf. + Folsäure). Empfohlen werden 5–6 g Kochsalz pro Tag

© Körner/Rösch: Ernährungsberatung in Schwangerschaft und Stillzeit, Hippokrates Verlag 2014

▶ Abb. 8.11

8.14
Die wichtigsten Tipps zur Lebensmittelauswahl für Schwangere

In ▶ Abb. 8.11 sind die wichtigsten Empfehlungen als Beratungshilfe zusammengefasst.

8.15
Besonderheiten bei vegetarischer Ernährung

Bei der vegetarischen Ernährung unterscheidet man drei Formen:
- **Ovo-lakto-vegetabile Ernährung** (Meiden von Fleisch und Fisch, aber Verzehr von Milch, Milchprodukten und Eiern)
- **Laktovegetabile Ernährung** (Meiden von Fleisch, Fisch und Eiern, aber Verzehr von Milch und Milchprodukten)
- **Vegane Ernährung** (Meiden von Fleisch, Fisch, Eiern, Milch und evtl. Honig).

Die ovo-lakto-vegetabile Kost ist insgesamt aus ernährungsphysiologischer Sicht günstig zu beurteilen (s. Kap. 1.11.1), erfordert bei schwangeren und stillenden Vegetarierinnen allerdings eine sorgfältige Nahrungsauswahl, um Nährstoffdefizite zu vermeiden.

> **Empfehlung für die Beratungspraxis**
> **Die wichtigsten Tipps für schwangere (und stillende) Vegetarierinnen:**
> - **Vitamin B_{12}** kommt nur in Lebensmitteln tierischen Ursprungs vor. Deshalb ausreichende Mengen an Milch und Milchprodukten essen und trinken sowie zwei bis drei Eier pro Woche essen.
> Frauen mit veganer Kostform sollten im Falle der Folsäuresupplementation ein Kombinationspräparat mit Folsäure und Vitamin B_{12} einnehmen.
> - Keinen schwarzen Tee oder Kaffee vor, während und nach den Mahlzeiten trinken. Inhaltsstoffe daraus behindern die **Eisenaufnahme**, Vitamin-C-haltige Lebensmittel dagegen verbessern die Eisenaufnahme aus pflanzlichen Lebensmitteln.
> - **Vegetarierinnen, die keinen Fisch verzehren**, fehlt die wichtigste Quelle für Vitamin D, Jod und Omega-3-Fettsäuren! Häufig an frischer Luft bewegen, denn ausreichender (Haut-)Kontakt mit Sonnenlicht vermeidet einen Vitamin-D-Mangel. Jodsalz und daraus hergestellte Produkte und Jodtabletten einnehmen, um die Jodversorgung sicherzustellen. Bestimmte pflanzliche Öle wie Soja- oder Rapsöl liefern Omega-3-Fettsäuren. Aufgrund der besonderen Bedeutung der Omega-3-Fettsäuren in der Schwangerschaft sollte ggf. die Einnahme eines Präparates erwogen werden.
> - **Vegan lebende Schwangere und Stillende** benötigen zusätzliche Gaben von Vitamin B_{12}, Vitamin D, Kalzium, Eisen und Jod in Form von Präparaten oder angereicherten Lebensmitteln!

9 Mahlzeitenverteilung und -organisation

⚠ **5–6 Mahlzeiten pro Tag entsprechen den Erfordernissen der Schwangerschaft am besten.**

So werden Mutter und Kind gleichmäßig mit Nährstoffen versorgt. Außerdem entlasten kleine Portionen den mütterlichen Magen-Darm-Trakt. Üppige Mahlzeiten führen dagegen vor allem in der Spätschwangerschaft häufig zu einem unangenehmen Völlegefühl.

Der Tag beginnt, wenn möglich, mit einem ausgeglichenen, ruhigen und vollwertigen **Frühstück**. Denn nach der Nachtruhe sind die Energiespeicher leer und müssen wieder aufgefüllt werden. Frauen, die morgens unter Übelkeit leiden, hilft es, vor dem Aufstehen eine Kleinigkeit zu essen und zu trinken und erst danach ein ausgiebigeres Frühstück zu genießen (s. Kap. 10.2). Die weiteren Mahlzeiten bestehen aus einer warmen und einer kalten Hauptmahlzeit sowie 2–3 Zwischenmahlzeiten. Zu jeder Mahlzeit gehört ein Getränk, auch zwischen den Mahlzeiten sollte regelmäßig etwas getrunken werden.

Die **Zusammenstellung der einzelnen Mahlzeiten** entspricht dem Prinzip „reichlich, mäßig, sparsam" für die Lebensmittelauswahl (▶ Abb. 8.1), Beispiele liefern die Tagespläne in Kap. 8.2.

9.1
Zwei kalte Hauptmahlzeiten pro Tag

Hierzulande sind die beiden kalten Hauptmahlzeiten üblicherweise das Frühstück und das Abendessen. Sie bestehen hauptsächlich aus Brot oder Getreideflocken, Milch oder Milchprodukten sowie Obst oder Gemüserohkost.

🍴 **Beispiele für das Frühstück:**
(Vollkorn-)Brot
+ wenig Butter/Margarine
+ fettarmer Käse oder fettarme Wurst
+ 1 Glas Milch
+ Obst oder Rohkost
+ Getränk
oder
Müsli mit Milch oder Joghurt
+ Obst + Getränk

🍴 **Beispiele für das Abendessen (bzw. die zweite kalte Hauptmahlzeit):**
(Vollkorn-)Brot
+ wenig Butter/Margarine
+ fettarmer Käse oder fettarme Wurst oder Fisch (konserven)
+ Salat oder Rohkost + Getränk

9.2
Eine warme Hauptmahlzeit pro Tag

Die warme Mahlzeit ist meist das Mittagessen. Je nach Gewohnheit oder Zeitplanung kann sie auch abends eingenommen werden. So ist bei berufstätigen Frauen das Abendessen oft die Hauptmahlzeit und die einzige gemeinsame Mahlzeit mit der Familie oder dem Partner. Egal ob Mittag- oder Abendessen, wenigstens eine Hauptmahlzeit sollte eine warme Mahlzeit sein. Denn diese liefert aufgrund der größeren Vielfalt von Lebensmitteln meist einen größeren Beitrag zur Nährstoffzufuhr als eine kalte Mahlzeit.

Die Basis der warmen Mahlzeit sind Kartoffeln, (Natur-)Reis oder (Vollkorn-)Nudeln und eine große Portion Gemüse oder ein Blatt- und/oder Rohkostsalat. Fleisch steht als „Beilage" etwa 3-mal pro Woche auf dem Speiseplan. Seefisch sollte an zwei weiteren Tagen Bestandteil der warmen Mahlzeit sein. An den anderen fleischlosen Tagen ist ein vegetarisches Gericht auf der Basis von Vollkorngetreide, Hülsenfrüchten oder Kartoffeln empfehlenswert.

> **Beispiele für die warme Hauptmahlzeit:**
> 1. **Reichlich** Gemüse oder Salat/Rohkost + Kartoffeln, Reis oder Nudeln
> 2. **Mäßig** Fleisch (2- bis 3-mal pro Woche) oder Seefisch (2-mal pro Woche)
>   **oder vegetarisches Gericht** (2- bis 3-mal pro Woche)
> 3. **Getränk**

9.3
Zwei bis drei Zwischenmahlzeiten pro Tag

Der regelmäßige Verzehr von 2 bis 3 Zwischenmahlzeiten pro Tag wirkt Blutzuckerschwankungen und Heißhungerattacken entgegen und wirkt sich so günstig auf das Wohlbefinden der Schwangeren aus. Die Zwischenmahlzeiten bestehen aus Obst oder Gemüserohkost und Brot und/oder Milch bzw. einem Milchprodukt. Ab und zu können es auch mal Süßwaren oder Kuchen sein.

> **Beispiele für Zwischenmahlzeiten:**
> - frisches Obst oder Gemüserohkost + Brot
> - frisches Obst + Joghurt
> - frisches Obst + Getreideflocken + Milch
> - frisches Obst oder Gemüserohkost + Vollkornkekse
> + Getränke.

9.4
Mahlzeitenorganisation für berufstätige Schwangere

Frauen, die aufgrund ihrer Berufstätigkeit oder Ausbildung viel unterwegs sind, haben nicht immer die Zeit oder Energie, zu Hause Mahlzeiten zuzubereiten. Auch in dieser Situation ist eine vollwertige Ernährung möglich:

Ein wichtiger Start in den Tag ist das **Frühstück**. Dafür lohnt es sich, auch ein wenig früher aufzustehen. Wenn es schnell gehen soll, ist eine Müslivorratsmischung (je nach Geschmack aus verschiedenen Getreideflocken, Trockenobst und Samen), kombiniert mit frischem Obst und Milch/Joghurt, eine gesunde Alternative. Schwangere, die dennoch morgens keinen Bissen herunterbringen, sollten zumindest eine Kleinigkeit (z. B. einen Vollkornzwieback) essen und ein Glas Milch trinken und dann beim zweiten Frühstück ausreichend zulangen.

Als **Zwischenmahlzeiten** am Arbeitsplatz eignen sich frisches Obst, frische Gemüserohkost, Vollkornbrot und Milchprodukte. Wenn die Zeit morgens knapp ist, kann die Rohkost (z. B. Möhren) auch abends vorbereitet werden und in einem luftdicht verschlossenen Behälter im Kühlschrank verwahrt werden. Kurz vor dem Verzehr sollte sie noch einmal kurz abgespült werden. Ein selbst belegtes Vollkornbrot mit einem dazwischen gelegten frischen Salatblatt hält lange frisch. Ein vorgefertigtes Brötchen mit Salatblatt sollte die Schwangere hingegen nicht außer Haus kaufen (z. B. in einer Tankstelle oder an einem Imbissstand). Zum Schutz vor Listeriose und Toxoplasmose sollte sie ebenfalls auf alle vorgefertigten Salate und alle Antipasti aus offenen Gefäßen in Gastronomie und Gemeinschaftsverpflegung verzichten.

Joghurt und ähnliche Milchprodukte sind ideal als schnelle und gesunde Zwischenmahlzeit. Aufgrund ihres hohen Kalzium- und geringeren Energiegehaltes sind sie auf jeden Fall besser geeignet als Süßigkeiten oder ein Stück Kuchen. Milchprodukte sind fast immer in Kantinen erhältlich oder können von zu Hause mitgebracht werden und im Bürokühlschrank gelagert werden. Eingelegte Käse oder Frischkäse aus offenen Gefäßen wie Feta, Schafskäse, Kräuterquark, Mozzarella, auch als Salatzutat in der Gastronomie oder in der Gemeinschaftsverpflegung, sind allerdings tabu (aid 2012).

Für berufstätige Schwangere können **lange Arbeitstage** und stressige Situationen, in denen kaum eine Zeit für eine Pause bleibt, zum Problem werden. Sie sollten sich und ihr Kind ja möglichst gleichmäßig über den Tag mit Nährstoffen versorgen. Hier hilft ein kleiner „gesunder" Vorrat in der Schublade und ein Obstkorb auf dem Tisch.

Um im Arbeitsstress nicht das **Trinken** zu vergessen, sollte auf dem Arbeitsplatz immer eine Flasche Mineralwasser und ein Glas stehen.

Praxistipps
Gesunde Snacks für „zwischendurch" von zu Haus frisch mitbringen:
- Vollkornbrot + hochwertige Margarine + Käse + frisches Salatblatt
- Vollkornbrot + Frischkäse + Tomatenscheiben + tiefgefrorene oder frische Kräuter
- Rohkost + Dipp
- Milchprodukte

Auf dem Schreibtisch:
- Eine Schale mit frischem Obst + Obstmesser und Servietten

Für die Schublade:
- Vollkornstangen
- Knäckebrot
- Reiskräcker
- Trockenfrüchte
- Nüsse

Eine **warme Mahlzeit** ist ebenfalls sehr wichtig. Sie kann abends oder auch außer Haus eingenommen werden. **Rohkost und Salat** sind vitaminreicher (vor allem an Folsäure und Vitamin C) und oft schneller zubereitet als gegartes Gemüse. Um einer Listerioseinfektion vorzubeugen, müssen Rohkost und besonders Blattsalate kurz, aber gründlich gewaschen und frisch zubereitet werden.

Fertiggerichte: Wenn nach einem langen Arbeitstag die Energie zur Zubereitung einer warmen Mahlzeit fehlt, kann Convenience Food weiterhelfen. Das sind Fertig- und Teilfertiggerichte wie Tiefkühlprodukte, Konserven, Pfannengerichte sowie Trocken- und Instantprodukte. Diese Produkte sind mit der richtigen Auswahl und Ergänzung durch frische Ware besser als ein Besuch in der Imbissbude. Oder hat vielleicht der Partner mal Lust zu kochen?

Tipps für die Verwendung von Fertig- oder Teilfertiggerichten
- **Tiefkühlprodukte** sind die beste Alternative zu „frisch Gekochtem". Zu empfehlen sind besonders einfache Komponenten wie reines Gemüse oder Fisch, aber auch Gemüsegerichte und -pfannen. Sie enthalten mehr Vitamine und sekundäre Pflanzeninhaltsstoffe als Konserven und lange gelagerte „frische" Ware. Tiefkühlprodukte sind zudem aus geschmacklicher Sicht meist etwas besser als Dosenware.
- **Tiefkühlobst und -gemüse** sowie Sprossen und Keimlinge sollten vor dem Verzehr auf über 70 °C erhitzt werden (aid 2012).
- Auf Fertiggerichte wie **Tiefkühlpizza** und **Pfannengerichte** nur gelegentlich zurückgreifen. Diese können sehr fettreich und stark gewürzt sein. Deshalb auf die Zutatenliste achten und möglichst mit etwas Frischem (z. B. einem frisch zubereiteten Salat, Tomaten- oder Zucchinischeiben, Paprikawürfeln oder einem Stück Obst) kombinieren.
- **Konserven** können eine schnelle Alternative sein, sofern sie einen hohen Gemüseanteil haben und ansonsten regelmäßig frisches Gemüse und Obst gegessen wird. Ihr Nachteil ist der oft hohe Salz- und Zuckerzusatz.
- Bei Fertigprodukten und Konserven auf die **Zutatenliste** achten. Hier gilt die Regel: möglichst wenig Fett und wenn schon Salz, dann Jodsalz.
- **Abgepackte Schnittsalate** haben viele ihrer Vitamine eingebüßt und verderben rasch. Für Schwangere sind sie wegen des Listerioserisikos nicht geeignet (Körner 2006).

Wird die warme Mahlzeit außer Haus eingenommen, z. B. in der Kantine, der Mensa oder in einem Restaurant, sollten Gerichte mit Fisch, viel Gemüse und fettarmen Beilagen wie Salz- oder Folienkartoffeln, Reis oder Nudeln bevorzugt werden. Bei der Auswahl von Fleisch sollte auf kleine Portionen und fettarme Zubereitungen geachtet werden.

Checkliste für eine vollwertige Außer-Haus-Mahlzeit
Eine vollwertige Mahlzeit enthält
- wenig Fett
- ein Getreideprodukt (möglichst aus Vollkorngetreide) oder Kartoffeln
- frisches, aber gegartes Gemüse
- Obst oder Obstprodukte
- Seefisch
- ein fettarmes Milchprodukt
- ein energiearmes Getränk (z. B. Mineralwasser).

In Kap. 8.2 finden Sie einen beispielhaften **Tagesplan** für berufstätige schwangere Frauen. Dieser Plan enthält ein schnelles, aber vollwertiges Frühstück und eine warme Abendmahlzeit, die beide zu Hause eingenommen werden. Für den Arbeitsplatz kann sich die berufstätige Schwangere einen

Teil ihrer Mahlzeiten (z. B. belegtes Dinkelvollkornbrot) von zu Hause mitbringen und den anderen Teil in der Schreibtischschublade (z. B. Vollkornstangen, Knäckebrot, Trockenobst, Studentenfutter) oder im Bürokühlschrank (Cocktail-Tomaten, Rohkost und Dip) lagern.

Die empfohlene **Eisen- und Jodzufuhr** wird etwas unterschritten. Hinsichtlich der Eisenzufuhr gelten die gleichen Empfehlungen wie zu Plan 1 (übergewichtige Schwangere, s. Kap. 8.2). Der im Plan verwendete Lachs ist reich an Omega-3-Fettsäuren, enthält aber im Vergleich zu anderem Seefisch relativ wenig Jod. Es wird deshalb empfohlen, innerhalb der Woche noch eine Seefischmahlzeit (z. B. Schellfisch, Seelachs) einzuplanen und 100 µg Jod/Tag (z. B. in Tablettenform) zu substituieren.

10 Ernährungsberatung bei Schwangerschaftsbeschwerden und Erkrankungen in der Schwangerschaft

Eine Schwangerschaft stellt einen erhöhten Leistungsanspruch an den Körper und die Psyche der Mutter. Führt die Schwangerschaft zu einer Überbelastung des mütterlichen Organismus, können unterschiedliche Krankheitsbilder auftreten, die entweder durch die Schwangerschaft selbst zustande kommen oder durch die Schwangerschaft verstärkt werden.

Manche Beschwerden, die typisch für eine Schwangerschaft sind, lassen sich durch die geeignete Ernährung mildern oder sogar vermeiden. Andererseits lassen sich für eine Reihe von schwangerschaftsbedingten Beschwerden und Erkrankungen keine hinreichend abgesicherten und allgemein gültigen Ernährungsmaßnahmen angeben. So können z. B. hormonell bedingte Beschwerden nicht durch die Ernährung „behoben" werden. Auch kann es individuell sehr verschieden sein, ob und inwieweit Ernährungsmaßnahmen greifen. Häufig sind eine Umstellung des gesamten Alltags (z. B. durch Vermeiden von hoher Arbeitsbelastung und Zeitdruck) und/oder medizinische Maßnahmen notwendig, um Linderung zu verschaffen. Im Zweifelsfall sollte immer der behandelnde Gynäkologe bzw. die Gynäkologin konsultiert werden.

10.1 Müdigkeit

Neben den physiologischen Veränderungen in der Schwangerschaft können auch eine Eisenmangelanämie (s. Kap. 10.3), eine Hypotonie oder eine suboptimale Ernährung mit Müdigkeit der Schwangeren einhergehen. Eine ausgewogene Kost sowie eine geeignete Lebensführung können dem entgegenwirken.

10.2 Emesis gravidarum und Hyperemesis gravidarum

Bei der **Emesis gravidarum** leiden die Frauen unter Übelkeit, Brechreiz und (vorwiegend morgendlichem) Erbrechen. Es kann zu einer geringen Gewichtsabnahme kommen. Meist verschwinden die Beschwerden nach der 12. Schwangerschaftswoche. Bei einem nur gelegentlichen leichten Erbrechen reicht im Allgemeinen die Empfehlung, häufig kleine Mahlzeiten zu sich zu nehmen und z. B. im Bett zu frühstücken.

Im Gegensatz dazu stellt die **Hyperemesis gravidarum** eine ernste Bedrohung für die Schwangere dar. Sie ist durch häufiges, unstillbares Erbrechen (bis zu 10-mal täglich) gekennzeichnet. Infolge des erheblichen Flüssigkeits- und Elektrolytverlustes kann sich der Allgemeinzustand der Schwangeren innerhalb weniger Tage verschlechtern. Eine stationäre Aufnahme der Schwangeren und ein auf die Veränderungen der Laborwerte abgestimmtes Infusionsprogramm sind häufig unumgänglich.

Niedrige Blutzuckerwerte am Morgen und starke Blutzuckerschwankungen zwischen den Mahlzeiten begünstigen das Auftreten von Übelkeit und Erbrechen.

> **Empfehlungen bei morgendlicher Übelkeit und Erbrechen**
> - Die Schwangere sollte schon vor dem Aufstehen im Bett ein leichtes, stärkehaltiges Frühstück zu sich nehmen. Gut geeignet sind Tee und Zwieback, Knäckebrot und Vollkornkekse.
> - Vor allem am Morgen jede Art von Hektik vermeiden.
> - Mehrmals kleinere Mahlzeiten am Tag.
> - Vollkornprodukte bevorzugen und reichlich Gemüse und Obst essen, um den Blutzuckerspiegel möglichst konstant zu halten. Zuckerhaltige Lebensmittel (die vor allem Einfachzucker enthalten) und süße Getränke meiden.

- Die Schwangere sollte zwar auf die ausgewogene Nährstoffzufuhr achten, aber in erster Linie das essen, was ihr schmeckt (und umgekehrt Speisen meiden, die Abneigung hervorrufen).
- Die Schwangere soll sich klarmachen, dass Abneigung gegen bestimmte Lebensmittel wie Kaffee, alkoholische Getränke, stark gebräunte Speisen etc. durchaus als ein „Schutzmechanismus" des Körpers aufgefasst werden kann.
- Ingwer – entweder roh gekaut oder mitgekocht als Gemüse – wird eine lindernde Wirkung zugeschrieben, die aber nicht in jedem Fall eintritt.
- Bei häufigem Erbrechen ist besonders sorgfältig auf eine ausreichende Flüssigkeitszufuhr zu achten!

10.3 Eisenmangelanämie

Eisen ist ein wichtiger Nährstoff für Schwangere. Im Verlauf der Schwangerschaft erhöht sich das Blutvolumen, so dass auch der Eisenbedarf zur Bildung der roten Blutkörperchen ansteigt. Hinzu kommt eine weit verbreitete suboptimale Versorgung bei Frauen im gebärfähigen Alter, die sich beim Eintritt in eine Schwangerschaft weiter verschlechtert (obwohl die Eisenresorption im Darm gesteigert ist und der monatliche Blutverlust durch die Regelblutung entfällt). Eisenmangel kann zu einer hypochromen Anämie führen, die sich u. a. durch Schwäche, Kopfschmerzen, Ohrensausen, Infektneigung und vorzeitige Wehentätigkeit bemerkbar macht. Das Ungeborene ist bei ausgeprägter Blutarmut der Mutter durch Wachstumsretardierung, Frühgeburt oder gar Fruchttod gefährdet.

Die besten Eisenquellen sind Fleisch und Wurstwaren. Vegetarische und vor allem vegane Kost erhöht das Eisenmangelrisiko ebenso wie eine einseitige Kost (s. Kap. 6.4). Umgekehrt beugt eine vollwertige Mischkost mit pflanzlichen und tierischen Eisenlieferanten einem Eisenmangel vor.

Die wichtigsten Maßnahmen bei Eisenmangel
- Regelmäßig (2- bis 3-mal pro Woche) kleine Mengen Fleisch und (fettarme) Fleischwaren essen.
- Vollkornprodukte bevorzugen.
- Eisenreiche pflanzliche Lebensmittel mit Vitamin-C-reichen Lebensmitteln kombinieren.
- Schwarzen Tee und Kaffee nicht unmittelbar zu den Mahlzeiten trinken.

Der beispielhafte **Tagesplan** für eine anämische Schwangere (s. Kap. 8.2) enthält eine eisenreiche Fleischmahlzeit und eine eisenreiche Wurstsorte. Eine bewusste Auswahl Vitamin-C-reicher Lebensmittel (z. B. Orange, schwarzer Johannisbeersaft oder Gemüsepaprika zu Müsli oder Brot) fördert außerdem die Eisenresorption aus pflanzlichen Lebensmitteln.

Trotz der Verwendung von Jodsalz (mit Fluorid und Folsäure) reicht die Jodzufuhr über Lebensmittel an diesem Tag nicht aus. Das ist allerdings nicht weiter problematisch, sofern innerhalb der Woche 2 bis 3 Fischmahlzeiten gegessen und täglich 100 µg Jod (z. B. in Tablettenform) substituiert werden.

Die Einnahme von Eisenpräparaten ist nur bei nachgewiesenem Eisenmangel durch ärztliche Verordnung und keinesfalls „prophylaktisch" angezeigt! Der Eisenstatus sollte durch regelmäßige Blutbildkontrollen im Rahmen der Mutterschaftsvorsorge überprüft werden.

10.4 Hämorrhoiden

Viele Schwangere leiden unter einer mehr oder minder ausgeprägten Verstopfung, was auf die Hormonveränderung und damit einhergehende Verlangsamung der Darmtätigkeit zurückzuführen ist. Durch die Einnahme von Eisensupplementen wird die Obstipation noch verstärkt.

Hämorrhoiden können als Folge der verstärkten Durchblutung des Unterleibes und durch den Druck harten Stuhls auftreten.

10 – Schwangerschaftsbeschwerden

> **Empfehlungen bei Obstipation und Hämorrhoiden**
>
> Sowohl die Obstipation als auch Hämorrhoiden lassen sich durch folgende Maßnahmen lindern:
> - reichlich trinken, mindestens 2 Liter pro Tag
> - ballaststoffreich essen (reichlich Vollkornprodukte, Getreideflocken, Gemüse, Obst)
> - „stopfende" Lebensmittel wie Bananen und Schokolade sowie Weißmehlprodukte und schwarzen Tee meiden
> - so viel wie möglich bewegen
> - Bei starker Verstopfung können Trockenfrüchte, Sauermilchprodukte, Sauerkraut(saft), Flohsamenschalen oder etwas Milchzucker den Darm unterstützen.

10.5 Heißhunger

Durch die in der Schwangerschaft gesteigerte Insulinproduktion kommt es häufig zu einem starken Abfall des Blutzuckerspiegels und damit zu einem „Heißhunger", dem eine übermäßige Nahrungsaufnahme („Fressanfälle") folgen kann. Diese treibt den Blutzuckerspiegel rasch in die Höhe (vor allem dann, wenn der Heißhunger mit Süßigkeiten oder anderen zuckerreichen Lebensmitteln gestillt wird). Allerdings fällt er durch eine hohe Insulinausschüttung wieder rasch ab, was erneut zu Heißhunger, einer gesteigerten Nahrungsaufnahme und damit zu einer vermehrten Speicherung der überschüssigen Energie in Fettdepots führt.

Die wirkungsvollste Maßnahme besteht in einer regelmäßigen Nahrungszufuhr durch **kleinere, über den Tag** verteilte **Mahlzeiten** (s. Kap. 9). Vor allem die Frauen, die eine zu starke Gewichtszunahme in der Schwangerschaft vermeiden wollen und die Nahrungszufuhr einschränken, laufen Gefahr, Heißhunger zu entwickeln.

10.6 Sodbrennen

Sodbrennen und Völlegefühl zählen wie die Übelkeit zu den häufigen Schwangerschaftsbeschwerden. Durch die Veränderung der hormonellen Situation kommt es zu einer Funktionsminderung des Muskels, der Speiseröhre und Magen trennt, und saurer Mageninhalt kann in die Speiseröhre zurückfließen. Zusätzlich drückt bei fortschreitender Schwangerschaft die wachsende Gebärmutter zunehmend von unten auf den Magen, wodurch ebenfalls die Magensäure nach oben gedrückt wird. Das Platzangebot für Speisen wird im Magen immer geringer.

> **Empfehlungen bei Sodbrennen**
> - Mehrere kleine Mahlzeiten über den Tag verteilt essen.
> - Fette und schwere Mahlzeiten vermeiden, gründlich kauen!
> - Haferflocken und Vollkorntoastbrot können die Magensäure neutralisieren.
> - Versuchsweise Mandeln und Nüsse (nur wenige und gründlich kauen!)
> - Vor dem Hinlegen nichts mehr essen, nicht zu spät zu Abend essen.
> - Kaffee, Alkohol, scharfe Gewürze, saure Säfte und Süßigkeiten meiden.
> - Mit erhöhtem Kopfende schlafen.

10.7 Ödeme

Wassereinlagerungen im Gewebe betreffen die Mehrzahl der Schwangeren, vor allem in den warmen Monaten und bei fortschreitender Schwangerschaft. Ödemen wird, auch im Zusammenhang mit der schwangerschaftsinduzierten Hypertonie, heute eine geringere Bedeutung im Krankheitsgeschehen beigemessen als in früheren Jahren.

Keinesfalls sollte die Flüssigkeitszufuhr eingeschränkt oder gar entwässernde Maßnahmen ergriffen werden! Stattdessen sollten geeignete Durstlöscher (▶ Tab. 8.2) ausgewählt werden. Eine vollwertige Ernährung mit einem hohen Anteil von frischem Obst, Gemüse und Hülsenfrüchten unterstützt durch die Zufuhr von Mineralstoffen –

vor allem Kalium – die Regulation des Wasserhaushaltes.

Wenn die Ödeme ein größeres Ausmaß annehmen bzw. ein großes Unwohlsein hervorrufen, sollte der Gynäkologe bzw. die Gynäkologin konsultiert werden.

Gute Kalium-Quellen
- Gemüse
- Hülsenfrüchte (!)
- Kartoffeln (!)
- Obst
- Pilze
- Weizen- und Roggenvollkorn

10.8
Verstopfung

Die hormonelle Situation in der Schwangerschaft bedingt eine Dilatation der Darmmuskulatur und eine Verlangsamung der Darmtätigkeit, die zu einer Verstopfung führen kann. Dieser kann die Schwangere durch eine **ballaststoffreiche Kost** mit viel Vollkornprodukten, Gemüse und Obst, **reichlich Flüssigkeit** und **viel Bewegung** entgegenwirken. Vermeiden sollte die Schwangere einen hohen Anteil von Weißmehlprodukten, Bananen, schwarzem Tee, Süßigkeiten und Snacks.

In hartnäckigen Fällen (oder wenn die Bewegung aufgrund von Komplikationen eingeschränkt oder untersagt ist) können **natürliche Verdauungshilfen** wie eingeweichter Leinsamen, Weizenkleie, Trockenfrüchte oder Milchzucker zum Einsatz kommen. Wichtig ist hierbei eine reichliche Flüssigkeitszufuhr: 1 Glas = 200 ml Wasser pro Esslöffel Weizenkleie!

10.9
Wadenkrämpfe

Wadenkrämpfe gehen häufig mit einer Unterversorgung mit den Mineralstoffen Magnesium und Kalzium einher. Eine mineralstoffreiche Kost mit Vollkornprodukten, Hülsenfrüchten, Nüssen, Milch und Milchprodukten kann dem entgegenwirken.

Eine Substitution mit Magnesium wird bei Frauen mit häufigen nächtlichen Wadenkrämpfen, vor allem aber bei Risikoschwangeren (wie mehrgebärenden Frauen, Frauen mit vorzeitiger Wehentätigkeit bzw. Abort in vorausgegangenen Schwangerschaften) von Beginn der Schwangerschaft an empfohlen. Dies sollte aber mit dem Gynäkologen besprochen werden.

10.10
Gestationsdiabetes

Gestationsdiabetes mellitus (GDM) ist definiert als eine Glukosetoleranzstörung, die erstmals in der Schwangerschaft mit einem oralen 75-g-Glukosetoleranztest (oGTT) unter standardisierten Bedingungen und qualitätsgesicherter Glukosemessung aus venösem Plasma diagnostiziert wird. Die Diagnose ist bereits mit einem erhöhten Glukosewert möglich. Die Übergänge zwischen der normalen Glukosetoleranz in der Schwangerschaft und dem Gestationsdiabetes sind fließend, ein Schwellenwert existiert nicht (Kleinwechter et al. 2011).

Diabetologen und Gynäkologen registrieren mit Sorge eine steigende Tendenz: Im Jahr 2010 waren bei der Entbindung fast 3,7 % der erfassten Mütter davon betroffen, gegenüber 1,5 % im Jahr 2002 (Kleinwechter et al. 2011). Neuere Schätzungen gehen davon aus, dass 6,6 % aller Schwangeren betroffen sind, die Dunkelziffer inbegriffen (TU München 2011).

Die Glukosetoleranzstörung birgt für Mutter und Kind eine Vielzahl **akuter und langfristiger Risiken**:

Bei der Mutter
- schwangerschaftsinduzierte Hypertonie
- Präeklampsie
- Eklampsie
- Harnwegsinfekte und Candidainfektionen
- Frühgeburt, häufig als Folge mütterlicher Infektionen
- Sectio und vaginal-operative Entbindungen
- erhöhtes Risiko für das erneute Auftreten einer Glukosetoleranzstörung in der folgenden Schwangerschaft
- erhöhtes Risiko, später einen manifesten (Typ-2-) Diabetes mellitus zu entwickeln. Nach derzeitiger Studienlage entwickeln 35–60 % der Frauen nach GDM innerhalb von zehn Jahren eine Glukosetoleranzstörung.

10 – Schwangerschaftsbeschwerden

Beim Kind
- erhöhte Makrosomierate
- Gefahr einer Schulterdystokie
- verändertes Blutbild mit vermehrten Erythroblasten und erhöhtem Hämatokrit
- fetaler Hyperinsulinismus, der auch zu einer intrauterinen Schädigung der ß-Zellen der Bauchspeicheldrüse führen kann mit den Langzeitfolgen einer nicht-genetisch bedingten Disposition zum Diabetes mellitus
- erhöhtes Risiko, später im Laufe der ersten oder zweiten Lebensdekade übergewichtig oder adipös zu werden, eine gestörte Glukosetoleranz oder einen manifesten Diabetes, ein metabolisches Syndrom und einen erhöhten Blutdruck zu entwickeln
- unbehandelt auch intrauteriner Tod
- postnatale Hypoglykämie
- Hypokalzämie und Hypomagnesiämie
- postnatale Hyperbilirubinämie
- postnatales Atemnotsyndrom

(Weber 2007, Kleinwechter et al. 2011)

2011 löste die **neue Leitlinie „Gestationsdiabetes mellitus (GDM)** – Evidenzbasierte Leitlinie zu Diagnostik, Therapie und Nachsorge der Deutschen Diabetes-Gesellschaft (DDG) und der Deutschen Gesellschaft für Gynäkologie und Geburtshilfe (DGGG)" die bisherige, seit 2001 gültige Leitlinie ab. Eine Überarbeitung der aktuellen Leitlinie ist für das Jahr 2016 geplant.

Nach dieser Leitlinie soll die Diagnose in zwei Stufen gestellt werden:
- Im **ersten Trimenon** (vor 24 SSW) soll zunächst bei allen Schwangeren bei der Erstvorstellung beim Gynäkologen ein manifester Diabetes ausgeschlossen und eine Risikoanalyse durchgeführt werden. Die zu überprüfenden Risikofaktoren (z. B. ein Body-Mass-Index ≥ 30 kg/m² präkonzeptionell, Eltern oder Geschwister mit Diabetes mellitus, körperliche Inaktivität, arterielle Hypertonie) sind festgelegt. Liegt mindestens ein Risikofaktor vor, soll die Gelegenheits- oder Nüchternglukose im venösen Plasma gemessen werden. Das Auswertungsschema ist vorgegeben.
- **Zwischen 24 und 28 SSW** sollen alle Schwangeren ohne Risiken einen 75-g-Glukosetoleranztest (oGTT) von zwei Stunden Dauer unter Standardbedingungen aus venösem Plasma erhalten. Die Auswertung nach neuen Grenzwerten ist vorgegeben.

Aufgrund der neueren Datenlage und eines Gutachtens des Instituts für Qualitätssicherung und Wirtschaftlichkeit im Gesundheitswesen (IQWiG) hat der Gemeinsame Bundesausschuss der Ärzte und Krankenkassen Ende 2011 die Aufnahme eines Blutzuckerscreenings in die **Mutterschaftsrichtlinien** beschlossen. Dies war von Diabetologen bereits seit langem gefordert worden. Die geänderte Mutterschaftsrichtlinie trat im März 2012 in Kraft. Der Schwangeren wird eine zweistufige Untersuchung angeboten: Erst ein 50-g-Glukosetoleranztest (GCT), bei positivem Ergebnis zeitnah der 75-g-Glukosetoleranztest (oGTT). Das Screening muss seitdem von den Krankenkassen übernommen werden, wenn die Schwangere die entsprechende Arztrechnung zur Erstattung einreicht.

Vor der Änderung der Mutterschaftsrichtlinie war zum Screening eines Schwangerschaftsdiabetes lediglich ein Screening der Uringlukose alle vier Wochen vorgeschrieben. Die Bestimmung (allein) der **Uringlukose** als Screening-Parameter gilt schon seit längerem als überholt bzw. nicht aussagekräftig, da Glukose erst oberhalb der Nierenschwelle (= 180 mg/dl oder 10 mmol/l) im Urin nachgewiesen werden kann. Auf der anderen Seite kann es während der Schwangerschaft aufgrund einer veränderten Nierentätigkeit zur vermehrten Glukoseausscheidung kommen und sich die Nierenschwelle erniedrigen.

Die Schwangere, bei der ein Gestationsdiabetes festgestellt wurde, sollte durch eine spezialisierte Fachkraft geschult werden. Die **Blutzuckerselbstkontrolle** ist ein wichtiges Mittel zur Selbsthilfe: Die Schwangere kann so jederzeit überprüfen, ob ihre Werte im Alltag im gewünschten Bereich liegen. Das nimmt die Angst vor einer unkontrollierbaren Situation, die für die Frau und ihr Kind gefährlich werden könnte, und stärkt sie in ihrem eigenverantwortlichen Umgang mit ihrer Erkrankung. Nach der neuen Leitlinie reichen anfangs 4 Messungen am Tag: morgens nüchtern und jeweils eine Stunde nach den drei Hauptmahlzeiten. Bleiben die Werte im Zielbereich, kann auf eine einmal tägliche Messung zu unterschiedlichen Zeitpunkten reduziert werden.

10.10 Gestationsdiabetes

▶ **Tab. 10.1** Einstellungsziele für Blutglukose nach Selbstmessungen (plasmakalibrierte Geräte).

Zeit	Plasma-Äquivalent	
	mg/dl	mmol/l
Nüchtern, vor der Mahlzeit	65–95	3,6–5,3
1 h nach der Mahlzeit	<140	<7,8
2 h nach der Mahlzeit	<120	<6,7
Mittlere Blutglukose (mit Messungen 1 h nach der Mahlzeit)	90–110	5,0–6,1
Mittlere Blutglukose (mit Messungen 2 h nach der Mahlzeit)	80–100	4,4–5,6

(Quelle: Kleinwechter et al. 2011)

Die Schwangere sollte darüber informiert werden, dass es sich bei den **Blutglukose-Zielwerten** (▶ Tab. 10.1) um eine Orientierung handelt und dass aus vereinzeltem Überschreiten dieser Ziele keine nachteiligen Auswirkungen auf die Kinder abgeleitet werden können.

Behandlung des Gestationsdiabetes

Als erste therapeutische Maßnahme nach der Diagnosestellung sollte **eine qualifizierte Ernährungsberatung** erfolgen. Sie sollte die Essgewohnheiten, den Tagesrhythmus, das Körpergewicht und den sozio-kulturellen Status der Schwangeren berücksichtigen. Zur Anamnese im Beratungsgespräch s. Kap. 4.1.1.

Ernährungsempfehlungen für Schwangere mit Gestationsdiabetes

Energie:
Die in der Leitlinie empfohlene **Kalorienzufuhr** berücksichtigt das Ausgangsgewicht vor der Schwangerschaft (BMI), die Gewichtszunahme in der Schwangerschaft und die körperliche Aktivität. Der Kalorienbedarf beträgt – bezogen auf den BMI vor der Schwangerschaft
- bei Untergewicht (BMI < 18,5 kg/m²) ca. 35–40 kcal/kg KG
- bei Normalgewicht (BMI 18,5–24,9 kg/m²) ca. 30–34 kcal/kg KG
- bei Übergewicht (BMI 25–29,9 kg/m²) ca. 25–29 kcal/kg KG.
- Bei Adipositas (BMI > 30 kg/m²) kann auf < 20 kcal/kg KG reduziert werden.

Zur Regulierung der Gewichtszunahme bei **adipösen Schwangeren** ist eine moderate Kalorienrestriktion sinnvoll. Bei einer Kalorienreduktion sollten regelmäßige Kontrollen des Morgenurins auf Ketonkörper durchgeführt werden. Diese Produkte weisen auf einen Hungerstoffwechsel hin und können dazu führen, dass die intellektuelle Entwicklung des Kindes gestört wird. Grundsätzlich sollte eine Kalorienzufuhr von 1600–1800 kcal/Tag nicht unterschritten werden.

Nährstoffverteilung:
- Fett 30–35 %
- Kohlenhydrate 40–50 %
- Protein 20 % der Energiezufuhr

Fett:
- Fette sollten 30 bis höchstens 35 % der Gesamtenergiemenge ausmachen. Die Aufnahme gesättigter Fettsäuren sollte wie bei allen Schwangeren bei < 10 % der Gesamtenergiezufuhr liegen.
- Der Anteil mehrfach ungesättigter Fettsäuren sollte 10 % nicht überschreiten.
- Einfach ungesättigte Fettsäuren sollten zusammen mit Kohlenhydraten die Hauptenergiequelle sein.
- Cholesterinaufnahme < 300 mg pro Tag

Eiweiß:
- Die Eiweißzufuhr sollte auf bis zu 20 % der Tagesgesamtenergie angehoben werden.

Kohlenhydrate:
- Die Kohlenhydratmenge sollte nicht weniger als 40 % der Tagesgesamtenergie ausmachen bzw. nicht unter 175 g/Tag liegen, um eine ungünstige Stoffwechsellage zu vermeiden. Lebensmittel mit einem hohen Ballaststoffanteil und niedrigen glykämischem Index (s. Kap. 1.6) sind zu bevorzugen.

Vitamine und Mineralstoffe:
- Auf eine bedarfsgerechte Zufuhr von Vitaminen und Mineralstoffen, z. B. Kalzium, Jod, Eisen, Vitamin D und Folsäure, achten.

(DGE info 11/2011, Kleinwechter et al. 2011)

10 – Schwangerschaftsbeschwerden

Die Ernährungsempfehlungen gleichen denen, die auch der Allgemeinbevölkerung zur Erhaltung der Gesundheit empfohlen werden. Deshalb gelten die Tipps zur Lebensmittelauswahl (s. Kap. 8) und die Grundzüge der vollwertigen Ernährung im Wesentlichen auch für schwangere Diabetikerinnen.

Kann das Einstellungsziel durch die Ernährung nicht erreicht werden, kommt **Insulin** zur Anwendung. Orale Antidiabetika (blutzuckersenkende Medikamente) dürfen in der Schwangerschaft nicht eingesetzt werden!

Die Schwangere sollte zu einer vermehrten körperlichen Aktivität ermuntert werden, denn sie unterstützt die Normalisierung erhöhter Blutglukosewerte durch den Energieverbrauch und eine Verbesserung der Insulinsensitivität. Empfehlenswert sind Ausdauersportarten und geeignetes Krafttraining. Ist hingegen eine Schwangere immobil (z. B. durch Komplikationen), ist eine Überwachung und optimale Einstellung durch Ernährungsmaßnahmen und Insulin besonders wichtig.

10.11 Diabetes mellitus Typ 1 und Typ 2

Aufgrund der steigenden Anzahl übergewichtiger und adipöser Frauen im gebärfähigen Alter spielt auch der Diabetes mellitus, der bereits vor der Schwangerschaft aufgetreten ist, ein zunehmende Rolle.

Die Deutsche Diabetes-Gesellschaft hat für diese Fälle im Jahre 2008 eine eigene **evidenzbasierte Leitlinie „Diabetes und Schwangerschaft"** herausgegeben. Die Schwangerschaften von Typ-1- und Typ-2-Diabetikerinnen werden als Hochrisiko-Schwangerschaften eingestuft und bedürfen einer gemeinsamen Betreuung durch spezialisierte Diabetologen, Geburtsmediziner und Neonatologen in enger Kooperation mit Hebammen, Augenärzten und anderen Fachgebieten (Kleinwechter et al. 2008). Im Jahre 2006 wurde zwar eine relative Häufigkeit von unter 1 % erhoben. Diabetologen bereitet aber die steigende Zahl der Typ-2-Diabetikerinnen und die vermutlich hohe Dunkelziffer Sorge. Der Anteil Schwangerer mit Typ-2-Diabetes wird in der Expertengruppe der Leitlinie auf mindestens 10–20 % geschätzt.

Schwangere Diabetikerinnen haben ein deutlich höheres Risiko für Herz-Kreislauf-Erkrankungen und Stoffwechselanomalien, schwangerschaftsinduzierte Hypertonie und andere Komplikationen wie spontane Aborte als stoffwechselgesunde Frauen. Die Frühgeburtenrate ist bei Diabetikerinnen ebenfalls erhöht und steigt bei schlechter Stoffwechseleinstellung drastisch an.

Kinder von Frauen mit Typ-1-Diabetes haben ein stark erhöhtes Risiko, ebenfalls an einem Typ-1-Diabetes zu erkranken. Dies gilt insbesondere, wenn beide Eltern oder ein Elternteil und ein Geschwisterkind an einem Typ-1-Diabetes erkrankt sind. Hier scheinen genetische und Lebensstil-Faktoren die größte Rolle zu spielen (Kleinwechter et al. 2008).

Bei **Typ-1- und Typ-2-Diabetes** erhöht sich das Risiko für Fehlbildungen beim ungeborenen Kind, insbesondere Neuralrohrdefekte und Herzfehler. Je schlechter die Stoffwechseleinstellung zum Zeitpunkt der Empfängnis, desto höher das Fehlbildungsrisiko. Auch bei Neugeborenen einer diabetischen Mutter, die keine Fehlbildungen haben, tritt eine Vielzahl von Problemen auf, die häufig eine Verlegung auf eine neonatologische Station erforderlich machen (Kleinwechter et al. 2008).

> **Die wichtigsten Empfehlungen**
> - **Vor der Empfängnis** sollte für mindestens drei Monate eine normale Stoffwechseleinstellung erreicht werden.
> - Die **Folsäureprophylaxe** vor und während der Schwangerschaft (s. Kap. 6.2) sowie die **Jodsupplementierung** (s. Kap. 6.3) sind bei diesen Patientinnen besonders wichtig.
> - **Während der Schwangerschaft** muss die Stoffwechseleinstellung gut überwacht und optimal eingestellt werden. Diabetologische Notfälle wie schwere Hypoglykämien sollten unbedingt vermieden werden. Dies sollte auch in der Ernährungsberatung angesprochen werden, um die ärztliche Beratung zu verstärken.
> - Ansonsten gelten im Wesentlichen die Empfehlungen wie beim Gestationsdiabetes.

10.12
Schwangerschaftsinduzierte Hypertonie (SIH)

Die genauen Ursachen dieses Krankheitsbildes, das in der Vergangenheit auch Hypertensive Schwangerschaftserkrankung genannt wurde und im Volksmund häufig als „Gestose" oder „Schwangerschaftsvergiftung" bezeichnet wird, ist noch unbekannt. Es gibt verschiedene Theorien, unter anderem wird eine Fehl- oder Mangelernährung der Mutter vor oder in einer frühen Phase der Schwangerschaft diskutiert. Dies unterstreicht die Bedeutung der Ernährungsberatung von Schwangeren und Frauen mit Kinderwunsch im Sinne einer vollwertigen Ernährung.

Aufgrund der Erfahrungen der **„Arbeitsgemeinschaft Gestose-Frauen" e. V.**, in der sich Ärzte, Hebammen und Betroffene zusammengeschlossen haben (Adresse s. Anahng, Kap. 21.1), kann eine ausgewogene eiweißreiche, kalorienreiche und keineswegs „salzarme" Kost das Auftreten in vielen Fällen verhindern oder abschwächen. Hierzu ist anzumerken, dass die heute übliche Ernährung diese Kriterien (über)erfüllt, dass also keineswegs Maßnahmen angestrebt werden sollten, die Kost noch eiweiß-, kalorien- und salzreicher zu gestalten. Liegt aber eine Mangelernährung vor oder handelt es sich um eine vegetarisch oder gar vegan lebende Frau, muss vor allem die Versorgung mit Eiweiß, Vitaminen und Mineralstoffen sichergestellt werden (s. Kap. 1.11).

Die früher empfohlenen „Obst- und Reistage" bzw. eine bewusst flüssigkeits- und salzarme Ernährung gelten als überholt und sogar gefährlich. Auch Mittel zur Entwässerung – inklusive pflanzlicher Mittel wie entwässernder Kräutertees – bewirken in aller Regel eine Verschlechterung des Krankheitsbildes.

10.13
Hypotonie

Viele Schwangere leiden, vor allem zu Beginn der Schwangerschaft, an einer Hypotonie. Daraus können eine Minderdurchblutung der Plazenta, Gedeihstörungen des Kindes oder eine Frühgeburt resultieren. Die werdende Mutter plagt sich mit Müdigkeit und Abgeschlagenheit. In den meisten Fällen bestand schon vor der Schwangerschaft eine Neigung zum niedrigen Blutdruck. Beschwerden durch einen erniedrigten Blutdruck müssen immer ärztlich abgeklärt werden!

> **Maßnahmen, um einen normalen Blutdruck zu unterstützen**
> - etwa 2 Liter am Tag trinken (Mineralwasser, Fruchtsaftschorlen, Kräuter- und Früchtetees), auch unterwegs immer ein Getränk bereithalten
> - morgens eine Tasse Bohnenkaffee oder schwarzen Tee trinken
> - viele kleine Mahlzeiten (7 bis 9) über den Tag verteilt, reichlich Obst und Gemüse
> - zur Unterstützung des Kreislaufs Wechselduschen, Trockenbürsten-Massagen, kalte Armbäder, Wassertreten, leichte Gymnastik und leichter Ausdauersport (z. B. Radfahren, Schwimmen, Wandern).
> - Vermeiden sollte die Schwangere plötzliches, schnelles Aufstehen, langanhaltendes Stehen und heißes Klima.

10.14
Listeriose

Listerien sind Stäbchenbakterien, die praktisch überall in der unbelebten Umwelt (Erde) vorhanden sind. Von dort gelangen sie während des Anbaus, der Herstellung oder Lagerung auf verschiedene Lebensmittel, in denen sie sich unter günstigen Umständen noch weiter vermehren können. Grundsätzlich können Listerien in allen rohen Lebensmitteln vorkommen.

Schwangere haben gegenüber der Normalbevölkerung ein 12-fach höheres Risiko, eine „spürbare" **Listeriose** durchzumachen (gesunde, junge und nichtschwangere Menschen können mithilfe ihres Abwehrsystems rasch die Erreger eliminieren, bevor Krankheitssymptome entstehen). Das Robert-Koch-Institut registriert in Deutschland pro Jahr insgesamt etwa 50 Fälle mit Komplikationen durch Toxoplasmose und Listeriose in der Schwangerschaft, was bei jährlich rund 700.000 Geburten sehr selten ist.

Da die Folgen für das Kind jedoch schwerwiegend sein können und bereits wenige Krankheitskeime für eine Infektion ausreichen, sollten Schwangere auf einen hygienischen Umgang mit Lebensmitteln

10 – Schwangerschaftsbeschwerden

achten und bestimmte Lebensmittel vorsorglich meiden (Netzwerk Gesund ins Leben 2012).

Problematisch ist, dass die **Symptome** leicht mit denen eines grippalen Infektes verwechselt werden können: Fieber, Schüttelfrost, Abgeschlagenheit oder Kopfschmerzen. Im Gegensatz zu anderen Bakterien können die Listerien über die Plazentaschranke hinweg in den Fetus gelangen. Dieser ist stark gefährdet, da ihm noch keine geeigneten Abwehrmechanismen zur Verfügung stehen. Je nach dem Alter der Schwangerschaft kommt es entweder zum Abort oder zur Schädigung verschiedener Organe (Leber, Lunge, Hirn, Haut) des Kindes, was zur Totgeburt führen kann. Infizierte Kinder, die lebend geboren werden, haben nur eine geringe Überlebenschance.

Die **häufigsten Infektionsquellen** sind diverse rohe Lebensmittel, Menschen (ca. 1 bis 10 % sind symptomlose Träger von Listerien im Darm oder auch in der Vagina), Tiere, Materialien und Gegenstände in der Umwelt (die Keimmenge ist dort aber sehr gering).

Listerien-Infektionen werden aber auch durch **Lebensmittel** verursacht, die durch unsachgemäße Herstellung oder Lagerung kontaminiert und vor dem Verzehr nicht mehr erhitzt werden, z. B. geräucherten Fisch, Weichkäse, Krautsalat. Auch im Haushalt kann es zu einer nachträglichen Übertragung und Vermehrung der Keime kommen, wenn Lebensmittel nicht sachgerecht aufbewahrt werden (s. Tipps zur Vorbeugung für Schwangere).

Tipps zur Listeriose-Vorbeugung für Schwangere

- Ordnung und Sauberkeit im **Kühlschrank** halten! Im Gegensatz zu vielen anderen Bakterien können Listerien sich sogar noch bei + 4 °C vermehren, wenn auch nur langsam.
- Die Temperatur im **Kühlschrank** sollte 4–6 °C betragen. Den Kühlschrank regelmäßig (etwa alle 4 Wochen) gründlich reinigen. Reste von zubereiteten Gerichten abgedeckt lagern und rasch verbrauchen.
- Lebensmittel, die gekühlt werden sollen, möglichst weit vor Ablauf des **Mindesthaltbarkeitsdatums** und nur in kleineren Mengen kaufen. Geöffnete Packungen rasch verwerten.
- **Handhygiene** beachten! Händewaschen mit warmem Wasser und Seife, bevor und nachdem mit Fleisch, Gemüse, Salat und anderen möglicherweise besiedelten Materialien gearbeitet wurde. Ganz besonders ist Händewaschen nach einem Toilettenbesuch, nach Kontakt mit Geld und mit Haaren sinnvoll.
- **Küchenhygiene:** Arbeitsflächen sauber halten und Spülbecken regelmäßig reinigen. Spültücher, -bürsten und Handtücher regelmäßig austauschen. Handtücher und Spültücher in der Waschmaschine und Spülbürsten in der Spülmaschine – jeweils bei mindestens 60 °C – reinigen.
- **Getrennte Arbeitsflächen**, z. B. Küchenbretter, für Fleisch, rohes Gemüse und für verzehrfertige Speisen. Auf eine glatte Oberfläche achten, weil sich in Kerben und Rissen auch nach der Reinigung noch Bakterien nachweisen lassen.
- **Messer und Geräte** sorgfältig reinigen, bevor andere Lebensmittel damit bearbeitet werden.
- Bei der Entnahme von Lebensmitteln aus geöffneten Verpackungen sauberes Besteck verwenden.
- **Kopfsalat** enthält ungewaschen 10 000 bis 1 Million Bakterien pro cm^2, darunter können sich auch Listerien „verstecken". Durch kräftiges Waschen kann die Anzahl der Bakterien auf 1 000 bis 100 000 Keime pro cm^2 gesenkt werden, wodurch auch die Infektion mit Listerien unwahrscheinlich wird.
- Speisen sorgfältig **erhitzen**. Listerien werden bei Temperaturen oberhalb von 70 °C (also z. B. beim Kochen, Braten und Pasteurisieren) abgetötet, wenn diese Temperatur auch im Inneren des Lebensmittels mindestens zwei Minuten lang erreicht wird. Bei dicken Fleischstücken sollte die Temperatur mit einem Bratenthermometer kontrolliert werden. Das Fleisch sollte auch im Inneren grau und nicht mehr rot oder rosa sein.
- Lebensmittel, insbesondere vakuumverpackte Lebensmittel, sollten möglichst zügig nach dem Einkauf und weit vor Ablauf der angegebenen Mindesthaltbarkeit verbraucht werden. Vakuumverpackung und Kühlschranklagerung schützen nicht, wie bei anderen Lebensmittelinfektionserregern, vor einer Vermehrung der Listerien. Im Gegenteil, bei **langen Lagerzeiten** kann es hierdurch zu einer selektiven Vermehrung der Listerien kommen (Robert-Koch-Institut 2012).
- Wenn **erhitzte Speisen** nicht gleich verzehrt werden, sollten sie möglichst rasch heruntergekühlt und bald im Kühlschrank aufbewahrt werden.

⚠ Generell sollten Schwangere zum Schutz vor Listeriose und anderen lebensmittelbedingten Infektionen keine rohen tierischen Lebensmittel essen.

Dazu gehören rohes oder nicht durchgebratenes Fleisch, Rohwurst (z. B. Salami, Teewurst) und Rohschinken, roher Fisch und rohe Meerestiere, Rohmilch, rohe Eier sowie daraus hergestellte, nicht ausreichend erhitzte Lebensmittel. Auch Weichkäse und Räucherfisch sollten gemieden werden (Koletzko et al. 2012).

Lebensmittellisten mit „erlaubten" und „verbotenen" Lebensmitteln in Hinblick auf die Listeriose änderten sich in den vergangenen Jahren mehrfach aufgrund neuer Untersuchungsergebnisse. Für die Beratung ist es daher wichtig, sich aktuelle Aufstellungen zu besorgen und ggf. der Schwangeren an die Hand zu geben. Ausführliche und abgesicherte Zusammenstellungen gibt es z. B. beim aid infodienst und beim Bundesinstitut für Risikobewertung (BfR):

- Die Kompaktinfo „Schützen Sie sich vor Lebensmittelinfektionen in der Schwangerschaft" des Netzwerks Gesund ins Leben kann kostenlos heruntergeladen werden unter www.aid.de/shop
- „Schutz vor lebensmittelbedingten Infektionen mit Listerien" des BfR unter www.bfr.bund.de

10.15
Toxoplasmose

Toxoplasmose wird durch den Einzeller Toxoplasma gondii ausgelöst. Etwa 50 % der Bevölkerung tragen den Erreger in sich. Die Körperabwehr reicht normalerweise aus, um klinische Symptome abzuwenden. Sinkt die Abwehrkraft (z. B. bei Aids oder einer Behandlung mit immununterdrückenden Medikamenten), kann es zu einer Reaktivierung der Infektion mit klinischen Symptomen kommen.

Symptome der Toxoplasmose
- Lymphknotenschwellung, Müdigkeit, Abgeschlagenheit, Kopfschmerzen, Bauchbeschwerden, manchmal Hauterscheinungen (Verwechslung mit grippalem Infekt möglich! Bei uncharakteristischer Symptomatik kann die Diagnose nur serologisch gestellt werden).
- In sehr seltenen Fällen (vor allem bei Kleinkindern) komplizierte Verläufe mit Herzmuskel-, Lungen-, Gehirn- und Augenentzündungen.
- Bei Menschen mit geringer Abwehrkraft können lebensbedrohliche Krankheitsbilder auftreten.

Die **Erstinfektion einer Schwangeren** kann zur Fehlgeburt, Absterben der Frucht, Totgeburt oder Schädigung des Ungeborenen wie Wasserkopf, zu große Leber oder Entzündung der Netzhaut führen. Der Erreger vermehrt sich in etwa 50 % der Fälle in der Plazenta und infiziert das Kind. Dem Robert-Koch-Institut werden pro Jahr etwa 10–40 Fälle von konnataler Toxoplasmose gemeldet. Eine früh einsetzende Therapie kann die **kindliche Infektion (angeborene/konnatale Toxoplasmose)** und Symptomatik um rund die Hälfte senken. Bei Schwangeren mit bereits vorhandenen Antikörpern besteht kein Wiederholungsrisiko der Infektion und somit keine Gefahr für das Ungeborene.

Ein Test auf Toxoplasmose-Antikörper sollte während der Schwangerschaft mehrmals durchgeführt werden. Das Robert-Koch-Institut empfiehlt den Test zu Beginn jeder Schwangerschaft anzuwenden und ihn alle 8–10 Wochen zu wiederholen.

Der Erreger wird durch infizierte Katzen bzw. deren Kot übertragen. Weit häufiger kommt es allerdings zu einer Übertragung durch unzureichend gewaschene Beeren und Gemüse sowie rohes Fleisch. Die einzige Prophylaxe besteht darin, den Kontakt mit möglichen Überträgern zu vermeiden.

10 – Schwangerschaftsbeschwerden

> **Tipps zur Toxoplasmose-Vorbeugung für Schwangere**
>
> Grundsätzlich gelten dieselben Empfehlungen wie bei der Vorbeugung der Listeriose (s. Kap. 10.14). **Kochen, Braten oder Pasteurisieren** tötet Toxoplasmen ab. Bei einer Temperatur von über 70 °C sterben innerhalb von ein bis zwei Minuten auch Dauerstadien in Gewebezysten ab. Diese Temperatur muss aber gleichmäßig im ganzen Produkt erreicht werden. Ein kurzes Erhitzen in der Mikrowelle eignet sich nicht, um Toxoplasmen abzutöten.
>
> **Weitere Maßnahmen:**
> - Gründliches Händewaschen, vor allem nach der Berührung von rohem Fleisch und Gemüse.
> - Hygiene in der Küche und beim Vor- und Zubereiten von Speisen.
> - Gründliches Händewaschen nach der Gartenarbeit bzw. nach dem Kontakt mit Erde etc., zur Sicherheit Handschuhe tragen.
> - Nur Fleisch verzehren, das ausreichend erhitzt und durchgegart wurde. Bereits ein Abschmecken noch roher Fleischspeisen reicht für eine Übertragung aus.
> - Vorsicht ist generell bei rohen Lebensmitteln geboten. Beeren, Gemüse und Salat gründlich waschen!
> - Gründliches Händewaschen nach Kontakt mit Katzen, zu engen Kontakt vermeiden. Die Katzentoilette sollte täglich mit heißem Wasser – aber möglichst nicht von der Schwangeren – gesäubert werden, damit Vorstadien der Erreger nicht heranreifen und ansteckend werden können.

10.16
Phenylketonurie (PKU)

Phenylketonurie (PKU) ist eine autosomalrezessiv vererbte, angeborene Stoffwechselstörung. Sie betrifft den Abbau von Aminosäuren, den Grundbausteinen der Eiweiße. Wird die Erkrankung nicht behandelt, führt sie zu schwerer geistiger Behinderung. Wird die Krankheit frühzeitig erkannt und behandelt, ist hingegen eine normale Entwicklung mit normaler Lebenserwartung möglich.

Die **Ernährungstherapie** besteht in einer – dem Alter und dem individuellen Bedarf angepassten – drastischen Reduzierung der Phenylalaninzufuhr mit der Nahrung. Der Bedarf für den körpereigenen Aufbau von Eiweiß muss gedeckt, darf aber nicht überschritten werden. Die meisten Lebensmittel enthalten weitaus mehr Phenylalanin, als der Körper benötigt. **Industriell gefertigte Spezialprodukte** und -eiweißmischungen für Phenylketonurie-Patienten ersetzen deshalb weitgehend die normalen eiweißreichen Lebensmittel. Die eiweißarme, phenylalaninkontrollierte Kost sollte möglichst lebenslang (mindestens bis zur Pubertät) und unter enger Kontrolle durchgeführt werden.

Wird eine Frau mit Phenylketonurie schwanger, ist eine gewissenhafte Einstellung und Diätführung unbedingt erforderlich! Die **mütterliche Phenylketonurie**, die nicht behandelt oder nicht optimal eingestellt ist, bewirkt eine Schädigung des Ungeborenen. Das Ausmaß dieser Schädigung korreliert eng mit dem mütterlichen Phenylalaninspiegel kurz vor (!) und während der Schwangerschaft. Dies ist besonders deshalb zu beachten, weil die Phenylalaninkonzentration im fetalen Blut (auch bei Gesunden) 1,5- bis 2-mal höher liegt als die mütterliche. Ursache hierfür ist das noch unreife fetale Enzymsystem. Als Folge bewirken relativ kleine Phenylalaninschwankungen der Mutter größere Schwankungen beim Fetus.

Die Wahrscheinlichkeit für eine PKU-Patientin, ein (erblich) an PKU erkranktes Kind zu gebären, ist aufgrund des autosomal rezessiven Erbgangs gering. Umgekehrt ist aber für ein primär gesundes Kind das Risiko, während der Schwangerschaft einen Schaden davonzutragen, durch einen zu hohen Phenylalaninspiegel der Mutter sehr hoch.

> ⚠ Eine medizinische Überwachung, eine gewissenhafte Einstellung und eine Diätführung der Mutter vor und während der Schwangerschaft verhindern eine Schädigung des Embryos bzw. Fetus. Das gesunde Kind ist aber ein heterozygoter Merkmalsträger.

Eine PKU-Patientin mit Kinderwunsch sollte die Schwangerschaft gut planen und vorbereiten, um eine Gehirnschädigung des Kindes in der Frühschwangerschaft zu vermeiden. Um kindliche Phenylalaninwerte sicher unter 4 mg/dl zu halten, ist es notwendig, den mütterlichen Spiegel unter 2 mg/dl einzustellen – und zwar bereits vor und während der gesamten Schwangerschaft. Auf strikte Diät und häufige Phenylalaninkontrollen darf zu keinem Zeitpunkt verzichtet werden!

Grundsätze einer phenylalaninkontrollierten Diät

- Vollständiger Verzicht auf eiweißreiche Lebensmittel (Fleisch, Wurst, Milch, Käse, Eier, Hülsenfrüchte, herkömmliche Back- und Teigwaren etc.).
- Verzehr berechneter und abgewogener Mengen von Lebensmitteln mit einem geringen Eiweißgehalt (Obst, Gemüse, Blattsalate, Kartoffeln, Pflanzenmargarine, Konfitüre, Honig), um den geringen Bedarf an Phenylalanin zu decken.
- Ersatz von Nahrungseiweiß durch spezielle phenylalaninfreie Produkte und Präparate.
- Vorsicht: Der Süßstoff Aspartam enthält Phenylalanin und ist daher für PKU-Patientinnen ungeeignet!

11 Nikotin-, Alkohol- und Drogenkonsum in der Schwangerschaft

Was haben Rauchen, Alkohol- und Drogenkonsum mit Ernährungsberatung zu tun? Wenn es auch zunächst fraglich erscheinen mag, so wird es bei näherem Hinsehen plausibel, dass eine Ernährungsberaterin bzw. eine beratende Hebamme auch den Gebrauch oder möglichen Missbrauch von Genussmitteln und Drogen in die Beratung mit einbezieht. So können gewisse Zusammenhänge zwischen Nikotin-, Alkohol- und Drogenkonsum auf der einen und Ernährungsgewohnheiten und der allgemeinen Lebensführung auf der anderen Seite angenommen werden. Außerdem haben Schwangere, die rauchen, einen noch höheren Bedarf an bestimmten Nährstoffen.

11.1 Rauchen in der Schwangerschaft

Schwangere sollten nicht rauchen und sich nicht in Räumen aufhalten, in denen geraucht wird oder wurde. So klar wird es in den Handlungsempfehlungen des Netzwerks „Gesund ins Leben" ausgedrückt. Mütterliches Rauchen und Passivrauchen bedingen eine Vielzahl schädigender Einflüsse auf Embryo und Fetus, den Verlauf der Schwangerschaft, das Neugeborene und die weiteren Lebensjahre des Kindes.

✅ **Die wichtigsten Folgen des Rauchens**

Vor der Schwangerschaft:
- beim Mann: reduziert die Anzahl lebensfähiger Spermien und verschlechtert deren Qualität
- bei der Frau: ungünstige Beeinflussung des weiblichen Zyklus, verminderte Fruchtbarkeit (die Chance für Raucherinnen auf eine erfolgreiche Durchführung der künstlichen Befruchtung ist deutlich geringer als bei abstinenten Frauen)

In der Schwangerschaft/beim Kind:
- erhöhte Fehlgeburtenrate, vorzeitigen Plazentalösungen und Fehlbildungen
- geringeres Geburtsgewicht, erhöhtes Risiko für eine Frühgeburt
- Unterentwicklung des Kindes im Mutterleib
- schlechtere Gehirnentwicklung
- Schädigung der Atemwege
- erhöhtes Allergie- und Asthma-Risiko
- geringere Lungenkapazität (auch) in späteren Jahren
- erhöhtes Risiko einer späteren Hyperaktivität
- erhöhtes Risiko für den „plötzlichen Kindstod"
- erhöhtes Krebsrisiko
- erhöhtes Risiko für späteres Übergewicht

Allgemeine Auswirkungen:
- unmittelbare Schädigung der Lunge
- Beschleunigung des Pulses
- Verengung der Gefäße mit daraus resultierendem Blutdruckanstieg
- erhöhtes Risiko für das Entstehen von Herz-Kreislauf-Erkrankungen, Herzinfarkt, Schlaganfall
- verminderter Appetit
- erhöhter Grundumsatz („Rauchen macht schlank")
- schlechtere Ausnutzung von und erhöhter Bedarf an Nährstoffen
- oxidativer Stress, Zellschädigung durch freie Radikale
- erhöhtes Krebsrisiko
- angeregte Verdauung durch Reizung der Darmnerven

„Raucherinnen haben andere Ernährungsgewohnheiten als Nichtraucherinnen". Auch wenn diese Aussage nicht pauschal für alle Raucherinnen gültig ist, haben Untersuchungen doch gewisse Zusammenhänge zwischen dem Rauchen und Ernährungsgewohnheiten ausgemacht. So nehmen Raucherinnen tendenziell weniger Getreideprodukte, Gemüse und Früchte zu sich, dafür konsumieren sie mehr Fleisch, Fett, Alkohol und Kaffee. Deshalb ist häufig eine geringe bis **ungenügende Versorgung mit wichtigen Nährstoffen** (besonders Vitamin A, C, E und Folat, Eisen, Kalzium) und anderen Nahrungsinhaltsstoffen zu verzeichnen.

Demgegenüber steht ein **erhöhter Bedarf** von Rauchern an bestimmten Nährstoffen. Man geht z. B. davon aus, dass Raucher die doppelte Menge an Vitamin C benötigen, um einen Versorgungsstatus zu erreichen, der dem von Nichtrauchern entspricht. Darüber hinaus senkt Rauchen die im Körper verfügbaren Mengen an Beta-Carotin, Vitamin D, Folat und Vitamin B_{12}. Es beeinträchtigt die Umwandlung von Vitamin B_6 in seine aktive Form. Auch verstärkt Rauchen den Verlust von Mineralstoffen in den Knochen. Weiterhin beeinflusst Rauchen die Blutfett- und Cholesterinwerte (erhöhte Werte sind wichtige Risikofaktoren für Herzinfarkt und Schlaganfall).

Eine vollwertige Ernährung mit einer **ausreichenden Zufuhr von Antioxidantien** (Vitamin A, C und E, Zink und Selen) kann natürlich nicht annähernd die negativen Folgen des Rauchens wettmachen, aber wenigstens die sowieso schwierigere Ausgangslage des Ungeborenen verbessern. Insbesondere der Verzehr von reichlich Gemüse, Salat, Hülsenfrüchten, hochwertigem Pflanzenöl und Vollkornprodukten sollte der Schwangeren nahegebracht werden. Eine einfühlsame Beratung und Führung ist wichtig. Erfahrungen (Stoll 1998) haben gezeigt, dass es mit einer kompetenten individuellen Ernährungsberatung gelingt, bei Raucherinnen das Bewusstsein für eine auf die optimale Entwicklung des Kindes ausgerichtete Kost zu wecken.

Ziel der Beratung sollte es aber sein, dass sich die Frauen und ihre Partner über diesen Einstieg das Rauchen abgewöhnen. Frauenärzte, Hebammen und andere Multiplikatoren sollten die werdenden Eltern explizit und wiederholt auf den Zigarettenkonsum ansprechen, zu Entwöhnungsmaßnahmen motivieren und darauf hinweisen, dass eine Schwangerschaft eine gute Gelegenheit ist, mit dem Rauchen aufzuhören. Die Handlungsempfehlungen verweisen in diesem Zusammenhang auf Materialien auch speziell für Schwangere und für Multiplikatoren, die schwangere Frauen beraten (www.rauchfrei-info.de).

11.2 Alkohol in der Schwangerschaft

❗ Schwangere sollten Alkohol meiden. Am sichersten ist es, in der Schwangerschaft gar keinen Alkohol zu trinken.

Ein Alkoholkonsum der Mutter während der Schwangerschaft ist eine der häufigsten Ursachen für eine Verzögerung der geistigen Entwicklung bei Kindern. Fast 90 % der Kinder mit einem Alkoholschaden sind minderbegabt, die meisten von ihnen haben später einen besonderen Förderbedarf. Schwer alkoholgeschädigte Kinder können bereits bei der Geburt oder erst in der späteren Entwicklung einen zu kleinen Kopf haben. Diese Kinder hinken häufig nicht nur einer altersgemäßen Entwicklung hinterher, sondern sind auch übererregbar und hyperaktiv, fallen durch Muskelschwäche und unkoordinierte Bewegungen – häufig vergesellschaftet mit einem Krampfleiden – auf. Beim so genannten fetalen Alkoholkonsum kommen weitere Auffälligkeiten hinzu.

Doch der übermäßige und suchtmäßige Alkoholkonsum ist nur die Spitze eines Eisberges. Ebenfalls problematisch ist das mäßige Trinken.

ℹ Hintergrund
Auch ein mäßiger Alkoholkonsum schadet!
Selbst ein mäßiger Alkoholkonsum in der Schwangerschaft kann Veränderungen im Gehirn des Kindes hervorrufen, die ihm später das Lernen und Erinnern erschweren. Wissenschaftliche Untersuchungen kamen zu dem Ergebnis, dass nicht einmal bei einem Konsum von einem alkoholischen Getränk pro Tag (entsprechend 14 g Alkohol am Tag) eine Schädigung des Kindes sicher ausgeschlossen werden kann.

Da sämtliche Organ- und Zellsysteme des Menschen durch Alkohol geschädigt oder in ihrer Funktion beeinträchtigt werden können, kann auch der Verzehr von kleinen Mengen schwerwiegende Folgen haben. Dass die Empfehlungen für Schwangere zum Teil sehr unterschiedlich ausfallen, liegt daran, dass sich zwischen der täglich konsumierten Menge Alkohol und dem Schweregrad der kindlichen Schädigung keine feste Beziehung ableiten lässt (Frauen, die wenig Alkohol tranken, brachten zum Teil schwer geschädigte

Kinder zur Welt, während manche viel und exzessiv trinkende Mutter von einem gesunden oder „nur" leicht geschädigten Kind entbunden wurde). Vermutlich reagieren Organismen – wie auch bei anderen Folgen des Alkoholkonsums wie der Leberzirrhose – unterschiedlich empfindlich.

Deshalb sollten Frauen, um ganz sicher zu gehen, während der Schwangerschaft den „**Nullkonsum**" anstreben. Vor allem vom chronischen Konsum (auch kleiner Mengen) sowie von einzelnen Episoden mit hoher Alkoholaufnahme ist unbedingt abzuraten!

Auf der anderen Seite muss keine Schwangere, die einmalig ein Glas Sekt getrunken hat, in großer Sorge um ihr Kind sein. Auch der Schwangeren, die während der Frühschwangerschaft, als sie noch nichts von ihrer Schwangerschaft wusste, geringe Alkoholmengen konsumiert hat, sollte die Sorge genommen werden. Das Risiko einer Schädigung ihres Kindes ist gering, sofern sie während des weiteren Verlaufs der Schwangerschaft auf alkoholische Getränke verzichtet.

Sekundäreffekte wie eine nicht bedarfsgerechte Ernährungsweise und die Beeinträchtigung von Resorption, Verwertung und Stoffwechsel von Nährstoffen durch den Alkohol sind bei schwangeren Frauen, die Alkohol konsumieren, wie bei den Raucherinnen zu berücksichtigen. In besonders schwierigen Fällen ist der Alkoholgebrauch vergesellschaftet mit dem Konsum von anderen Drogen, Medikamenten oder Zigaretten.

Bei alkoholabhängigen Frauen sollte eine Entwöhnung vom Alkohol unbedingt vor dem Eintritt einer Schwangerschaft stattfinden und im Verlauf der Schwangerschaft eine strenge Abstinenz erreicht werden. Eine Unterstützung von Suchtexperten ist in solchen Fällen angezeigt. Adressen von Anlaufstellen s. Anhang, Kap. 21.4.

Leider besteht selten die Möglichkeit, alkoholabhängige Frauen vor Beginn einer Schwangerschaft zu beraten. Ist eine alkoholkranke Frau bereits schwanger, ist die Situation extrem schwierig und ungünstig für Mutter und Kind. An der regelmäßigen Schwangerenvorsorge nehmen manche dieser Frauen unter Umständen gar nicht teil, so dass Hebammen häufig erst in einem fortgeschrittenen Stadium der Schwangerschaft Kontakt zu ihnen bekommen. Es erfordert eine enorme Beobachtungsgabe und eine sehr behutsame Gesprächsführung, um Zugang zu den betroffenen Frauen zu bekommen und im Rahmen des Möglichen noch ein wenig Gutes bewirken zu können.

11.3
Drogen in der Schwangerschaft

Drogen aller Art, z. B. Cannabis (Marihuana), Kokain, Heroin oder Ecstasy, können den Embryo oder Fetus massiv schädigen. Drogenmissbrauch kann zu Entwicklungsstörungen, Fehlgeburt, Frühgeburt, niedrigem Geburtsgewicht und Totgeburt führen. In den ersten zwölf Wochen der Schwangerschaft, während der Entwicklung der Organe, besteht ein besonders hohes Schädigungsrisiko.

Manche Neugeborenen sind schon bei der Geburt drogenabhängig und leiden unter schweren Entzugserscheinungen wie Zittern, Krampfanfällen, Schlafstörungen (solche Entzugssymptome sind noch Monate nach der Geburt möglich). Selbst Neugeborene, deren Mütter an einem Methadonprogramm teilnehmen, leiden unter Entzugserscheinungen.

Auch beim Drogenkonsum spielt die **mangelhafte Ernährung** eine zentrale Rolle. Bei drogenabhängigen Frauen bestehen in der Regel erhebliche Defizite in der Zufuhr essenzieller Nährstoffe. Die Beratungsproblematik ist hier ähnlich wie bei den alkoholabhängigen Frauen. Dennoch sollte nichts unversucht bleiben, die Situation für Mutter und Kind zu entschärfen und zu verbessern. Adressen von Anlaufstellen s. Anhang, Kap. 21.4. So hat sich gezeigt, dass Frauen, die während der Schwangerschaft an einem Drogenrehabilitationsprogramm teilnehmen, gesündere Kinder zur Welt bringen.

12 Allergieprävention in der Schwangerschaft

12.1 Allergierisiko des Kindes

Allergien sind häufig „familiär bedingt", denn die Veranlagung zu allergischen Erkrankungen wie Neurodermitis, Asthma, Heuschnupfen und Lebensmittelallergien ist vererbbar. Man spricht in diesen Fällen auch von **atopischen Erkrankungen**. Diese haben in den letzten Jahrzehnten deutlich zugenommen [Muche-Borowski et al. 2009].

Das Risiko eines Kindes, allergisch zu erkranken, ist umso größer, je mehr Familienmitglieder (Eltern, Geschwister) bereits an einer Allergie leiden. Ein **besonders hohes Allergierisiko (60–80 %)** haben Kinder, wenn beide Eltern die gleiche atopische Erkrankung haben oder hatten (Bergmann et al. 1993). Eine Ausnahme sind Kontaktallergien (z. B. auf nickelhaltigen Schmuck), hier besteht kein erhöhtes Allergierisiko für das Kind.

! Kinder, bei denen mindestens ein Elternteil oder ein Geschwister unter einer der oben genannten atopischen Erkrankungen gelitten hat oder noch leidet, werden als **Risikokinder** bezeichnet.

Im Rahmen der Familienanamnese lassen sich Atopie-Risikokinder mithilfe des **„Allergie-Risiko-Checks"** – eines Flyers des Nationalen Aktionsplans gegen Allergien der Bundesregierung – so früh wie möglich identifizieren. Werdende Eltern können hiermit das Allergierisiko ihres Kindes besser einschätzen, sinnvolle Maßnahmen zur Vorbeugung ergreifen und sich persönlich informieren [BMELV, aid 2009].

Angeboren ist primär die Veranlagung und nicht die allergische Erkrankung selbst. Außerdem lässt sich der starke Anstieg allergischer Erkrankungen in den letzten zwei bis drei Generationen nicht allein durch die genetische Disposition erklären. Deshalb bedarf es noch anderer Faktoren zur Manifestation atopischer Erkrankungen. So spielt besonders das Zeitfenster der ersten vier Lebensmonate bei Säuglingen eine besondere Rolle bei der allergischen Prägung. **Stillen** in diesem Zeitraum ist die beste Präventionsmaßnahme.

! Die beste Allergievorbeugung beginnt nach der Geburt, indem die Mutter ihr Kind über 4 volle Monate ausschließlich stillt [Muche-Borowski et al. 2009].

Außerdem konnten verschiedene **Triggerfaktoren** (z. B. Exposition gegenüber Tabakrauch und Luftschadstoffen) ermittelt werden, die die Bereitschaft für die Entwicklung allergischer Erkrankungen fördern. Der frühe Kontakt mit bestimmten Bakterien scheint dagegen für ein frühkindliches Training zur Verhinderung von Allergien von Bedeutung zu sein („Hygiene-Hypothese") [Ring et al. 2010, Weißbuch Allergie in Deutschland].

12.2 Leitlinie Allergieprävention

2004 wurde die erste Leitlinie zur Allergieprävention von führenden allergologischen Fachgesellschaften vorgestellt [Borowski, Schäfer 2005]. Aus den vorhandenen Studien ließ sich zu dieser Zeit nur die Allergenvermeidung als sinnvollste Präventionsmaßnahme ableiten. Aufgrund der heute verfügbaren wissenschaftlichen Daten fand jedoch ein Paradigmenwechsel statt: Allergiepräventionsmaßnahmen, die in der evidenzbasierten und aktualisierten „Leitlinie Allergieprävention" von 2009 verankert sind, gehen deutlich in Richtung **Toleranzentwicklung** durch frühe Auseinandersetzung mit potenziellen Allergenen (s. a. Kap. 19). Allerdings wurde bereits 2004 keine mütterliche Diät mehr empfohlen, da das Risiko einer Mangelernährung von Mutter und Kind deutlich schwerer wiegt als das Allergierisiko (Körner 2011, Muche-Borowski et al. 2009).

Um praxisnahe Empfehlungen zu erhalten, hat der wissenschaftliche Beirat des **Netzwerks Junge Familie "Gesund ins Leben"** (s. Kap. 3) aus der Leitlinie Handlungsfelder und -empfehlungen für die Allergieprävention abgeleitet, die im Folgenden sowie im Kapitel 20 ausführlicher erläutert werden [aid infodienst 2010, Muche-Borowski et al. 2009, Koletzko et al. 2010, Koletzko et al. 2012].

12 – Allergieprävention in der Schwangerschaft

> **⚠ Praxis**
> **Handlungsfelder der Allergieprävention**
> 1. **Förderung von Schutzfaktoren**
>   - in der Ernährung der Mutter
>   - in der Ernährung des Säuglings
>
> 2. **Vermeidung von Umweltfaktoren**
>   - Aktiv- und Passivrauchexposition (besonders in der Schwangerschaft)
>   - schimmelpilzförderndes Innenraumklima
>   - Luftschadstoffe
>
> 3. **Vermeidung von Tierhaltung**
>   - Felltragende Haustiere, insbesondere Katzen (gilt nur für Risikokinder)

12.3 Vorbeugende Maßnahmen in der Schwangerschaft

Manchmal wird Schwangeren noch empfohlen, zur Allergieprävention ihres Kindes während der Schwangerschaft eine allergenarme Diät einzuhalten. Hierbei wird auf Lebensmittel verzichtet, die erfahrungsgemäß häufig Allergien auslösen (wie Milch, Ei, Weizen, Soja, Fisch und Nüsse). Es gibt bisher keinerlei wissenschaftlich gesicherte Belege, dass eine allergenarme Diät der Schwangeren das Risiko einer späteren Allergie des Kindes verringert.

Im Gegenteil: **Fisch** (insbesondere fettreiche Sorten) in der mütterlichen Ernährung während der Schwangerschaft und der Stillzeit schützt wahrscheinlich das Kind vor atopischen Erkrankungen [Muche-Borowski et al. 2009]. Verantwortlich sind die langkettigen Omega-3-Fettsäuren DHA und EPA in fettreichem Seefisch. Empfohlen werden Lachs, Hering und Makrele, nicht jedoch Thunfisch und Schwertfisch, da Letztere eine höhere Schadstoffbelastung aufweisen können (s. Kap. 8.8) [Koletzko et al. 2010].

Für die Mutter birgt dagegen der Verzicht auf wichtige Lebensmittel wie z. B. Milch und Milchprodukte sowie Fisch die Gefahr eines Nährstoffmangels, der sich nachteilig auf ihre Gesundheit und die des Kindes auswirken kann. Die werdende Mutter sollte deshalb vor allem hinsichtlich einer **ausgewogenen und abwechslungsreichen Ernährung** beraten werden. Hierzu zählen

- ausreichend Getränke, ein regelmäßiger Verzehr von Gemüse, Obst, Vollkornprodukten, fettarmer Milch und Milchprodukte, magerem Fleisch und (fettreichen) Seefischen (s. Kap. 9),
- bereits vor der Schwangerschaft Normalgewicht anzustreben und nicht mehr als 10 bis 16 kg in der Schwangerschaft zuzunehmen (s. Kap. 2 und 5),
- die Versorgung mit kritischen Nährstoffen, insbesondere Folsäure und Jod, durch Supplemente sicherzustellen (s. Kap. 7).

> **❗ Keine allergenarme Diät in der Schwangerschaft!**

Das Meiden bestimmter Lebensmittel in der Ernährung der Schwangeren hat keinen Nutzen für eine Allergieprävention beim Kind. Eine vollwertige Ernährung ist die wichtigste Grundlage für die Gesundheit von Mutter und Kind und kann bereits in der Schwangerschaft das Allergierisiko verringern [Koletzko et al. 2012].

Schwangere, die selbst unter einer **Lebensmittelallergie** leiden, müssen die betreffenden Lebensmittel natürlich auch weiterhin meiden.

Neben einer vollwertigen Ernährung der Schwangeren sind „Nichtrauchen" sowie das Vermeiden der Exposition gegenüber Umweltschadstoffen und der Verzicht auf eine Katzenhaltung sinnvolle allergiepräventive Maßnahmen:

12.3.1 Nicht rauchen

Schwangere sollten auf jeden Fall das Rauchen aufgeben, denn das ungeborene Kind raucht mit (s. Kap. 11.1). Auch der Partner und andere Personen wie Großeltern, Freunde, Babysitter sollten in Gegenwart von Mutter und Kind nicht mehr rauchen. Rauchen begünstigt u. a. das Risiko für Fehl- und Frühgeburten. Für das werdende Kind bedeutet Mitrauchen außerdem ein gravierendes Risiko für die Entwicklung atopischer Erkrankungen [Muche-Borowski et al. 2009, Koletzko et al. 2012].

12.3.2 Tipps für die Einrichtung des zukünftigen Kinderzimmers

Bereits in der Schwangerschaft ist es sinnvoll, Umweltfaktoren zu vermeiden, die einen ungünstigen Einfluss auf das Allergierisiko haben. Allerdings ist es aufgrund der aktuellen Datenlage nicht mehr nötig, die **Hausstaubmilbenbelastung** im Sinne der Primärprävention zu reduzieren, indem spezielle milbendichte Matratzenüberzüge (Encasings) angeschafft oder Plüschtiere vorübergehend ins Tiefkühlfach gelegt werden.

Sinnvolle Maßnahmen sind:

- **Innenraumschadstoffe vermeiden**, denn frisch gestrichene Räume und neue Möbel können Schadstoffe wie Lösungsmittel und Formaldehyd in die Luft des Kinderzimmers freisetzen, die das Risiko für atopische Erkrankungen, insbesondere Asthma erhöhen können. Beim Einkauf ist deshalb auf wasserlösliche Farben mit keinen oder wenig Lösungsmitteln (Ökolabel) und schadstoffarme Möbel, z. B. aus Massivholz, zu achten, auch lösungsmittelhaltige Lacke sind zu vermeiden. Die Renovierung des zukünftigen Kinderzimmers sollte möglichst lange vor der Geburt abgeschlossen sein, damit Möbel und Zimmer ausreichend auslüften konnten.
- **Das Kinderzimmer sollte nicht an einer viel befahrenen Straße liegen:** Dadurch lässt sich die Wirkung der Kfz-bedingten Emissionen verringern, welche mit einem erhöhtem Risiko für atopische Erkrankungen, insbesondere Asthma, verbunden sind.
- **Vermeiden von Schimmel und Feuchtigkeit:** Schimmelpilzwachstum wird durch zu hohe Luftfeuchtigkeit und mangelnde Lüftung begünstigt. Deshalb ist darauf zu achten, Wohnräume nicht zu überheizen und das Kinderzimmer mindestens zweimal am Tag für 10 Minuten bei offenem Fenster (kein Kippfenster) zu lüften. Möbel sind so aufzustellen, dass sie etwas Abstand zur Wand haben.
- **Bei Risikokindern auf Katzenhaltung verzichten und keine felltragenden Haustiere anschaffen:** Wenn die Schwangere oder ein anderes Familienmitglied an einer Allergie leiden, sollte die Anschaffung oder Haltung eines felltragenden Haustieres, insbesondere einer Katze, gut überlegt sein. Es reicht nicht aus, die Katze aus dem Kinderzimmer fernzuhalten, da die Allergene leicht mit einem Luftzug oder der Kleidung aus anderen Räumen hineingetragen werden [Heutelbeck 2005]. Die Haltung eines Hundes hat wahrscheinlich keinen negativen Einfluss auf das Allergierisiko des Kindes [aid infodienst 2010, Körner 2011, Muche-Borowski et al. 2009].

12.4 Besonderheiten bei Schwangeren mit Lebensmittelallergien

Eine **Lebensmittelallergie** ist eine Überreaktion des Immunsystems auf normalerweise harmlose Eiweißbestandteile in Lebensmitteln. Dieser „Fehlalarm" führt zu einer vermehrten Bildung spezifischer Antikörper vom Typ IgE (Immunglobulin E), die der Arzt durch Haut- und Bluttests nachweisen kann. Entwickelt sich zum Beispiel eine Erdnussallergie, so bildet der Allergiker IgE-Antikörper gegen bestimmte Allergene in der Erdnuss. Diese „**Sensibilisierung**" ist der Grundstein für eine allergische Reaktion, es treten jedoch noch keine Beschwerden auf.

Erst durch den wiederholten Verzehr des Lebensmittelallergens (in diesem Beispiel Erdnusseiweiß) kommt es plötzlich und direkt nach dem Verzehr zu einer (Sofort-)**Reaktion** zwischen dem Allergen und den früher gebildeten Antikörpern. Manchmal genügen dann schon allerkleinste Mengen des betreffenden Lebensmittels, um eine schwere allergische Reaktion auszulösen. In seltenen Fällen handelt es sich bei einer Lebensmittelallergie um eine T-Lymphozyten-vermittelte Spätreaktion. Diese ist nur zuverlässig über eine Nahrungsmittelprovokation nachzuweisen [Körner und Schareina 2010].

Leidet die Schwangere selbst unter einer Lebensmittelallergie, ist die so genannte **Allergenkarenz** die wichtigste Grundlage der Therapie. Das bedeutet, dass die allergieauslösenden Lebensmittel konsequent vom Speiseplan gestrichen werden müssen. Entscheidende Voraussetzung für die Durchführung einer entsprechenden Ernährungstherapie ist die sichere **Diagnose** einer Lebensmittelallergie durch einen allergologisch erfahrenen

12 – Allergieprävention in der Schwangerschaft

Arzt. Denn nicht jede Unverträglichkeit eines Lebensmittels ist eine Allergie. So können Durchfälle nach einer Mahlzeit die Folge einer Magen-Darm-Infektion, einer entzündlichen Darmerkrankung (z. B. Colitis ulcerosa) oder eines Mangels an bestimmten Verdauungsenzymen (z. B. des Milchzucker spaltenden Enzyms Laktase) sein.

Empfehlungen für eine allgemeingültige **„Allergiediät"** gibt es nicht! Je nach dem Ausmaß der Symptome, der allergenen Potenz und der Art der Verarbeitung des unverträglichen Lebensmittels und nicht zuletzt je nach den Ernährungsgewohnheiten der Betroffenen resultieren **individuell unterschiedliche Empfehlungen.** Die praktische Umsetzung der Ernährungstherapie von Lebensmittelallergien in der Ernährungsberatung ist ausführlich in Körner und Schareina 2010 beschrieben.

Konkrete Hinweise für die Schwangere, wo ihre „Allergene" vorkommen und wie sie diese erkennt, erfordern die Kenntnis der aktuellen Gesetze zur **Allergenkennzeichnung und Zusammensetzung einzelner Produkte**.

- Eine wichtige Orientierung zur Vermeidung von Lebensmittelallergenen ist das **Zutatenverzeichnis**. Seit November 2005 sind aufgrund von Änderungen in der europäischen Gesetzgebung bestimmte Auslöser von Lebensmittelallergien und -unverträglichkeiten grundsätzlich im Zutatenverzeichnis von verpackten Lebensmitteln aufzuführen, wenn sie wissentlich während der Herstellung des Lebensmittels verwendet wurden. Das gilt auch für ihre Erzeugnisse, wenn sie im Endprodukt, auch in veränderter Form, enthalten sind (z. B. Emulgator Lezithin [Soja]). Die im Zutatenverzeichnis (s. unten) aufgeführten Lebensmittel sind auch dann zu deklarieren, wenn sie nur als Trägerstoff für Aromen, z. B. „Aroma (mit Weizengluten)", oder als Lösungsmittel, z. B. „Vitamin E (enthält Erdnussöl)", verwendet wurden. Eine Nennung ist nur dann nicht erforderlich, wenn die betreffende Zutat in der Verkehrsbezeichnung genannt wird (z. B. Sojadrink, Erdnussbutter) oder sie nachgewiesenermaßen keine Unverträglichkeitssymptome auslösen kann (z. B. Maltodextrine auf Weizenbasis, vollständig raffiniertes Sojabohnenöl und -fett).

🛈 Zutatenverzeichnis
Liste der "allergenen" Zutaten, die nach Richtlinie 2003/89/EG und 2006/142/13 EG im Zutatenverzeichnis aufzuführen sind:
 – Glutenhaltiges Getreide, d. h. Weizen, Roggen, Gerste, Hafer, Dinkel, Kamut oder Hybridstämme davon
 – Krebstiere und Weichtiere
 – Eier
 – Fisch
 – Erdnüsse
 – Soja
 – Lupine
 – Milch (einschließlich Laktose)
 – Schalenfrüchte, d. h. Cashewnuss, Haselnuss, Macadamianuss, Mandel, Paranuss, Pecannuss, Pistazie, Queenslandnuss, Walnuss
 – Sellerie
 – Senf
 – Sesamsamen
 – Schwefeldioxid und Sulfite (ab 10 mg pro Kilogramm oder Liter)

(Europäische Union 2003 und 2006)

- Wenn die Schwangere selbst auf kleinste Mengen eines Lebensmittelallergens reagiert, bietet die Allergenkennzeichnung jedoch keine 100-prozentige Garantie dafür, dass auch wirklich alles, was im Produkt steckt, im Zutatenverzeichnis steht. So können während des Herstellungsprozesses **Allergenspuren** unbeabsichtigt in Produkte gelangen, die laut Rezeptur frei von diesen Allergenen sind. Zum Beispiel können Spuren von Nüssen in einer Vollmilchschokolade enthalten sein, wenn die gleiche Produktionsanlage zuvor zur Herstellung einer Nussschokolade verwendet wurde. Diese so genannten Kreuzkontaminationen fallen nicht unter die neue Allergenkennzeichnung. Viele Hersteller weisen deshalb freiwillig auf einen möglichen Allergengehalt ihrer Produkte hin, z. B. durch den Warnhinweis auf einer Schokolade „kann Spuren von Erdnüssen und Nüssen enthalten".
- Da Hersteller jederzeit die Zusammensetzung ihrer Produkte ändern können, sollten Schwangere mit Lebensmittelallergien **bei jedem Einkauf** das Zutatenverzeichnis erneut lesen.

- Alle im Zutatenverzeichnis zu nennenden Auslöser von Nahrungsmittelallergien und -unverträglichkeiten müssen zukünftig bei **loser Ware** wie Wurstaufschnitt vom Metzger oder Brot- und Backwaren vom Bäcker und Speisen des „**Außer-Haus-Verzehrs**" (z. B. in Restaurants, Kantinen, Mensen) ebenfalls gekennzeichnet werden. Die neue EU-Lebensmittelinformationsverordnung gilt seit dem 12. 12. 2011. Mit einer Übergangsfrist von 3 Jahren ist die neue Gesetzgebung **spätestens ab 13. Dezember 2014** für alle Lebensmittelhersteller in Europa verpflichtend [Europäische Union 2011, Körner und Schareina 2010].

Solange jedoch die jetzigen Lebensmittelgesetze noch keine hundertprozentige Informationssicherheit bieten, sollten besonders **Schwangere mit hochgradigen und lebensbedrohlichen Lebensmittelallergien** im Zweifel auf Produkte unbekannter Zusammensetzung verzichten (z. B. diverse Wurstsorten bei Gewürzallergien oder Schokolade bei Erdnussallergie) oder beim Hersteller zuverlässige Informationen einholen. Die Ernährungstherapie von Schwangeren mit Lebensmittelallergien erfordert sehr **spezielle Ernährungskenntnisse**:

- Prinzipiell kann jedes Lebensmittel bzw. können dessen Inhaltsstoffe eine Allergie auslösen. Die allergene Potenz der einzelnen Lebensmittel ist jedoch unterschiedlich. So können bei **Erwachsenen** besonders einzelne **Obstsorten** (z. B. Banane, Dattel, Mango) sowie **Krustentiere, Sellerie, Soja und (Erd-)Nüsse** zu lebensbedrohlichen Sofortreaktionen führen [Hompes et al. 2010, Körner und Schareina 2010].
- **Rohe** und **unverarbeitete Lebensmittel** bergen ein höheres Allergierisiko als zubereitete oder industriell verarbeitete, denn Verarbeitungsprozesse wie beispielsweise Erhitzung schwächen die allergene Potenz vieler Lebensmittelallergene ab. So haben manche mit Frühblüherpollen verwandte **Früchte und Gemüsesorten** eine geringe allergene Potenz. Diese Kreuzallergene wirken nur im rohen Zustand, gekocht werden sie oftmals vertragen (Beispiele: Apfel, Karotte, Kartoffel, Kohl).
- Eine **Kuhmilchallergie** bei Erwachsenen ist äußerst selten, meist verbirgt sich in diesem Alter hinter der Kuhmilchunverträglichkeit eine Laktoseintoleranz. Auf keinen Fall sollte eine Schwangere ohne gesicherte Diagnose auf sämtliche Milch- und Milchprodukte verzichten. Eine ausreichende Kalziumversorgung ist dann nicht mehr gesichert. Zwar enthalten einige Gemüsearten, Samen und Kräuter etwas Kalzium, doch reichen diese Mengen nicht aus.

Es wird deshalb empfohlen, die Beratung von Schwangeren mit Lebensmittelallergien durch eine entsprechend spezialisierte Ernährungsfachkraft zu begleiten. Adressen s. Anhang, Kap. 21.2.

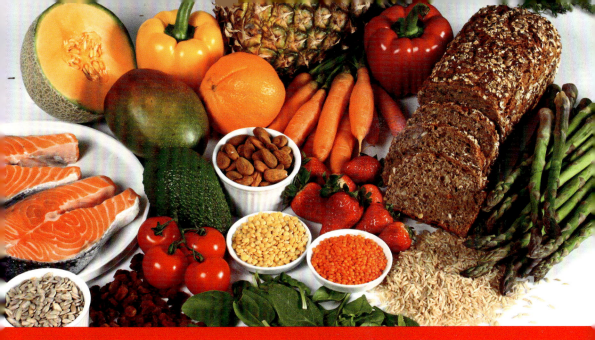

Teil 3
Ernährungsberatung in der Stillzeit

13	Einfluss der Beratung auf die Stillbereitschaft und Stillfrequenz	123
14	Die Zusammensetzung der Muttermilch	126
15	Die Ernährung der stillenden Mutter	129
16	Stillberatung in besonderen Situationen	134
17	Säuglings- und andere „Milch"-Nahrungen	137
18	Einführung von Beikost	141
19	Ernährung allergiegefährdeter Säuglinge	147

13 Einfluss der Beratung auf die Stillbereitschaft und Stillfrequenz

❗ **Ausschließliches Stillen des Kindes bis zum Beginn des 5.–7. Lebensmonats ist die denkbar beste Grundlage für die Entwicklung eines Kindes. Jede (auch noch so kurze) Stillzeit bringt Vorteile für Mutter und Kind.**

Der Beratung der Schwangeren (zur Vorbereitung auf die Stillzeit) und Stillenden kommt deshalb eine besondere Bedeutung zu.

13.1 Stillraten

Verschiedene Untersuchungen zeigen, dass rund 90 % der Mütter nach der Geburt mit dem Stillen beginnen. Innerhalb der ersten 6–8 Wochen nach der Geburt fällt die Stillrate jedoch deutlich ab. Das heißt, dass Mütter vor allem in dieser sensiblen Phase Beratung und Unterstützung brauchen. Die Zahl der Mütter, die mit dem Stillen aufhören bzw. mit dem Zufüttern von Muttermilchersatznahrung beginnen, ist in diesen Wochen besonders hoch. Ausschließliches Stillen, mindestens bis zum Beginn des fünften Monats, ist ebenso wenig selbstverständlich wie das Weiterstillen bei der Einführung der Beikost (Gesund ins Leben 2012).

13.2 Einflussfaktoren auf das Stillen

Faktoren, die einen Einfluss darauf haben, ob eine Frau mit dem Stillen beginnt oder nicht, sind häufig mit demografischen Daten verknüpft.
- **Alter:** Insbesondere jüngere Schwangere unter 25 Jahren beginnen seltener mit dem Stillen.
- **Schulbildung:** Frauen mit geringerer Schulbildung entscheiden sich tendenziell häufiger gegen das Stillen.
- **Soziales Milieu:** Schwangere aus einem sozial schwachen Milieu beginnen seltener oder stillen weniger lange.
- **Rauchen:** Raucherinnen beginnen seltener oder stillen weniger lange. Gleichzeitig sind Schwangere aus einem sozial schwachen Milieu öfter unter 25 Jahre alt und Raucherinnen.
- **Stillabsicht der Mutter:** Hat eine Frau schon vor der Geburt die Absicht zu stillen, wird sie dies in den meisten Fällen auch umsetzen.
- **Selbstvertrauen der Mutter**: Je selbstbewusster die Mutter ist, desto eher traut sie sich das Stillen zu.
- **Einstellung des Partners** zum Stillen: Steht der Partner dem Stillen positiv gegenüber, erhöht sich die Wahrscheinlichkeit, dass die Mutter mit dem Stillen beginnt, und umgekehrt.
- **Anfangsbedingungen** nach der Geburt: Die Möglichkeit des 24-Stunden-Rooming-in fördert das Stillen. Stillprobleme in den ersten 14 Tagen und frühes Zufüttern wirken sich negativ auf die Stillbereitschaft aus.

Eine Studie in Berlin befasste sich mit den Gründen für das Nicht-Stillen oder für das Abstillen. Frauen, die gar nicht mit dem Stillen beginnen wollten oder unentschlossen waren, begründeten dies überwiegend mit früheren Stillproblemen oder mit der Vermutung, dass Stillen zu anstrengend sei. Von diesen Frauen begannen 17 % trotzdem mit dem Stillen. Frauen, die gar nicht stillten, gaben häufig an, möglichst bald wieder rauchen, Alkohol oder Kaffee trinken zu wollen (Weißenborn 2009).

Der am häufigsten (27 % bis 29 %) genannte Grund für ein vorzeitiges Abstillen sowohl nach zwei als auch nach 4–6 Monaten war das Gefühl der Mütter, ihre Milch reiche nicht mehr aus. Darüber hinaus wurden Gründe angeführt, die mit dem Befinden der Mutter, des Kindes oder dem Umfeld von Mutter und Kind zusammenhingen:
- **Mutter**: Brustentzündung, gesundheitliche Probleme
- **Kind**: hat die Brust verweigert, war „trinkfaul"
- **Umfeld**: keine Zeit zum Stillen, zu viel Stress, Mutter wollte wieder berufstätig sein.

Eine primäre absolut ungenügende Milchproduktion ist nach den Untersuchungen selten. Vielmehr sind die Ursachen einer ungenügenden Milchmenge meist in fehlenden Kompetenzen zu suchen und mit einer guten Betreuung und Stillberatung behebbar (Weißenborn 2009, Gesund ins Leben 2012).

13.3 Argumente für das Stillen

Die Auflistung der Vorteile des Stillens beeindruckt viele werdende und junge Mütter (und Väter!) und ist häufig eine gute Grundlage dafür, Frauen zum Stillen zu motivieren.

Dennoch sollte der Schwangeren nicht vermittelt werden, dass ausschließlich das Stillen ihrem Kind eine optimale Ernährung ermöglicht und dass automatisch eine „ungünstige" oder gar „schlechte" Situation für ihr Kind entsteht, wenn nicht gestillt wird. Die junge Mutter muss wissen, dass auch Muttermilchersatznahrungen (s. Kap. 17) heutzutage der Muttermilch in der Zusammensetzung sehr nahe kommen und dass ihr Kind sich damit gesund entwickeln kann. Auch durch die Flaschenfütterung ist liebevolle Zuwendung und der Aufbau einer guten Mutter-Kind-Beziehung möglich.

Falls die Muttermilchmenge im 1. Lebenshalbjahr – trotz Unterstützung durch eine Hebamme oder Stillberaterin – tatsächlich nicht ausreicht, muss deshalb nicht gleich abgestillt werden. Eine **„Zwiemilch-Ernährung"** mit einer „Pre"-Nahrung ist eine gute Möglichkeit, das Kind weiterhin von der Muttermilch profitieren zu lassen. Hierbei sollte immer zuerst gestillt und dann ergänzend zugefüttert werden. Auf diese Weise kann man gut den tatsächlichen Bedarf des Säuglings feststellen.

Es kommt durchaus vor, dass der Säugling kurzzeitig 40 bis 70 ml zusätzlich verlangt, dann aber tage- oder wochenlang wieder mit Muttermilch alleine zufriedengestellt werden kann. ▶ Abb. 13.1 kann als Beratungshilfe dienen.

Auch wenn vor dem fünften Monat **abgestillt** werden muss, sollte zunächst eine Zwiemilchernährung erfolgen. Schrittweise sollte alle zwei bis drei Tage eine Stillmahlzeit durch eine Flaschenmahlzeit mit Säuglingsanfangsnahrung (s. Kap. 17.1) ersetzt werden. So verringert sich die Milchmenge allmählich, und der Säugling hat genug Zeit, sich an die veränderte Ernährung anzupassen.

Eine weitere Untersuchung zeigte, dass Beratungsempfehlungen für die Stillzeit zwar kurzfristig wirksam sind, mittelfristig aber nicht ausreichend umgesetzt werden (DGE info 7/2002). Gerade bei Stillkrisen und Stillproblemen sind unterstützende Maßnahmen für die Mütter wichtig. Eine **individuelle Betreuung durch Hebammen** oder andere Stillexpertinnen ist unabdingbar, um durch gezielte Angebote zur individuellen Stillberatung die Bereitschaft zum Stillen zu erhöhen.

Weitere Informationen stellt das Netzwerk „Gesund ins Leben" auf der Internetseite www.gesund-ins-leben.de zur Verfügung.

> ❗ Erhöhter Beratungsbedarf besteht bei Schwangeren unter 25 Jahren, insbesondere aus einem sozial schwachen Milieu, sowie bei Raucherinnen.
> Die Beratung sollte schon frühzeitig während der Schwangerschaft ansetzen und auch den Partner mit einbeziehen.

Gute Gründe für das Stillen

Für die Mutter:

- Oxytocin bewirkt eine raschere Rückbildung der Gebärmutter.
- Prolaktin spielt über eine Hemmung der Follikelreifung eine Rolle bei der Vorbeugung von Brust- und Eierstockkrebs.
- Muttermilch ist praktisch (keine Zubereitung erforderlich), hygienisch, richtig temperiert und kostet nichts.
- Wenig Schlafunterbrechung: Die Mutter kann das Baby nachts zu sich ins Bett holen und sofort im Liegen stillen, ohne ein Fläschchen zuzubereiten.
- Stillen schadet dem Aussehen der Brust nicht.

Für das Kind:

- Muttermilch ist durch ihre optimale Zusammensetzung die beste Nahrung für den Säugling (grundsätzlich auch bei Frühgeburten).
- Hohe Bioverfügbarkeit der Nährstoffe, minimale Stoffwechselbelastung, gute Verdaulichkeit.
- Eine Überernährung mit Muttermilch ist nicht möglich.
- Nestschutz: Mit der Muttermilch werden verschiedene Antikörper und andere immunologisch wirksame Eiweiße an das Kind weitergegeben, die vor vielen Infektionskrankheiten und Allergien schützen.
- Gestillte Kinder weisen gegenüber nicht gestillten ein geringeres Risiko für die Entstehung von akuten und chronischen Krankheiten auf. Dazu gehören der Plötzliche Kindstod (Sudden Infant Death Syndrome, SIDS), Mittelohrentzündungen, Magen-Darm-Infektionen und Übergewicht im späteren Leben.
- Muttermilch ist von Natur aus allergenarm.
- Der in der Muttermilch enthaltene Wachstumsfaktor für Bifidusbakterien fördert den Aufbau einer günstigen Darmflora.
- Stillen fördert eine bessere Ausbildung des Kiefers.
- Stillen fördert die Mutter-Kind-Beziehung.

▶ **Abb. 13.1** Gute Gründe für das Stillen.

14 Die Zusammensetzung der Muttermilch

In der Regel dauert es ein bis fünf Tage, bis die Milchproduktion nach der Geburt in Gang kommt. Zunächst werden nur geringe Mengen gebildet (etwa 10 ml pro Mahlzeit). Am 2. bis 5. Tag erfolgt dann der Milcheinschuss und die Produktion erhöht sich auf etwa 40 ml pro Mahlzeit. Schließlich pendelt sich eine durchschnittliche Milchmenge von etwa 800 ml pro Tag ein.

Die **Zusammensetzung der Muttermilch** (▶ Tab. 14.1) ändert sich im Laufe der Zeit und ist so an die aktuellen Bedürfnisse des Säuglings angepasst:

- In den ersten Tagen wird das **Kolostrum (Vormilch)** abgegeben. Diese Milch ist reich an Eiweiß und Immunglobulinen. Diese machen die Kinder widerstandsfähiger gegen Infektionskrankheiten.
- Zwischen dem 6. und 10. Tag nach der Geburt wird die **transitorische Milch** bzw. **Übergangsmilch** gebildet. Sie enthält weniger Eiweiß, dafür mehr Kohlenhydrate und Fett.
- Schließlich produzieren die Milchdrüsen **reife Milch**. Sie ist besonders reich an essenziellen Fettsäuren. Im Vergleich zur Kuhmilch enthält sie weniger Eiweiß, dafür mehr Fett.

Die Zusammensetzung der Muttermilch variiert auch während einer Stillmahlzeit. Zu Beginn der Mahlzeit erhält das Kind mit der Milch nur wenig Fett und damit wenig Energie.

Die Milch löscht anfangs hauptsächlich den Durst. Gegen Ende der Mahlzeit ist die Milch dagegen fett- und energiereich und sättigt das Kind. Der Säugling sollte also genug Zeit haben, zunächst an einer Seite zu trinken, bevor zur anderen Brust gewechselt wird.

14.1
Eiweiß

Die geringe Eiweißmenge in reifer Muttermilch reicht für das Wachstum des Kindes im ersten Lebensjahr aus, wenn sie mit Beginn des 5. bis Beginn des 7. Lebensmonats durch Beikost ergänzt wird. Dies liegt an der hohen biologischen Wertigkeit und der leichten Verdaulichkeit des Eiweißes in der Muttermilch. Ein Teil des Proteins ist allerdings unverdaulich und dient nicht der Ernährung (z. B. Immunglobuline, Laktoferrin, Enzyme, Wachstumsfaktoren und Hormone), sondern dem Infektionsschutz und anderen Funktionen.

14.2
Fett

Frauenmilch liefert relativ viel Fett. Der Fettgehalt kann während einer Stillmahlzeit von 1,5 g/dl auf mehr als 6 g/dl zunehmen und steigt im Verlauf der Stillphase an, was dem hohen Energiebedarf des Säuglings entgegenkommt. Die Qualität des Frauenmilchfettes, d. h. der Gehalt an lebensnotwendigen Fettsäuren, ist hoch. Charakteristisch für Frauenmilch ist der im Vergleich zu anderen Säugetiermilchen hohe Anteil **langkettiger mehrfach ungesättigter Fettsäuren**, insbesondere Arachidonsäure (AA) und Docosahexaensäure (DHA). Diese können von jungen Säuglingen nur unzureichend selbst gebildet werden. Sie sind jedoch wichtig, weil sie sich in den ersten Lebensmonaten stark im Zentralnervensystem anreichern und u. a. die Entwicklung des Gehirns günstig beeinflussen.

14.3
Kohlenhydrate

Der Milchzucker (Laktose) ist das charakteristische Kohlenhydrat sowohl der Frauenmilch als auch aller anderen Säugetiermilchen. Bei Frauenmilch liegen aber – im Gegensatz zu den anderen – etwa 10 % der Laktose in Form von Oligosacchariden (Kohlenhydrate, die aus 3 bis 10 Bausteinen zusammengesetzt sind) vor. Diese begünstigen den Aufbau einer speziellen Dickdarmbakterienflora (Bifidusbakterien), die das Wachstum von krank machenden Keimen behindert. Außerdem verhindern die Oligosaccharide selbst das Eindringen von Bakterien.

▶ **Tab. 14.1** Zusammensetzung der verschiedenen Arten der Muttermilch jeweils pro 100 g (Souci/Fachmann/Kraut, 2000).

	Kolostrum (2.–3. Tag)	Übergangsmilch (6.–10. Tag)	reife Milch
Energie (kcal)	56	65	69
Eiweiß (g)	2,6	1,6	1,1
Fett (g)	2,9	3,5	4,0
Kohlenhydrate (g)	4,9	6,6	7,0
Cholesterin (mg)	k. A.	29	25
Natrium (mg)	54	29	13
Kalium (mg)	64	64	47
Kalzium (mg)	29	40	29
Phosphor (mg)	k. A.	18	15
Magnesium (mg)	3	3,5	3
Eisen (µg)	48	40	58
Zink (µg)	k. A.	351	134
Jod (µg)	k. A.	2,4	5
Selen (µg)	1	1	3
Kupfer (µg)	46	54	35
Mangan (ng)	1100	k. A.	712
Vitamin A (µg RÄ)	169	143	69
Vitamin D (ng)	k. A.	k. A.	67
Vitamin E (µg TÄ)	1100	514	278
Vitamin K (ng)	k. A.	k. A.	483
Vitamin C (mg)	k. A.	5,5	6,5
Vitamin B_1 (µg)	10	20	15
Vitamin B_2 (µg)	k. A.	4	38
Vitamin B_6 (µg)	k. A.	k. A.	14
Folsäure (µg)	k. A.	0,5	8,0
Niacin (µg)	k. A.	180	170
Pantothensäure (µg)	k. A.	290	210
Vitamin B_{12} (ng)	k. A.	36	50
Biotin (ng)	k. A.	400	580
Relation			
Eiweiß : Fett : Kohlenhydrate in % der Energiemenge	18 : 47 : 35	10 : 49 : 41	7 : 53 : 39

k. A. = keine Angabe
(BZgA 2001)

14.4
Nährstoffsupplemente im ersten Lebensjahr

Auch wenn die Muttermilch die optimale Nahrung für den Säugling ist: Der Gehalt an **Vitamin D** in der Muttermilch reicht für ein gesundes Wachstum und die sichere Vermeidung von Rachitis nicht aus. Daher bekommen alle Säuglinge (gestillte und nicht gestillte) zusätzlich Vitamin D in Form eines Präparates. Für gesunde, reif geborene Säuglinge wird ab der zweiten Lebenswoche eine Dosierung von täglich 400 bis 500 Internationale Einheiten (I.E.) Vitamin D_3 empfohlen. Damit werden sowohl Mangelerscheinungen als auch eine Überdosierung vermieden.

Der Gehalt an **Fluorid** ist weder in der Mutter- noch in Flaschenmilch ausreichend. Zur Kariesprophylaxe sollten daher Säuglinge zusätzlich Fluorid erhalten (in der Regel 0,25 mg/Tag). Vitamin D und Fluorid werden in der Regel in einer Tablette kombiniert. Die Tablette sollte in einigen Tropfen Wasser auf einem Teelöffel aufgelöst und die Flüssigkeit in den Mund des Säuglings geträufelt werden.

Um einer Blutungsneigung vorzubeugen, bekommen alle Säuglinge 3-mal 2 mg **Vitamin K** als Tropfen bei den Vorsorgeuntersuchungen U1, U2 und U3.

14.5
Unterschiede zu anderen Säugetiermilchen

Keine andere Säugetiermilch entspricht der Zusammensetzung der Frauenmilch: Kuhmilch hat einen dreimal so hohen Eiweiß- und einen niedrigeren Kohlenhydratgehalt. Stutenmilch ist zwar etwas ärmer an Eiweiß als Kuhmilch, enthält aber weniger Fett und damit weniger Energie; Ziegenmilch enthält noch mehr Eiweiß als Kuhmilch und ist arm an Kohlenhydraten und insbesondere an Folat. Darüber hinaus werden die Eiweiße anderer Säugetiermilchen als „fremd" erkannt und sind damit grundsätzlich eher geeignet, Allergien auszulösen.

15 Die Ernährung der stillenden Mutter

15.1 Die wichtigsten Empfehlungen für eine vollwertige Ernährung

Die Ernährung der Stillenden stellt noch höhere Anforderungen als die Ernährung von Schwangeren. Dies hat folgende Gründe:
- Die Zusammensetzung der Muttermilch wird bei einigen Nährstoffen (Jod, Selen, Fluorid, Mangan, Vitamin A, Vitamin B_2, Vitamin B_6, Vitamin B_{12} und Pantothensäure sowie bestimmten Fettsäuren) durch den Ernährungsstatus der Mutter beeinflusst. Eine unzureichende Versorgung geht hier zu Lasten des Kindes.
- Weiterhin geht die Muttermilchproduktion zu Lasten der Mutter, wenn diese nicht optimal ernährt ist. Denn bei den anderen Nährstoffen bleibt die Zusammensetzung der Muttermilch weitgehend konstant („Das Kind nimmt sich, was es braucht!"), und bei Bedarf werden körpereigene Reserven der Mutter abgebaut.

Aus diesen Gründen liegen die Empfehlungen für die **Energie-, Eiweiß-, Vitamin- und Mineralstoffzufuhr** zum Teil deutlich höher als in der Schwangerschaft (▶ Tab. 2.1). Insgesamt entsprechen die Ernährungsempfehlungen für Stillende aber weitgehend den Empfehlungen für Schwangere (s. Kap. 8).

> ⚠ Stillende Frauen sollten abwechslungsreich, ausgewogen und regelmäßig essen.
> Darüber hinaus sollten sie reichlich und regelmäßig trinken, z. B. ein Glas Wasser zu jeder Stillmahlzeit.

Stillende sollten keinesfalls ihre Energiezufuhr zu stark einschränken und **keine Reduktionsdiäten** durchführen. Durch einen zu starken und raschen Abbau des Fettgewebes können Schadstoffe mobilisiert werden, die dann über die Muttermilch das Kind belasten. Auch die Milchbildung kann darunter leiden.

Eine **mäßige Gewichtsabnahme** und ein Abbau von Fettgewebe während der Stillzeit sind normal und brauchen die stillende Mutter nicht zu beunruhigen. Dieser Aspekt sollte in der Beratung angesprochen werden. Einen konkreten Wert für einen akzeptablen Gewichtsverlust gibt es aus Expertensicht nicht. Die Deutsche Gesellschaft für Ernährung (DGE) und das Forschungsinstitut für Kinderernährung (FKE) empfehlen, so viel zu essen, dass das Gewicht gehalten bzw. nur langsam abgenommen wird. Ein Hinweis auf eine zu starke Gewichtsabnahme ist die Unterschreitung des Gewichts, das die Mutter vor der Schwangerschaft hatte (Koletzko 2010).

15.2 Lebensmittelverzehrsmengen

▶ Tab. 15.1 enthält beispielhaft die empfehlenswerten Lebensmittelmengen für stillende Frauen mit unterschiedlicher körperlicher Aktivität. Sie wurden mithilfe des Computerprogramms DGE-PC professionell entsprechend den Referenzwerten für die Nährstoffzufuhr (DGE 2000) berechnet. Die Basis bildete jeweils der durchschnittliche Energiebedarf von 1900 kcal, 2100 kcal bzw. 2400 kcal pro Tag einer erwachsenen, nicht stillenden Frau zuzüglich der notwendigen Zulage für die Stillzeit. Als Energiemehrbedarf in der Stillzeit wurden 530 kcal angesetzt. Dies berücksichtigt die Tatsache, dass in den ersten 4 Monaten die zusätzlich benötigte Energie von 635 kcal zum Teil aus den in der Schwangerschaft angelegten Fettdepots bereitgestellt werden sollte (s. Kap. 2.3). Nach dem 4. Monat werden laut D-A-CH-Referenzwert 525 kcal zusätzlich veranschlagt.

▲ Tab. 15.1 Empfehlenswerte Lebensmittelverzehrsmengen pro Tag für Stillende.

Lebensmittel	Empfehlung für Stillende 2430 kcal/Tag (PAL 1,4¹)	Empfehlung für Stillende 2630 kcal/Tag (PAL 1,6¹)	Empfehlung für Stillende 2930 kcal/Tag (PAL 1,8¹)	Mengenbeispiele
Reichlich				
Getränke 6 + 4 Portionen/Tag	zum Beispiel	zum Beispiel	zum Beispiel	
insgesamt 2,5–3 Liter	4–5 große Gläser Mineralwasser,	4–5 große Gläser Mineralwasser,	4–5 große Gläser Mineralwasser,	1 „großes" Glas = 300 ml
	3 große Gläser bzw. Tassen ungesüßten Kräuter- oder Früchtetee, 1–2 Gläser Fruchtsaftschorle oder Gemüsesaft	3 große Gläser bzw. Tassen ungesüßten Kräuter- oder Früchtetee, 1–2 Gläser Fruchtsaftschorle oder Gemüsesaft	3 große Gläser bzw. Tassen ungesüßten Kräuter- oder Früchtetee, 1–2 Gläser Fruchtsaftschorle oder Gemüsesaft	1 Glas = 200 ml 1 „kleine" Kanne = 500 ml
Brot, Getreide und Beilagen 5 Portionen/Tag	zum Beispiel	zum Beispiel	zum Beispiel	
Brot, Getreide(flocken)	6 Scheiben Brot (davon 2–3 Scheiben Vollkornbrot) (ca. 300 g) oder 5 Scheiben Brot und 50 g Getreideflocken	1 Müsli (50 g) und 4,5 Scheiben Brot (davon 2 Scheiben Vollkornbrot) und 1 Roggenbrötchen (ca. 280 g)	1 Müsli (50 g) und 5 Scheiben Brot (davon 2–3 Scheiben Vollkornbrot) und 1 Roggenbrötchen (ca. 310 g)	1 Scheibe Brot = 40–50 g 1 Brötchen = 50 g 1 EL Müsli oder Haferflocken = 10 g
Kartoffeln, Reis, Nudeln	1 Portion Reis, Nudeln oder Kartoffeln (ca. 320 g gekocht)	1 Portion Reis, Nudeln oder Kartoffeln (ca. 320 g gekocht)	1 Portion Reis, Nudeln oder Kartoffeln (ca. 400 g gekocht)	1 mittelgroße Kartoffel = 80 g 1 EL Reis/Nudeln (gekocht) = 20 g
Gemüse und Obst 4 Portionen/Tag (+ 1 Portion Saft)	zum Beispiel	zum Beispiel	zum Beispiel	
Gemüse	2 Portionen Gemüse gegart, roh und als Blattsalat (ca. 400–500 g)	2 Portionen Gemüse gegart, roh und als Blattsalat (400–500 g)	2 Portionen Gemüse gegart, roh und als Blattsalat (400–500 g)	1 EL Gemüse (gekocht) = 30 g 1 Paprikaschote = 150 g 1 kleine Möhre/Tomate = 50 g
Obst	2 Portionen Obst (ca. 350 g)	2 Portionen Obst (ca. 400 g)	2 Portionen Obst (ca. 400 g)	1 Apfel = 150 g 1 große Banane = 200 g

15.2 Lebensmittelverzehrsmengen

▶ Tab. 15.1 Fortsetzung.

Lebensmittel	Empfehlung für Stillende 2430 kcal/Tag (PAL 1,4[1])	Empfehlung für Stillende 2630 kcal/Tag (PAL 1,6[1])	Empfehlung für Stillende 2930 kcal/Tag (PAL 1,8[1])	Mengenbeispiele
Mäßig				
Milch und Milchprodukte[2]	zum Beispiel	zum Beispiel	zum Beispiel	
3 Portionen/Tag	250 ml fettarme Milch (1,5 % Fett) und 2 Scheiben Käse (30–40 % i.Tr.) und 1 kleiner Joghurt (1,5 % Fett)	250 ml fettarme Milch (1,5 % Fett) und 2 Scheiben Käse (30–40 % i.Tr.) und 1 kleiner Joghurt (1,5 % Fett)	250 ml fettarme Milch (1,5 % Fett) und 2 Scheiben Käse (30–40 % i.Tr.) und 1 Joghurt (1,5 % Fett)	1 Tasse Milch = 150 ml 1 Scheibe Käse = 30 g 1 Becher Joghurt = 150 g
Fleisch, Fisch, Wurst oder Ei				
1 Portion/Tag	pro Woche:	pro Woche:	pro Woche:	
Fleisch, Wurst	Insgesamt ca. 500 g mageres Fleisch und fettarme Wurst	Insgesamt ca. 500 g mageres Fleisch und fettarme Wurst	Insgesamt ca. 500 g mageres Fleisch und fettarme Wurst	1 kleines Schnitzel = 100 g 1 Scheibe Mortadella = 30 g
Fisch	2 Portionen Seefisch (ca. 250 g), davon 1 Portion fettreicher Seefisch (Hering, Makrele, Lachs)	2–3 Portionen Seefisch (ca. 300 g), davon 1–2 Portionen fettreicher Seefisch (Hering, Makrele, Lachs)	2–3 Portionen Seefisch (ca. 300 g), davon 1–2 Portionen fettreicher Seefisch (Hering, Makrele, Lachs)	1 Seelachsfilet = 120 g Fisch (konserve) als Brotbelag = 65 g
Eier	2–3 Stück	2–3 Stück	2–3 Stück	
Sparsam				
Fette und Öle 2 Portionen/Tag	zum Beispiel	zum Beispiel	zum Beispiel	
	2 EL Butter oder Margarine und 2 EL hochwertiges Pflanzenöl (insgesamt ca. 40 g)	2 EL Butter oder Margarine und 2 EL hochwertiges Pflanzenöl (insgesamt ca. 40 g)	2 EL Butter oder Margarine und 2,5 EL hochwertiges Pflanzenöl (insgesamt ca. 45 g)	1 TL Margarine oder Butter = 5 g 1 TL Öl = 5 g 1 EL Öl = 10 g
Süßes und fette Snacks	zum Beispiel			
1 Portion/Tag	1 Stück Obstkuchen oder 4 Vollkornkekse oder 2 Riegel Schokolade oder 2 Kugeln Eiscreme			

[1] Nicht schwangere, nicht stillende Frauen ≥ 25 Jahre < 51 Jahre, je nach körperlicher Aktivität (s. Kap. 1.3) (D-A-CH, 2000)
[2] 100 ml Milch entsprechen in ihrem Kalziumgehalt ca. 15 g (= ½ Scheibe) Schnittkäse oder 30 g Weichkäse

15.3
Häufiger Fehler: einseitige Lebensmittelauswahl

Wenn das Baby da ist, neigen manche frischgebackenen Mütter dazu, ihre eigenen Bedürfnisse zurückzustellen. Das kann sich ungünstig (nicht nur) auf das Stillen auswirken. Die Lebensumstellung, unterbrochener Nachtschlaf und die Anstrengungen der Geburt sind energie- und kräftezehrend. In der Beratung sollte deutlich gemacht werden, dass das Stillen – und letztlich die gesunde Entwicklung des Kindes – nur dann funktionieren kann, wenn die Mutter auch gut für sich selbst sorgt. Dazu gehört, dass sie sich ausgewogen ernährt!

Viele Stillende sind in dem Glauben, sie müssten ihren **Speisezettel einschränken** – aus Sorge, ihr Kind könnte bestimmte Nahrungsinhaltsstoffe nicht vertragen. Wenn das Baby unruhig ist, vermuten sie als Erstes, dass es auf etwas reagiert, das sie selbst gegessen haben. Tatsächlich können die meisten Mütter aber alles essen, was sie möchten, ohne dass die Säuglinge dadurch auffällig reagieren. Im Gegenteil profitieren Mutter und Kind von einer abwechslungsreichen Kost mit einem breiten Nährstoffspektrum. Auch für die Geschmacksbildung des Kindes ist die Auswahl der Speisen wichtig, denn je nach den aufgenommenen Lebensmitteln verändert sich der Geschmack der Muttermilch – ein ideales „Geschmackstraining" für das Kind.

Viele Stillende schränken den Verzehr von **Obst** ein oder verzichten ganz darauf – aus Angst, die Fruchtsäuren (insbesondere aus Zitrusfrüchten) könnten beim Säugling **Wundsein** verursachen. Ein solcher Zusammenhang wurde in wissenschaftlichen Untersuchungen jedoch bisher nicht bestätigt. Manche stillende Mutter erzielt allerdings eine Besserung des Wundseins, nachdem sie bestimmte Obstarten weggelassen hat – dies muss im Einzelfall „ausgetestet" werden. Ein genereller Verzicht auf Obst oder bestimmte Obstarten ist jedenfalls nicht sinnvoll, zumal Obst wertvolle Nährstoffe und sekundäre Pflanzenstoffe liefert.

Ein „vorbeugender Verzicht" auf bestimmte Lebensmittel, um beim Kind Allergien zu verhindern, ist nicht sinnvoll.

> **Empfehlung für die Beratungspraxis**
> **Diese Lebensmittel sollten Stillende meiden:**
> - Leber, Niere, Wild v. a. von älteren Tieren (Anreicherung von Schadstoffen)
> - ungereinigte pflanzliche Lebensmittel (z. B. Essen von Beeren direkt vom Strauch, ungewaschener Salat)
> - langlebige Raubfische wie Thunfische, Haie (Anreicherung von Rückständen in der Nahrungskette)
> - übermäßig geräucherte und gegrillte Produkte (da beim Bräunungsprozess Schadstoffe bzw. gesundheitsschädliche Substanzen entstehen können).

Das **Koffein**, das in zwei bis drei Tassen Kaffee pro Tag enthalten ist, verursacht bei den meisten Säuglingen keine Probleme. Bei empfindlicheren Kindern zeigt sich allerdings eine anregende Wirkung. Koffein ist auch in schwarzem und grünem Tee, manchen Eistees, Colagetränken, Energydrinks, Mixgetränken und einigen Medikamenten (z. B. Schmerzmittel) vorhanden.

Alkohol geht in die Muttermilch über. Deshalb sollten Stillende Alkohol meiden. Allenfalls bei besonderen Anlässen ist eine kleine Menge (z. B. ein kleines Glas Wein, Bier oder Sekt) tolerierbar, doch sollte dies nicht unmittelbar vor einer Stillmahlzeit aufgenommen werden. Am besten ist es natürlich, ganz auf Alkohol zu verzichten.

Die Belastung der Umwelt mit **Schadstoffen** konnte in den vergangenen Jahren durch veränderte Produktions- und Anwendungsvorschriften, technische Maßnahmen zur Emissionsminderung bzw. einen freiwilligen Anwendungsverzicht stark reduziert werden. Die Gehalte an lipophilen (fettlöslichen) und persistenten (schwer abbaubaren) Fremdstoffen wie z. B. Organochlorverbindungen und/oder synthetischen Moschusduftstoffen in der Frauenmilch sind in den letzten Jahren deutlich zurückgegangen. Die vom Säugling beim Stillen aufgenommenen Rückstandsmengen sind aus heutiger Sicht zu gering, um einen gesundheitlichen Effekt zu haben. Deswegen empfehlen Experten heute uneingeschränkt das Stillen. Die Schadstoffsituation stellt heute keine relevante Entscheidungsgrundlage mehr für das Stillen oder die Stilldauer dar (Koletzko 2010, BfR 2011).

15.4 Zusätzliche Maßnahmen zur Förderung der Laktation

Heute ist unbestritten, dass das **erste Anlegen nach der Geburt** von großer Bedeutung für das Gelingen des Stillens ist. Das frühe Anlegen (noch im Kreißsaal) stimuliert die mütterliche Brust stark und setzt eine rasche Milchproduktion in Gang, die eine ausschließliche Ernährung mit Muttermilch schon in den ersten Lebenstagen gewährleistet. Auch aus ernährungsphysiologischer Sicht empfiehlt sich das frühe Anlegen. Das beim ersten Trinken abgegebene **Kolostrum** (Vormilch) ist mengenmäßig exakt auf die geringe Aufnahmefähigkeit des unreifen kindlichen Magens abgestimmt und optimal zusammengesetzt. Vorteilhaft ist auch die stark laxierende (abführende) Wirkung, die dafür sorgt, dass das Mekonium weitgehend und auf natürlichem Weg aus dem Magen-Darm-Trakt ausgeschieden wird.

Untersuchungen haben gezeigt, dass die **Haltung des Partners zum Stillen** einen nicht zu unterschätzenden Einfluss auf die Einstellung der Mutter ausübt (Rasenack 2012). Der werdende bzw. junge Vater sollte also in die Beratung mit einbezogen werden. Eine qualifizierte Beratung, Zuspruch und Ermutigung sollten wenn möglich beiden Elternteilen zuteilwerden – am besten bereits während der Schwangerschaft, aber vor allem während der ersten 6–8 Wochen nach der Geburt.

Aus dem Erfahrungswissen ist überliefert, dass **Tee aus Anis, Kümmel und Fenchel** die Milchbildung fördert, während Salbei eine hemmende Wirkung auf die Milchbildung zugeschrieben wird. Eine spezifische Wirkung von so genannten **Milchbildungstees** ist nicht nachgewiesen. Auf die Menge der abgegebenen Milchmenge haben diese Tees ebenfalls keinen Einfluss. Vorsicht ist geboten für Stillende mit „Heuschnupfen", insbesondere bei einer Allergie gegen Kräuter- bzw. Beifußpollen, denn allergene Bestandteile in Kräutertees aus Anis, Kümmel und Fenchel können zu Unverträglichkeitsreaktionen führen.

> ❗ Bei dem heute allgemein guten Ernährungszustand der Frauen hat die Ernährung praktisch keinen Einfluss auf die Menge der gebildeten Muttermilch.

Eine **ausreichende und regelmäßige Flüssigkeitszufuhr** ist wichtig: Ein Glas Wasser zu jeder Stillmahlzeit sollte die Schwangere in jedem Fall trinken. **Weitere Faktoren** beeinflussen die Laktation positiv wie negativ. Im Mittelpunkt steht der Säugling, der durch das Saugen die Milchbildung und Milchausscheidung steuert. Je öfter und stärker das Kind saugt, desto stärker wird die Milchbildung in Gang gesetzt. Unangenehme Gefühle wie Ärger, Hektik, Stress und Angst sowie Unsicherheit, mangelndes Vertrauen in die eigene Stillfähigkeit, Leistungsdruck, Verkrampfung etc. sind Faktoren, die den Milchfluss eindämmen können. Eine ruhige Umgebung ist unabdingbar für ein erfolgreiches Stillen.

Entgegen früherer Meinung ist ein bestimmter **Mahlzeitenrhythmus** nicht erforderlich bzw. nicht förderlich für die Laktation. Es gibt keine allgemein gültige Regel, wie häufig und wie lange ein Kind gestillt werden sollte. Manche Mütter sind verunsichert, wenn das Kind z. B. abends in kürzeren Abständen trinken möchte als tagsüber. Dieses gehäufte Trinken ist aber kein Anzeichen dafür, dass die Milchmenge nicht ausreicht.

Treten im Alter von etwa zwei bis drei Wochen, mit sechs Wochen und mit drei Monaten **Wachstumsschübe** auf, die mit einem erhöhten Appetit einhergehen, sind viele Mütter ebenfalls besorgt. Es sollte ihnen vermittelt werden, dass sich die Milchmenge automatisch der zunehmenden Nachfrage anpasst, wenn sie sich besonders viel Zeit für das Stillen nehmen, das Kind häufiger anlegen und auf keinen Fall mit der Flasche zufüttern.

16 Stillberatung in besonderen Situationen

16.1 Prophylaxe von Blähungen beim Kind

Während der ersten drei bis fünf Lebensmonate leiden etwa 10 bis 20 % der Säuglinge unter den so genannten „Dreimonatskoliken". Da die Ursachen hierfür bisher unbekannt sind, ist eine gezielte Behandlung nicht möglich.

Das Meiden von bestimmten Lebensmitteln mit der Absicht, Blähungen beim Kind zu verhindern, gilt mittlerweile als überholt. Neue Forschungsergebnisse deuten darauf hin, dass es keinen Zusammenhang zwischen dem Konsum von landläufig als „blähend" bewerteten Speisen wie Kohl, Zwiebeln und Hülsenfrüchten durch die Mutter und Verdauungsproblemen beim gestillten Säugling gibt. Manche Mütter machen hingegen die Erfahrung, dass ihr Kind nach dem Verzehr bestimmter Speisen verstärkt unter Blähungen leidet. In solchen Einzelfällen kann es durchaus sinnvoll sein, einzelne Lebensmittel zu meiden. Es sollte aber zunächst überprüft werden, ob diese tatsächlich der Auslöser für Unpässlichkeiten sind. Denn auch Stress der Mutter oder eine Überforderung des Kindes durch äußere Reize kann die Ursache für Blähungen und Schreien sein. Eine generelle Empfehlung, bestimmte Lebensmittel zu meiden, ist nicht sinnvoll.

> ❗ **Als Faustregel gilt: Die stillende Mutter sollte alles essen, was sie selbst gut verträgt. Hat sie mit einigen Gemüsen oder Hülsenfrüchten selber ein Verdauungsproblem, oder beobachtet sie bei ihrem Säugling wiederholt Blähungen, sollte sie diese versuchsweise eine Weile weglassen.**

💊 Tipps zur Vermeidung von Blähungen beim Kind

- Darauf achten, dass das Baby nicht zu hastig und zu schnell trinkt. Es schluckt sonst zu viel Luft.
- Das Kind sollte nicht kurzzeitig an beiden Brüsten angelegt werden, sondern zuerst eine Brust leer trinken. Grund ist die veränderte Zusammensetzung der Muttermilch während des Trinkens: Zuerst enthält sie relativ viel Milchzucker (der mithilfe von Darmbakterien in Gase umgewandelt wird), später mehr Fett.
- Manchen Kindern hilft eine aufrechte Position beim Trinken, weniger Luft zu schlucken.
- Das Aufstoßen nach der Mahlzeit oder auch zwischendurch ist wichtig. Bei manchen Kindern erfordert es etwas Geduld, aber die Geduld lohnt sich!
- Das Kind soll beim Trinken die Brustwarze ganz in den Mund nehmen.
- Überstimulation des Kindes vermeiden. Bewusst „Ruhetage" einlegen, ohne Hektik, Termine und große Veränderungen.

16.2 Abpumpen von Muttermilch

Es gibt verschiedene Gründe, Muttermilch abzupumpen, z. B. im Rahmen von Berufstätigkeit oder Freizeitaktivitäten, bei Frühgeborenen oder in anderen besonderen Situationen. Junge Eltern haben oft einen großen Informationsbedarf hinsichtlich der verschiedenen Pumpenmodelle und Qualitäten der Pumpen. Eine rechtzeitige qualifizierte Beratung durch die Hebamme kann helfen, Misserfolge beim Abpumpen zu verhindern, und die Mutter auch in schwierigen Situationen dabei unterstützen, ihr Kind von der Muttermilch profitieren zu lassen.

⚠ Tipps für den Umgang mit abgepumpter Muttermilch

- Vor dem Abpumpen sollte die Mutter ihre **Hände** gründlich mit Seife waschen.
- Ähnlich wie beim Stillen sollte sie sich **Zeit nehmen** und an einem ruhigen Ort eine bequeme Position einnehmen.
- Verwendbar sind **Hand-Milchpumpen oder elektrische Milchpumpen**. Die Stillende sollte hinsichtlich der Auswahl für ihren Zweck gut beraten werden. Muttermilch lässt sich mit einer speziellen „Massagetechnik" auch von Hand ausstreichen.
- Im Anschluss an das Abpumpen oder Ausstreichen sollte die Muttermilch in ein sauberes Gefäß gefüllt und im **Kühl- oder Tiefkühlschrank** gelagert werden. Im Kühlschrank hält sich die Milch bei 4 bis 6 °C (z. B. im unteren Bereich des Kühlschranks auf der Glasplatte) bis zu 72 Stunden, im Tiefkühlschrank bei −20 bis −40 °C bis sechs Monate. Ohne Kühlung hält sich abgepumpte Muttermilch 6–8 Stunden.
- Wenn absehbar ist, dass die Muttermilch nicht innerhalb von drei Tagen verfüttert wird, sollte sie sogleich eingefroren werden.
- Die **Temperatur** im Kühlschrank und im Gefriergerät sollte mit einem Thermometer kontrolliert werden.
- Das **Pumpenset** (Ansatztrichter, Schläuche, Überlaufflasche und Sammelflasche) der Muttermilchpumpe ist nach jedem Gebrauch sorgfältig zu reinigen (mit Spülwasser bürsten und klar nachspülen oder in der Spülmaschine). Sterilisieren ist zu Hause bei gesunden Säuglingen nicht erforderlich.
- Wird die Muttermilch transportiert, ist eine **lückenlose Kühlkette** unbedingt erforderlich (Kühltaschen/Styroporboxen mit Kühlelementen, für längere Strecken Trockeneis).
- Zum **Erwärmen der Muttermilch** ist die Mikrowelle nicht geeignet, weil die Milch hierbei ungleichmäßig erhitzt wird. Temperaturen über 55 °C zerstören außerdem wichtige Schutzstoffe der Muttermilch. Empfehlenswert ist es, die Milch vor dem Füttern unter fließendem warmem Wasser, im Wasserbad oder im Flaschenwärmer auf Trinktemperatur (37 °C) zu erwärmen.
- **Eingefrorene Milch** sollte schonend und langsam (über 24 Stunden) im Kühlschrank aufgetaut werden.
- **Reste einer erwärmten Muttermilchmahlzeit** dürfen nicht weiterverwendet, sondern müssen verworfen werden!

(Quelle: BfR 1998, Netzwerk Gesund ins Leben 2012)

16.3 Stillen von Frühgeborenen

Auch das Stillen von Frühgeborenen ist möglich und wichtig. Zunächst gilt es, einfühlsam auf die besondere Situation der Eltern einzugehen. Viele Mütter sind bei der ersten Begegnung mit ihrem Frühgeborenen dankbar für eine Ermunterung zum Stillen, damit sie etwas für ihr Kind tun können. Sind die Eltern vom Wert der Muttermilchernährung für ihr Kind überzeugt, ist eine wichtige Voraussetzung für eine erfolgreiche Stillbeziehung erfüllt.

Es ist mitunter mühsam, eine Mutter über Wochen oder gar Monate an der Milchpumpe zu motivieren, wenn das Kind noch nicht an der Brust trinken kann. Dann können z. B. die Argumente helfen, dass Muttermilch speziell auf die aktuellen Bedürfnisse ihres Kindes abgestimmt ist, dass Muttermilch ein spezielles Fettsäureprofil hat (s. Kap. 14), dass dieses für die Entwicklung der Augen und des Gehirns wichtig und beinahe identisch mit demjenigen ist, welche ihr Kind über die Plazenta erhalten würde. Wenn das Frühgeborene noch nicht an der Brust trinken kann bzw. eine räumliche Trennung von der Mutter besteht, sollte unbedingt dafür gesorgt werden, dass frisch abgepumpte Milch rasch verfügbar ist. Die abgepumpte Muttermilch wird dem Frühgeborenen dann mit der Flasche oder über eine Sonde gefüttert.

> ❗ Ein Frühgeborenes benötigt 180 bis 220 ml Muttermilch pro kg Körpergewicht, um eine zufriedenstellende Gewichtszunahme von ca. 25 bis 30 g pro Tag zu erreichen (BZgA 2001).

Frühgeborene mit einem Gewicht unter 1000 g haben den höchsten Energiebedarf, vertragen aber häufig über den Magen-Darm-Trakt nur minimale Nahrungsmengen. Jede auch noch so geringe Menge an Kolostrum trägt aber in den ersten Tagen entscheidend zur Darmreifung bei.

Bei der Ernährung von Frühgeborenen unter 1500 g Geburtsgewicht mit Muttermilch ist eine gezielte Supplementierung nach Anweisung der Kinderärzte erforderlich.

16.4
Stillen bei Diabetes mellitus der Mutter

Im Vergleich zur Normalbevölkerung haben Kinder von Müttern mit Typ-1-Diabetes ein stark erhöhtes Risiko, ebenfalls einen Typ-1-Diabetes zu entwickeln. Epidemiologische Untersuchungen lassen vermuten, dass sich dieses Risiko bei gestillten Säuglingen verringert, vor allem bei einer längeren Stilldauer. Die Leitlinie „Diabetes und Schwangerschaft" der Deutschen Diabetes Gesellschaft empfiehlt Müttern mit Diabetes ausdrücklich, zu stillen. Es sollte aber wie in der Schwangerschaft eine optimale Stoffwechseleinstellung erzielt werden. Die Leitlinie der Arbeitsgemeinschaft der Wissenschaftlichen Medizinischen Fachgesellschaften (AWMF) „Betreuung von Neugeborenen diabetischer Mütter" (AWMF-Leitlinien-Register Nr. 024/006) weist ebenfalls auf die Bedeutung des Stillens diabetischer Mütter hin.

Beim Stillen diabetischer Mütter sind einige **Besonderheiten** zu beachten:
- Eine kompetente und einfühlsame **Beratung** bereits während der Schwangerschaft ist besonders wichtig. Obwohl es diabetischen Müttern besonders empfohlen wird, ihr Kind zu stillen, scheint die Stillrate hier niedriger zu sein als bei nichtdiabetischen Müttern.
- Diabetikerinnen sollten ihr Neugeborenes **so früh wie möglich** und häufig anlegen, um die Milchproduktion in Gang zu bringen und eine kontinuierliche Versorgung mit Glukose zu gewährleisten.
- Diabetische Mütter müssen besonders darauf hingewiesen werden, dass sie in der Stillzeit einen **erhöhten Energiebedarf** haben. Eine zu geringe Energiezufuhr führt zu einer ungünstigen Stoffwechsellage der Diabetikerin.
- Ein zu niedriger **Blutglukosespiegel der Mutter** führt zwar nicht zu einem geringen Glukosegehalt der Muttermilch, aber zur Verringerung der Milchproduktion und zur Reduzierung des Milchspendereflexes.
- Diabetikerinnen neigen verstärkt zu **Infektionen** und somit auch zur Entwicklung einer Mastitis. Auch Pilzinfektionen treten bei diabetischen Müttern häufiger auf und sollten frühzeitig erkannt und behandelt werden.

17 Säuglings- und andere „Milch"-Nahrungen

Wenn die Muttermilch trotz aller Bemühungen nicht ausreicht oder die Mutter aus anderen Gründen nicht (mehr) stillen möchte, sind industrielle **Säuglingsnahrungen** der bestmögliche Ersatz für Muttermilch. Hinsichtlich der Zusammensetzung sind sie heutzutage der Muttermilch so weit angepasst, dass sie mindestens bis zum Beginn des 5. und höchstens bis zum Beginn des 7. Monats ohne Beikost gegeben werden können. Außerdem sind sie schadstoffarm und werden laufend kontrolliert.

Die Bezeichnungen der einzelnen Säuglingsnahrungen sind in der Europäischen Union (EU) gesetzlich geregelt. Nach ernährungsphysiologischen und altersbezogenen Kriterien werden hierbei Säuglingsnahrungen in **„Anfangs"- und „Folgenahrungen"** unterteilt (▶ Abb. 17.1). Die gleiche Einteilung gilt auch für so genannte **HA-Nahrungen**, die auf der Basis von teilhydrolysiertem Protein (meist Molkenprotein) hergestellt und als Muttermilchersatz bei allergiegefährdeten Säuglingen empfohlen werden (s. Kap. 19.2). Sofern die Nahrungen auf der Basis von Kuhmilch hergestellt sind, werden sie als **Säuglingsmilchnahrungen** bezeichnet. Ist Sojaeiweiß die Grundlage für die Herstellung der Säuglingsnahrung, wird die Bezeichnung **„Sojanahrung"** verwendet.

Extensiv hydrolysierte Formula, die sowohl zur Therapie von Allergien, je nach Formula auch bei gastrointestinalen Störungen, als auch zur Allergieprävention eingesetzt werden (s. Kap. 19.2), fallen nicht unter die europäische Richtlinie für Säuglingsanfangsnahrungen, sondern werden als so genannte (hypoallergene) Spezialnahrungen eingeordnet. Sie unterliegen damit den gesetzlichen Bestimmungen der FSMP-Richtlinie (FSMP = Food für Special Medical Purposes) für diätetische Indikationen.

17.1 Anfangsnahrungen und Folgenahrungen

Die **Zusammensetzung** von Säuglingsanfangsnahrungen und Folgenahrungen unterliegt den gesetzlichen Regelungen der europäischen Richtlinie 2006/141/EG über Säuglingsmilchnahrungen [Europäische Union 2006] und der Verordnung über diätetische Lebensmittel (Diätverordnung). Letztere setzt die EU-Richtlinie in deutsches Recht um. In der Diätverordnung ist ein Brennwert von Säuglingsanfangsnahrungen mit 60–70 kcal pro 100 ml vorgeschrieben. Da auch Eiweißquellen, Art und Antei-

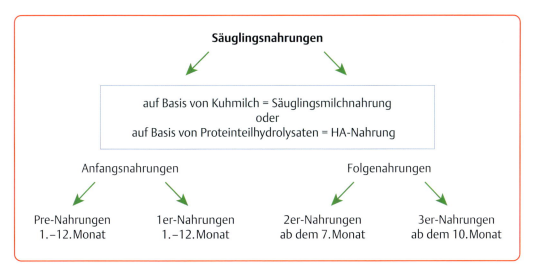

▶ Abb. 17.1 Einteilung der Säuglingsnahrungen.

17 – Säuglings- und andere „Milch"-Nahrungen

▶ **Tab. 17.1** Durchschnittliche Energie- und Nährstoffgehalte in reifer Muttermilch, Anfangs- und Folgenahrungen.

pro 100 ml	Muttermilch	Anfangsnahrung	Folgenahrung
Energie (kcal)	69	60–70	60–70
Eiweiß (g)	1,13	1,8–3 (Kuhmilchprotein und Proteinhydrolysate) 2,25–3 (Sojaproteinisolate)	1,8–3,5 (Kuhmilchprotein) 2,25–3,5 (Proteinhydrolysate und Sojaproteinisolate)
Fett (g)	4,03	4,4–6,0	4,0–6,0
Kohlenhydrate (g)	7,0	9–14	9–14

[Europäische Union 2006]

le der Aminosäuren, Fettsäuren, Kohlenhydrate, Mineralstoffe und Vitamine in Art und Menge vorgeschrieben sind, ist es egal, welche Marke die Eltern wählen, denn die Milchen haben den gleichen Gehalt an Energie und Nährstoffen (▶ Tab. 17.1).

Quelle: Bundesministerium der Justiz: Verordnung über diätetische Lebensmittel (Diätverordnung). www.gesetze-im-internet.de/bundesrecht/di_tv/gesamt.pdf

Säuglingsanfangsnahrungen sind in ihrer Zusammensetzung der Muttermilch weitgehend angepasst und für die alleinige Ernährung bis zur Einführung von Beikost (frühestens zu Beginn des 5., spätestens zu Beginn des 7. Monats) und zusätzlich zur Beikost bis zum Ende des ersten Lebensjahres geeignet [Koletzko et al. 2010].

▶ **Definition**
Säuglingsanfangsnahrungen sind „Lebensmittel, die für die besondere Ernährung von Säuglingen während der ersten Lebensmonate bestimmt sind und für sich allein den Ernährungserfordernissen dieser Säuglinge bis zur Einführung angemessener Beikost entsprechen."
(Europäische Richtlinie 2006/141/EG)

Sie werden in Deutschland aufgrund ihres Kohlenhydratanteils in „Pre"- und „1er"-Nahrungen unterteilt.

Anfangsnahrungen mit der Silbe „Pre" in der Bezeichnung sind der Muttermilch so weit angepasst, dass sie wie Muttermilch
- ab der Geburt gefüttert werden können,
- als Kohlenhydrat nur Milchzucker (Laktose) enthalten,
- ähnlich dünnflüssig sind,
- bei Bedarf gefüttert werden können (sofern die Dosierungsanweisungen des Herstellers eingehalten werden).

Sie sind deshalb von allen Säuglingsnahrungen der beste Muttermilchersatz.

⚠ **Zwiemilchernährung:** Wenn die Mutter noch stillt, aber zufüttern muss, wird ausschließlich „Pre"-Nahrung empfohlen. Auch wenn die Mutter abstillt, sollte sie grundsätzlich eine „Pre"-Nahrung verwenden.

Anfangsnahrungen mit der Ziffer „1" in der Bezeichnung unterscheiden sich von den „Pre"-Nahrungen im Wesentlichen nur in der Zusammensetzung der Kohlenhydrate. Sie enthalten neben Milchzucker auch kleinere Mengen glutenfreie Stärke. Dadurch wird sie dickflüssiger als „Pre"-Nahrung und soll besser sättigen [FKE 2009]. Hier spricht die Werbung gezielt die – meist unbegründeten – Ängste vieler Mütter an, das Kind könne „nicht satt" werden. Einen wissenschaftlichen Beweis gibt es dafür aber nicht.

Folgenahrungen sind überflüssig. Sie haben aufgrund ihrer Zusammensetzung kaum noch Ähnlichkeit mit der Muttermilch. Der neben Laktose und Stärke manchmal noch übliche Zusatz weiterer Kohlenhydrate wie Maltodextrin ist nicht zu empfehlen, da er die Gewöhnung an den süßen Geschmack fördert. Ebenso unnötig ist ein Zusatz von Aromastoffen wie Vanillin, der Geschmacksvorlieben bis ins Erwachsenenalter prägen kann [FKE 2009].

▶ **Definition**
Folgenahrungen sind „Lebensmittel, die für die besondere Ernährung von Säuglingen ab der Einführung einer angemessenen Beikost bestimmt sind und den größten flüssigen Anteil einer nach und nach abwechslungsreicheren Kost für diese Säuglinge darstellen".
(Europäische Richtlinie 2006/141/EG)

Im Gegensatz zu den Anfangsnahrungen eignen sie sich außerdem nicht als Ersatz für Muttermilch **vor** der Beikosteinführung. Alleine reichen sie nicht aus, um den Nährstoffbedarf des Säuglings zu decken. Die häufige Angabe der Hersteller „ab dem 6. Monat" auf der Verpackung führt bei Eltern oft zu Missverständnissen. Die Eltern sollten dahin gehend beraten werden, dass nicht etwa ab dem 6. Monat Folgenahrungen „an der Reihe" oder gar erforderlich sind, sondern dass diese Nahrungen lediglich ein zusätzliches Produktangebot darstellen und sie, wenn überhaupt, dann nur gekoppelt an Beikost verwendet werden dürfen [Koletzko et al. 2010].

> **Praxis**
> Aus ernährungswissenschaftlicher Sicht sind „Pre"-Nahrungen als Muttermilchersatz im gesamten ersten Lebensjahr zu bevorzugen. Nur wenn das Kind wirklich nicht mehr satt wird, sich also die Mahlzeitenhäufigkeit zu sehr erhöht, sollte auf eine 1er-Nahrung gewechselt werden. Eine Umstellung auf Folgenahrung ist überflüssig.

17.2
Selbst hergestellte Säuglings-„Milch"

So vorteilhaft auch später in der Familienernährung selbst gekochte Mahlzeiten gegenüber Fertiggerichten sind, so ist von einer Ernährung des Säuglings mit selbst hergestellter Säuglingsmilch unbedingt abzuraten! Selbst unter Berücksichtigung spezieller Rezepte kann sie die ausgewogene Zusammensetzung einer industriell hergestellten Fertigmilch nicht annähernd erreichen. Außerdem fehlen bei allen selbst zubereiteten Nahrungen die Kontrollen auf Schadstoffbelastungen. Darüber hinaus birgt die Selbstzubereitung ein hohes hygienisches Risiko für Magen-Darm-Infektionen.

Verfechter alternativer Kostformen glauben oft, dass selbst hergestellte **Mischungen auf pflanzlicher Basis** wie Mandel-„Milch", Frischkorn-„Milch", Reis- oder Haferdrink ein besserer Muttermilchersatz seien als industriell hergestellte Säuglingsnahrungen. Diese vegetarischen „Milch"-Nahrungen werden nach unterschiedlichen Rezepturen aus Wasser und Mandeln und/oder Getreide hergestellt. Obwohl sich für diese Produkte die Bezeichnung „Milch" eingebürgert hat, haben sie bis auf die Konsistenz nur wenig mit der Kuhmilch oder gar mit der Muttermilch gemeinsam und dürfen laut Lebensmittelrecht auch nicht als Milch bezeichnet werden. Ihr Nährstoffgehalt entspricht in keiner Weise den Bedürfnissen von Säuglingen. So sind – je nach Rezeptur – viel zu wenig Eiweiß, Vitamine und Mineralstoffe enthalten. Säuglinge, die ausschließlich mit vegetarischer „Milch" ernährt werden, erleiden schwerste Gedeihstörungen.

Außerdem bergen insbesondere „Frischkornmilch" und „Mandelmilch" ein **hohes Allergierisiko**. „Frischkornmilch" ist zudem für Säuglinge schwer verdaulich. Ihr Gehalt an Getreidestärke und Ballaststoffen (Muttermilch ist ballaststofffrei!) überfordert die noch unreifen Verdauungsfunktionen des Säuglings. Ihre Getreideproteine erhöhen zu einem so frühen Fütterungszeitpunkt das Risiko für den Säugling, **an Zöliakie** zu erkranken. Hierbei handelt es sich um eine Unverträglichkeit des Klebereiweißes Gluten (kommt in den Getreidesorten Weizen, Roggen, Hafer, Gerste, Dinkel vor), welches die Darmschleimhaut schädigt und zu Durchfällen und schweren Gedeihstörungen führen kann.

17.3
Ziegen-, Schafs- oder Stutenmilch

Sie werden oft als perfekter Muttermilchersatz beworben. Doch der Nährstoffgehalt entspricht vor allem bei selbst hergestellter Milch nicht den Bedürfnissen des Säuglings. Im Vergleich zu Frauenmilch ist die Menge an Eiweiß und Mineralstoffen viel höher (s. Kap. 14.5), denn Zicklein, Lämmer und Fohlen müssen schneller wachsen als menschliche Säuglinge. Ein Zuviel an Eiweiß belastet jedoch die Niere des Säuglings. Ziegenmilch enthält außerdem zu wenig Folsäure und Vitamin B_{12}.

Auch aus **allergologischer Sicht** muss von der Verwendung von Ziegen-, Schafs- und Stutenmilch abgeraten werden. Viele Kinder entwickeln eine Allergie gegen den Eiweißbestandteil Kasein, der sowohl in Kuhmilch als auch in der Milch anderer Tierarten enthalten ist.

Auch **Fertigmilch auf Ziegenmilchbasis** ist nicht unbedenklich. Sie entspricht weder den gesetzlichen Anforderungen für eine „Säuglingsnahrung" oder „Folgenahrung", noch ist eine bessere Verträglichkeit bei Allergien durch Studien belegt [Koletzko et al. 2010]. Da der Eiweißbestandteil Kasein hitzestabil ist, hat sie eine ebenso hohe allergene Potenz wie unverarbeitete Ziegenmilch.

17.4
Sojanahrungen

Säuglingsnahrungen auf Sojabasis sind frei von jeglichen Kuhmilchbestandteilen und enthalten in der Regel auch **keinen Milchzucker**. Sie werden deshalb u. a. bei Milchzuckerunverträglichkeit eingesetzt. Sie enthalten im Gegensatz zu den oben genannten Mischungen auf pflanzlicher Basis alle wichtigen Nährstoffe und sind damit die geeignetere Alternative zur Muttermilch, wenn die Eltern auf eine rein pflanzliche Ernährung ihres Säuglings bestehen.

Allerdings empfiehlt die Ernährungskommission der Deutschen Gesellschaft für Kinder- und Jugendmedizin und die Ernährungskommission der Schweizerischen Gesellschaft für Pädiatrie (2006), Sojanahrungen nur mit begründeter Indikation einzusetzen, „da Nachteile wegen ihrer Gehalte an Phytat, Aluminium und **Phytoöstrogenen** nicht auszuschließen sind". Für Säuglinge, die nicht oder nur zum Teil gestillt werden, wird deshalb empfohlen, vorzugsweise Säuglingsnahrungen auf der Basis von Kuhmilcheiweiß zu füttern.

Da das Eiweiß der Sojabohne wie jedes körperfremde Eiweiß als **Allergen** wirken kann, sollten Sojanahrungen in den ersten 6 Lebensmonaten grundsätzlich nicht eingesetzt werden (s. Kap. 19.2). Doch auch nach dem ersten Lebenshalbjahr sollten aus den oben genannten Gründen bei einem erhöhten Allergierisiko Säuglingsnahrungen auf der Basis von hydrolysiertem Kuhmilchprotein bzw. bei Säuglingen mit diagnostizierter Kuhmilchallergie extensiv hydrolysierte Formula oder Spezialnahrungen auf der Basis von Aminosäuremischungen die erste Wahl sein.

18 Einführung von Beikost

In den ersten 4 bis 6 Lebensmonaten erhält der Säugling mit Muttermilch oder einer industriell hergestellten Säuglingsflaschennahrung alles, was er für Wachstum und Entwicklung braucht.

▶ **Definition**
Beikost ist die Nahrung, die zur Muttermilch oder Säuglingsflaschennahrung „beigefüttert" wird. Das können Getränke (Säfte, Tee) oder Breie sein.

Der **Beikostbeginn** sollte frühestens ab dem 5. Monat, spätestens mit Beginn des 7. Monats erfolgen (▶ Abb. 18.1). Mit Beginn des 5. Lebensmonats sind Darm und Niere des Säuglings so weit entwickelt, dass Beikost eingeführt werden kann, aber nicht muss! Wann genau der „richtige" Zeitpunkt der Beikosteinführung gekommen ist, ist von Kind zu Kind verschieden. Er sollte von seinem Entwicklungsstand, seiner Gewichtsentwicklung und seiner Fähigkeit, vom Löffel zu essen, abhängig gemacht werden.

Reifezeichen für die Einführung der Beikost:
Der Säugling …
- interessiert sich dafür, was andere Familienmitglieder essen.
- spuckt die Nahrung nicht mehr aus.
- kann selbstständig Essen aufnehmen und in den Mund stecken.

Spätestens zu Beginn des 7. Monats werden jedoch die Eisenreserven des Säuglings knapp, und der steigende Bedarf an Energie- und Nährstoffen muss durch Beikost ergänzt werden. „Milch" allein reicht nun nicht mehr aus.

❗ **Bei allergiegefährdeten Säuglingen ist es besonders wichtig, Beikost im Zeitfenster 5. bis 7. Lebensmonat einzuführen (s. Kap. 19).**

Auch der Saugreflex lässt nun nach, und der Säugling ist in der Lage, vom Löffel zu essen. Jetzt kann nach und nach, d. h. **Monat für Monat**, eine „Milch"-Mahlzeit durch einen Brei ersetzt werden. Zu Beginn jeder Mahlzeit sollte die Mutter zu-

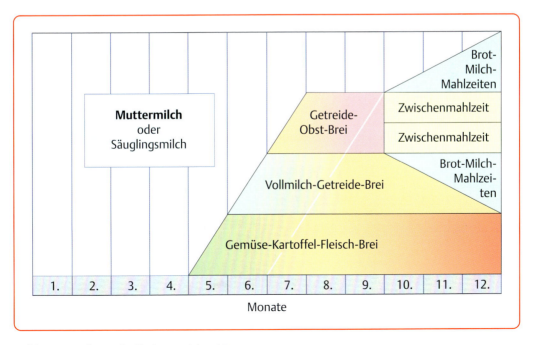

▶ **Abb. 18.1** Ernährungsplan für das erste Lebensjahr
(modifiziert nach Forschungsinstitut für Kinderernährung Dortmund 2012).

18 – Einführung von Beikost

nächst wenige Löffel Brei anbieten, anschließend stillen oder die Flasche geben.

Tag für Tag werden mehr Löffelchen der neuen Breikomponente gefüttert, bis die empfohlene Menge erreicht ist. Um eventuelle Unverträglichkeiten besser erkennen zu können, sollte anfangs pro Woche **nur ein neues Lebensmittel** probiert werden. Ist der erste Brei (Gemüse-Kartoffel-Fleisch-Brei) erst einmal komplett, darf alle 3 bis 4 Tage ein weiteres Lebensmittel hinzukommen.

Details zur Zubereitung der Breie sowie weitere Tipps, z. B. wenn der Säugling den Brei nicht essen will, zum Trinken aus der Tasse oder zur vegetarischen Ernährung von Säuglingen, sind ausführlich im Heft „Ernährung von Säuglingen" des aid infodienst (2010) beschrieben.

Die **Reihenfolge und Zusammensetzung der einzelnen Breie** richtet sich nach den Empfehlungen des Forschungsinstituts für Kinderernährung in Dortmund. Sie berücksichtigen die Entwicklung des Kindes und den zunehmenden **Nährstoffbedarf**, vor allem für Eisen, Zink, Vitamin B_6 und Kalzium. Die Kombination der einzelnen Breie mit der verbleibenden Milchmahlzeit entspricht in ihrer Nährstoffzusammensetzung den D-A-CH-Referenzwerten für die Nährstoffzufuhr mit Ausnahme des Vitamin-D-Gehaltes. Zur Vorbeugung der Rachitis müssen Säuglinge deshalb ein **Vitamin-D-Präparat** bis Ende des ersten Lebensjahres und in den Wintermonaten des 2. Lebensjahres erhalten. Kinderärzte empfehlen außerdem zur Vorbeugung von Karies **Fluoridtabletten** mit 0,25 mg Fluorid/Tag bei einem Fluorid-Gehalt des Trink-/ Mineralwassers < 0,3 mg/Liter [Alexy 2007, DGE 2012].

Begonnen wird zwischen dem **5. und 7. Monat** mit der schrittweisen Einführung des Gemüse-Kartoffel-Fleisch-Breis als Mittagsmahlzeit. **Einen Monat später** – üblicherweise abends – wird der Vollmilch-Getreide-Brei aufgebaut. **Ab dem 7.–9. Monat** ersetzt der milchfreie Getreide-Obst-Brei eine weitere „Milch"-Mahlzeit am Nachmittag.

18.1
Der erste Brei: Gemüse-Kartoffel-Fleisch-Brei

Dieser Brei soll die Kost des Kindes mit Vitaminen und vor allem mit **Eisen** anreichern. Muttermilch und Anfangsmilchen sind relativ eisenarm (s. o.).

Begonnen wird zunächst mit wenigen Löffeln **Gemüsebrei**. Üblicherweise bekommen Säuglinge in Deutschland als Erstes Karottenpüree. Karotten schmecken leicht süßlich und werden von den meisten Säuglingen gut akzeptiert. Gekochte Karotten lösen entgegen der Meinung von Vertretern alternativer Kostformen nachgewiesenermaßen nur selten Allergien aus. Weitere nährstoffreiche, gut verträgliche Gemüsesorten sind Fenchel, Kürbis, Brokkoli, Zucchini, Blumenkohl oder Pastinaken. Abwechslung ist erwünscht und erhöht auch nicht das Allergierisiko (s. Kap. 19).

Wenn das Essen mit dem Löffel besser klappt, wird dem Karottenbrei eine gekochte **Kartoffel und Pflanzenöl** zugegeben. Empfohlen werden raffinierte Öle und kalt gepresste Bioöle, die schadstoffarm sind. Rapsöl hat eine sehr gute Fettsäurenzusammensetzung und ist deshalb besonders zu empfehlen.

Als Nächstes wird der Brei mit einer kleinen Menge gekochtem und püriertem **Fleisch** ergänzt. Geeignet sind magere Stücke von Rind, Kalb, Schwein, Geflügel oder Lamm. Rindfleisch ist besonders reich an Eisen und Zink. Damit der Brei nicht zu fest wird, sollte je nach Gemüsesorte noch etwas **Flüssigkeit** hinzugefügt werden. Empfohlen werden Wasser, Obstsaft oder Obstpüree.

Gelegentlich sollte **fettreicher Fisch (z. B. Lachs)** anstelle von Fleisch verwendet werden. Diese Empfehlung gilt nach neuesten Erkenntnissen für alle Kinder [Koletzko et al. 2010]. Dennoch kann die **Jodzufuhr** bei ausschließlicher Selbstzubereitung von Beikost möglicherweise nicht ausreichen. Säuglingsmilchnahrung und industriell hergestellte Beikostprodukte sind dagegen meist mit Jod angereichert. Damit das Kind über die Muttermilch genügend Jod aufnimmt, sollten Mütter, die noch stillen und die Beikost selbst zubereiten, Jod supplementieren (s. Kap. 6.3.2).

Um einer **Zöliakie** vorzubeugen, sollte nach aktuellen Erkenntnissen glutenhaltiges Getreide wie

Weizen oder Dinkel im 5. oder 6. Lebensmonat, anfangs nur in sehr kleinen Mengen (z. B. eine kleine Nudel) und möglichst noch während der Stillzeit, im Gemüse-Kartoffel-Fleisch-Brei eingeführt werden. Das heißt, die Mutter sollte nach Einführung dieser Getreidesorten mindestens noch 2 Monate stillen [Akobeng et al. 2006, Koletzko 2012].

Wenn die Mutter zur Herstellung des Gemüse-Kartoffel-Fleisch-Breis **Fertigprodukte** verwenden möchte, kann sie auf die im Handel erhältlichen „Baby-Menüs" (ca. 190 g pro Mahlzeit) oder ab dem 8. Monat auch auf „Junior-Menüs" (ca. 220 g pro Mahlzeit) zurückgreifen. Dabei ist darauf zu achten, dass die Zusammensetzung dieser Menüs so weit wie möglich dem Rezept für die Selbstzubereitung entspricht (s. Kap. 18.5). Für den Säugling ist es völlig ausreichend, wenn das Menü nicht mehr als die vier Zutaten Gemüse, Kartoffeln oder Reis, Fleisch oder Fisch und Fett enthält. Da Fertigmenüs im Gläschen oft weniger Fett als die empfohlenen 8–10 g enthalten, sollte dem fertigen Brei ggf. noch 1 Teelöffel Öl zugesetzt werden.

Erfahrungsgemäß dauert die Einführung des Gemüse-Kartoffel-Fleisch-Breis 3 bis 4 Wochen. Gerade beim ersten Brei sollten Mütter etwas Geduld aufbringen, bis der Säugling sich von Brust oder Flasche gelöst hat und mit dem Löffel essen kann.

18.2
Der zweite Brei: Vollmilch-Getreide-Brei

Der Vollmilch-Getreide-Brei wird üblicherweise am Abend gefüttert, da er gut sättigt und die Kinder daher oft besser durchschlafen. Er versorgt das Kind mit **Kalzium** und Jod, hochwertigem Eiweiß, B-Vitaminen sowie verdauungsfördernden Getreideballaststoffen. Auch dieser Brei wird schrittweise eingeführt: Begonnen wird mit speziell für die Säuglingsernährung geeigneten **Getreideflocken.** Die ersten 3 Tage werden die Getreideflocken nur mit Wasser und Obstsaft gekocht. Am 4. Tag wird der Brei dann mit abgekochter **Vollmilch** zubereitet. Die Einführung von Kuhmilch mit diesem Brei ist wichtig, damit die für das Knochenwachstum notwendige Zufuhr von 400 mg Kalzium erreicht wird. Durch die Zugabe von **Vitamin-C-reichem Obstsaft** oder -püree (20–30 mg Vitamin C/ 100 ml) wird die Ausnutzung von Eisen aus dem Getreide verbessert.

Auf keinen Fall sollte im ersten Lebensjahr **Frischkornbrei** gefüttert werden. Rohes, unverarbeitetes Getreide ist schwer verdaulich und kann beim Säugling Blähungen, Bauchschmerzen und Verstopfung auslösen. Durch das Einweichen des Getreides über Nacht wachsen Keime, die beim Säugling zu Durchfällen führen können.

Im Handel gibt es ein großes Angebot von **Milchfertigbreien**. Auch hier ist darauf zu achten, dass nur solche verwendet werden, die weitgehend der Rezeptur für die Selbstzubereitung entsprechen (s. Kap. 18.5). Zutaten wie Zucker, Maltodextrin, Nüsse, Kakao, Schokolade oder Aromen sind überflüssig. Haushaltszucker, Maltodextrin und ähnliche Zuckerarten fördern außerdem Karies.

18.3
Der dritte Brei: Getreide-Obst-Brei

Mit dem Getreide-Obst-Brei wird üblicherweise eine Milchmahlzeit am Nachmittag, bei Bedarf auch eine „zweite Milchmahlzeit" am Morgen ersetzt. Begonnen wird mit den zu diesem Zeitpunkt bereits eingeführten Getreideflocken- und Obstpüree-Sorten.

Dieser Brei sollte unbedingt **milchfrei** sein, da Milch die Eisenaufnahme aus der Nahrung verringert und die Eiweißzufuhr mit Milch über den Vollmilch-Getreide-Brei hinaus die Nieren des Kindes unnötig belastet. Als Obst eignet sich am besten frisches Obst der Saison wie geschälte Birne oder Apfel, Pfirsich und Aprikose, das gerieben oder zerdrückt unter den Getreidebrei gemischt wird [FKE 2009]. Als **Fettkomponente** ist wegen der günstigen Fettsäurenzusammensetzung Rapsöl die erste Wahl. Im Wechsel mit Rapsöl sind auch Sonnenblumen- oder Maiskeimöl, gelegentlich auch Butter geeignet. Die manchmal geäußerte Empfehlung, **Mandelmus** statt Öl/Butter zu verwenden, bringt ernährungsphysiologisch keine Vorteile.

Bei Verwendung von **Fertigprodukten** ist auch hier darauf zu achten, dass ihre Zusammensetzung so weit wie möglich dem Rezept für den Getreide-Obst-Brei entspricht (s. Kap. 18.5).

18.4
Übergang zur Familienkost

Gegen **Ende des ersten Lebensjahres** kann das Kind zunehmend festere Nahrung essen, und der Speiseplan wird abwechslungsreicher. Die Mahlzeiten werden in 3 Hauptmahlzeiten und 2 kleinere Zwischenmahlzeiten (vor- und nachmittags) eingeteilt. Der Säugling braucht jetzt feste mundgerechte Stücke wie Vollkornbrot, weiches rohes Obst und Rohkost. Das **Mittagessen** wird nicht mehr püriert, sondern zunehmend stückiger. Eine **Brot-Milch-Mahlzeit** mit Milch in der Tasse und Obst oder Rohkost ersetzt nach und nach die Milchmahlzeit und den Vollmilch-Getreide-Brei. Den Getreide-Obst-Brei ersetzen **zwei Zwischenmahlzeiten**, bestehend aus Brot oder Getreideflocken und Obst oder Rohkost.

Etwa ab dem 12. Lebensmonat reichen drei Fleischmahlzeiten pro Woche, Fisch sollte Bestandteil einer weiteren warmen Mahlzeit sein. Trotz zunehmenden Interesses des Kindes für das Familienessen sollten seine Speisen nach Möglichkeit noch nicht oder nur wenig gesalzen oder gewürzt werden.

Die wichtigsten Tipps zur Beikosteinführung

- **Beikostbeginn** frühestens ab dem 5. Monat, spätestens ab dem 7. Monat. Der Zeitpunkt der Beikosteinführung ist abhängig vom Nährstoffbedarf und von den motorischen Fähigkeiten des Säuglings.
- Bis zur vollständigen Einführung des ersten Breis (Gemüse-Kartoffel-Fleisch-Brei) nur **ein neues Lebensmittel pro Woche** ausprobieren. Weitere Lebensmittel können im Abstand von 3 bis 4 Tagen eingeführt werden.
- **Gemüse und Obst gegart füttern** und erst ab dem 3. Brei kleine Mengen frisches Obst und beim Übergang zur Familienkost Rohkost einführen. Säuglinge vertragen in den ersten Monaten der Beikosteinführung gekochtes Obst und Gemüse am besten.
- Tägliche Gaben kleiner Mengen **Fleisch** versorgen den Säugling am besten mit Eisen. Pflanzliche Lebensmittel enthalten so genanntes „Nicht-Hämeisen", das viel schlechter absorbiert wird (s. Kap. 6.4).
- **Vitamin-C-reichen Obstsaft oder -püree** (möglichst 20–30 mg Vitamin C/100 ml) bei allen drei Breien hinzufügen, da Vitamin C die Ausnutzung von Eisen aus den pflanzlichen Komponenten fördert.
- **Glutenhaltiges Getreide** ab dem 5. bis 6. Monat in kleinen Mengen einführen und möglichst danach noch 2 Monate weiterstillen.
- Die **Selbstherstellung der Beikost** hat den Vorteil, dass man Einfluss auf die Art und Anzahl der Zutaten nehmen kann.
- **Fertigprodukte** sollten in ihrer Zusammensetzung so weit wie möglich dem Rezept für die Selbstzubereitung entsprechen, ggf. z. B. noch Öl oder Vitamin-C-reichen Obstsaft hinzufügen. Viele Eltern bevorzugen Fertigprodukte, um Zeit und Arbeit zu sparen. Für industriell hergestellte Beikost gelten höhere gesetzliche Qualitätsansprüche als für andere Lebensmittel, sie sind praktisch frei von Schadstoffen.
- Säuglinge benötigen mit Einführung von fester Nahrung **mehr Flüssigkeit** (ca. 200 ml/Tag), deshalb ab Einführung des dritten Breis zu den Mahlzeiten und zwischendurch zuckerfreie Getränke geben. Ideal ist Trink- oder kohlensäurearmes Mineralwasser, ggf. auch ungezuckerter Säuglingstee.

18.5 B(r)eikost-Rezepte

Die Rezepte der einzelnen Breie berücksichtigen die vom Forschungsinstitut für Kinderernährung berechneten Mengen der Beikostkomponenten. Die kleineren Mengen gelten für 5 Monate alte Säuglinge.

🍴 1. Brei: Gemüse-Kartoffel-Fleisch-Brei (mittags)

Für 1 Portion | Zubereitungszeit: 30 Minuten

Zutaten:
90–100 g Gemüse
+ 1 Kartoffel (40–60 g)
+ 20–30 g Fleisch oder Fisch
+ 3–4 EL Obstsaft oder Wasser
+ 1 EL Öl (8–10 g)

- **Zubereitung:** Das Fleisch klein schneiden. Das Gemüse putzen, die Kartoffel schälen und ebenfalls klein schneiden.
- Alles zusammen in wenig Wasser ohne Salz oder andere Würzmittel garen.
- Obstsaft oder Wasser dazugeben und alles pürieren.
- Zum Schluss das Öl unterrühren.

Variante: Nach vollständiger Einführung des Breis ab und zu Weizen- oder Dinkelvollkornnudeln statt Kartoffeln verwenden, dabei mit einer kleinen Menge (ca. 1 Nudel) beginnen.

Tipp: Mehrere Portionen Fleisch garen, pürieren und in Eiswürfelbehälter einfrieren. Fleischportionen (à 30 g) in Gefriertüte umfüllen und bei Bedarf einzeln entnehmen, auftauen und mit dem fertigen Gemüse-Kartoffel-Brei gemeinsam erwärmen.

Nährwerte: pro Portion 186 kcal, 10 g Eiweiß, 14 g Kohlenhydrate, 10 g Fett, 1,7 mg Eisen (mit Fleisch).

🍴 2. Brei: Vollmilch-Getreide-Brei (abends)

Für 1 Portion | Zubereitungszeit: 10–15 Minuten

Zutaten:
200 ml Vollmilch (3,5 % Fett) oder Säuglingsanfangsnahrung
+ 20 g Vollkorngetreideflocken
+ 2 El Obstsaft oder Obstpüree

- **Zubereitung mit Vollmilch (3,5 % Fett):** Getreideflocken oder Grieß (möglichst als Vollkorn) in die kochende Milch einrühren und aufkochen. Instantflocken nur mit heißer Milch verrühren und quellen lassen.
- Den Obstsaft oder das Obstpüree vor dem Füttern unter den Brei rühren.
- Nicht mit Zucker, Honig oder Ähnlichem süßen.

Tipp: Kuhmilch ist wegen ihres Kalziumgehaltes in der Beikost unverzichtbar. Ihre Verträglichkeit kann durch langsame Steigerung der Menge in einem anfänglichen Getreide-Wasser-Brei überprüft werden. Wenn die Mutter noch stillen möchte, kann sie abends statt des Vollmilch-Getreide-Breis zunächst den Getreide-Obst-Brei füttern und die „Milchkomponente" anschließend als Muttermilch füttern.

Nährwerte: pro Portion (mit Vollmilch) 206 kcal, 9 g Eiweiß, 22 g Kohlenhydrate, 9 g Fett, 250 mg Kalzium.

3. Brei: Getreide-Obst-Brei (nachmittags)

Für 1 Portion | Zubereitungszeit: 30 Minuten

Zutaten:
20 g Vollkorngetreideflocken
+ 90 ml Wasser
+ 100 g Obst
+ 1 TL (5 g) Pflanzenöl (z. B. Rapsöl)

- **Zubereitung:** Die Vollkorngetreideflocken in kochendes Wasser einrühren und aufkochen. Instantflocken nur mit heißem Wasser verrühren und quellen lassen.
- Anschließend geriebenes oder zerdrücktes frisches Obst der Jahreszeit und das Fett unterrühren.

Tipp: Obstpüree lässt sich aus frischem oder tiefgefrorenem Obst selbst herstellen, hat aber weniger Vitamin C als pasteurisierter Obstsaft oder Obstgläschen mit zugesetztem Vitamin C (ca. 30 bis 55 mg im Lebensmittelhandel).

Nährwerte: pro Portion 185 kcal, 3 g Eiweiß, 28 g Kohlenhydrate, 7 g Fett, 7 mg Vitamin C.[1]

---

[1] bei Selbstherstellung des Obstpürees, berechnet mit DGE-PC

19 Ernährung allergiegefährdeter Säuglinge

Säuglinge gelten dann als **allergiegefährdet**, wenn ihre Eltern oder ihre Geschwister bereits eine Allergie haben oder hatten.

Die hier vorgestellten **Empfehlungen zur Allergieprävention** beruhen auf der evidenzbasierten und aktualisierten „Leitlinie Allergieprävention" und den daraus abgeleiteten Handlungsempfehlungen im Auftrag des bundesweiten Netzwerks Junge Familie "Gesund ins Leben" (s. Kap. 3 und Kap. 12) [Muche-Borowski et al. 2009, Koletzko et al. 2010]. Sie beziehen sich ausschließlich auf Maßnahmen zur **Primärprävention**, das sind vorbeugende Maßnahmen, mit denen zu einem Zeitpunkt begonnen wird, an dem noch keine Zeichen einer allergischen Erkrankung aufgetreten sind [Weißbuch Allergie in Deutschland 2010].

Die Empfehlungen beziehen sich auf Risikokinder, mit wenigen Ausnahmen jedoch auch auf Nichtrisikokinder [Muche-Borowski et al. 2009].

Empfehlungen zur primären Allergieprävention

Mütterliche Ernährung während der Stillzeit:
- abwechslungsreiche und nährstoffdeckende Ernährung
- keine allergenarme Diät der Mutter aus Präventionsgründen
- 2 bis 3 Portionen Seefisch pro Woche, davon mind. 1 Portion fettreichen Seefisch (z. B. Hering, Lachs, Makrele)

Ausschließliches Stillen bis zum Beginn des 5. Lebensmonats

Wenn Stillen nicht möglich ist:
- bei Risikokindern: HA-Nahrung mindestens bis zum Beginn des 5. Lebensmonats
- bei Nicht-Risikokindern: Säuglingsanfangsnahrung (am besten Pre-Nahrung)
- keine Säuglingsnahrung auf der Basis von Sojaeiweiß
- keine Säuglingsnahrung auf der Basis von Ziegen-, Schafs- oder Stutenmilch
- keine Getreide-"Milchen" oder Mandel-"Milch"

Beikost und Ernährung im ersten Lebensjahr:
- Beikost frühestens mit Beginn des 5., spätestens mit Beginn des 7. Lebensmonats einführen und dabei weiterstillen
- keine Verzögerung der Beikosteinführung über den 4. Lebensmonat hinaus aus Gründen der Allergieprävention
- keine Meidung möglicher Nahrungsmittelallergene wie Milch, Weizen (Gluten) und Fisch nach dem vollendeten 4. Lebensmonat, d. h., Weizen nach der Einführung des 1. Breis und Kuhmilch mit dem Milch-Getreide-Brei einführen sowie fettreichen Fisch im 5. bis 9. Lebensmonat gelegentlich anstelle von Fleisch im Gemüse-Kartoffel-Fleisch-Brei verwenden.
- auf eine ausgewogene und bedarfsgerechte Ernährung des Kindes achten
- Übergewicht vermeiden, da es ein späteres Asthma des Kindes begünstigt

[mod. nach Koletzko et al. 2010, Körner 2011, Muche-Borowski et al. 2009]:

19.1 Stillen

Das Beste, was eine Mutter ihrem Kind zur Allergieprävention mitgeben kann, ist ihre Muttermilch. Dies gilt sowohl für Risikokinder als auch für Säuglinge ohne erhöhtes **Allergierisiko.** Der positive Einfluss der Muttermilchernährung auf die Prävention von Allergien wurde durch viele Studien belegt und dokumentiert. Säuglinge entwickeln eine Kuhmilchallergie vor allem dann, wenn zu früh kuhmilchhaltige Säuglingsmilchnahrungen und Breie zugefüttert werden. Muttermilch ist von Natur aus allergenarm. Außerdem enthält sie Stoffe, welche die Darmschleimhaut vor dem Eindringen von Allergenen schützt [Bauer et al. 2004].

Stillen verringert die Häufigkeit von Asthma und atopischer Dermatitis, wenn mit dem Stillen sofort nach der Geburt begonnen wird
[Borowski und Schäfer 2005, Muche-Borowski et al. 2009].

Zur **Stilldauer** bei allergiegefährdeten Säuglingen gibt es unterschiedliche Meinungen. Die Empfehlung der WHO, 6 Monate ausschließlich zu stillen, richtet sich an alle Bevölkerungsgruppen weltweit und berücksichtigt dabei den Schutz vor Infektionen durch das Stillen in armen Ländern. Die WHO weist jedoch darauf hin, dass im Falle einer Beikosteinführung erst mit Beginn des 7. Lebensmonats beim Kind eine Nährstoffunterversorgung entstehen kann. Aus Gründen der Allergieprävention lässt sich lediglich die evidenzbasierte Empfehlung zum ausschließlichen Stillen bis zum Beginn des 5. Lebensmonats belegen. Eine weitere Verzögerung der Beikosteinführung wird nicht empfohlen [Koletzko et al. 2010, Muche-Borowski et al. 2009].

❗ **Zur Allergievorbeugung sollten deshalb alle Mütter nach heutigem Kenntnisstand ihren Säugling bis Anfang des 5. Lebensmonats voll stillen und danach Schritt für Schritt Beikost einführen.**

Aufgrund der vielen Vorteile des Stillens sollten die Mütter auch nach der Einführung der Beikost ihr Kind weiterstillen, solange Mutter und Kind dies wollen. Es konnte gezeigt werden, dass die Einführung von Gluten mit der Beikost während die Mutter noch stillt mit einem geringeren Risiko für Zöliakie verbunden ist (s. Kap. 19.4). Außerdem neigen länger gestillte Kinder in späteren Jahren seltener zu Übergewicht [Scherbaum und Bellows 2009]. Durchfallerkrankungen werden selbst bei Teilstillen reduziert [Howie et al. 1990].

Säuglinge sollten daher idealerweise **bis Anfang des 5. Lebensmonats ausschließlich gestillt** werden. Ausschließlich heißt, dass außer Muttermilch keine andere Nahrung zugefüttert wird – also auch keine Tees oder Säfte. Diese Empfehlung gilt für **alle Kinder**, auch sog. Nicht-Risikokinder.

19.1.1 Allergenarme Diät der Mutter

Auch nach der neuen Leitlinie gelten für stillende Mütter die Empfehlungen für eine **vollwertige Ernährung** der DGE. Eine allergenarme Diät während der Stillzeit wird nicht empfohlen. Sie hat keinen erkennbaren allergiepräventiven Effekt, sondern birgt das Risiko einer unzureichenden Nährstoffversorgung [Koletzko et al. 2010, Muche-Borowski et al. 2009].

Es gibt wie für die Schwangerschaft (s. Kap. 12) Hinweise, dass **Fisch** in der mütterlichen Ernährung der Stillenden einen allergiepräventiven Effekt beim Kind hat. Stillende sollten deshalb 2 bis 3 Portionen Seefisch pro Woche essen, davon mindestens einmal wöchentlich fettreichen Seefisch (z. B. Hering, Lachs, Makrele) [Koletzko et al. 2010].

19.1.2 Stillen und Probiotika

Plazebokontrollierte Studien einer finnischen Arbeitsgruppe [Kalliomäki et al. 2003, 2007] haben untersucht, ob die regelmäßige Zufuhr von Probiotika bei stillenden Müttern das Allergierisiko der Kinder weiter reduzieren kann. Das Ergebnis: Der kontinuierliche Verzehr von Probiotika mit dem Bakterienstamm LGG (Lactobacillus rhamnosus GG) 4 Wochen vor der Geburt und während der Stillzeit konnte das Risiko für die Entwicklung einer Neurodermitis in den ersten sieben Lebensjahren signifikant vermindern. Die Gabe von LGG hatte allerdings keinen präventiven Effekt auf die Entwicklung einer allergischen Rhinitis oder eines Asthmas.

▶ **Definition**
„**Probiotika** sind definierte lebende Mikroorganismen, die in ausreichender Menge in aktiver Form in den Darm gelangen und hierbei positive gesundheitliche Wirkungen erzielen" (BgVV 2000). Hierzu zählen vor allem Laktobazillen und Bifidobakterien sowie nicht pathogene Escherichia coli.

Zwei ähnliche Studien mit anderen Bakterienstämmen konnten diese Ergebnisse nur teilweise bestätigen [Kukkonen et al. 2007, Abrahamsson et al. 2007]. Eine weitere Studie zum Einfluss von LGG auf die Verhinderung einer Neurodermitis konnte keinen Unterschied zwischen Plazebo- und LGG-Gruppe hinsichtlich der Häufigkeit dieser Hauterkrankung nachweisen [Kopp et al. 2008].

Da in diesen Studien Bakterien in reiner Form und in einer bestimmten Konzentration verabreicht wurden, ist das Ergebnis außerdem nicht ohne weiteres auf so genannte probiotische Lebensmittel wie Joghurts, Milchmischerzeugnisse und Quarkzubereitungen, denen probiotische Bakterien zugesetzt wurden, übertragbar.

„Die **Datenlage** zum Einfluss von Probiotika auf die Allergieentwicklung ist **widersprüchlich**" und reicht nach aktuellen Erkenntnissen nicht aus, um eine Empfehlung aussprechen zu können, so das Fazit der Leitlinie Allergieprävention [Muche-Borowski et al. 2009].

19.2 Muttermilchersatz für allergiegefährdete Säuglinge

Bei Nicht- oder Teilstillen oder vorzeitigem Abstillen empfiehlt die „Leitlinie Allergieprävention" als Muttermilchersatz für Allergierisikokinder bis zum vollendeten 4. Lebensmonat eine **Hydrolysatnahrung**. Hierbei handelt es sich um allergenarme Nahrungen, deren Eiweiße durch Aufspaltung (Hydrolyse) sowie weitere Verarbeitungsschritte wie Ultrahocherhitzung in ihrer Allergenität vermindert wurden.

▶ Definition
Nach ihrem Hydrolysegrad unterteilt man in
- **HA-Nahrungen** = teilhydrolysierte Säuglingsnahrungen
- **eHF-Nahrungen** = stark hydrolysierte Säuglingsnahrungen (eHF = extensiv hydrolysierte Formula)

Bei einer **HA-Nahrung** (▶ Tab. 19.1) steht die Zusatzbezeichnung „HA" für hypoallergen, das heißt allergenreduziert. Im Vergleich zur Ernährung mit üblichen Säuglingsmilchnahrungen oder Sojanahrung sind die durch die Hydrolyse erzielten Eiweißbruchstücke weniger stark allergieauslösend. Durch die Eiweißspaltung haben HA-Nahrungen einen leicht bitteren Geschmack, der vor allem den Müttern unangenehm auffällt, von den Säuglingen aber in der Regel akzeptiert wird. HA-Nahrungen sind im Lebensmittelhandel und in Drogeriemärkten erhältlich und deutlich preiswerter als eHF-Nahrungen. Auch bei den HA-Nahrungen unterscheidet man **HA-Pre, HA-1 und HA-2**. Zum Unterschied zwischen diesen Nahrungen (s. Kap. 17).

Stark hydrolysierte Säuglingsnahrungen (eHF) (▶ Tab. 19.1) sind ursprünglich für Säuglinge mit einer Kuhmilchallergie entwickelt worden. In diesen Spezialnahrungen ist das Eiweiß so stark gespalten, dass es in der Regel nicht mehr allergieauslösend wirkt. Stark hydrolysierte Säuglingsnahrungen sind nur in Apotheken erhältlich. Im Vergleich zu HA-Nahrungen sind sie wesentlich teurer und schmecken deutlich bitterer.

Da sowohl die in der seit 1995 laufenden **GINI** (German Infant Nutritional Intervention)-Studie untersuchten HA- als auch eHF-Nahrungen einen allergiepräventiven Effekt aufweisen, empfehlen die verschiedenen Fachgesellschaften und Berufsgruppen (einschließlich die der Hebammen), **HA-Anfangsnahrungen** (HA-pre, HA-Start, HA-1) für Allergierisikokinder zu verwenden [Koletzko et al. 2010]. So hat die in der GINI-Studie untersuchte Nahrung pHF-Molke (Beba HA) bei Kindern mit erhöhtem familiären Allergierisiko ähnlich wie die eHF-Nahrung auf Kaseinbasis (Nutramigen) einen langanhaltenden allergiepräventiven Effekt im Hinblick auf die Entwicklung einer Neurodermitis gezeigt [von Berg et al. 2003, von Berg et al. 2008].

Nicht oder nicht voll gestillte Säuglinge, deren Eltern oder Geschwister keine Allergie aufweisen, können dagegen eine **herkömmliche Säuglingsanfangsnahrung** (vorzugsweise Pre-Nahrung) erhalten. Aber auch Mütter allergiegefährdeter Säuglinge, die zu Beginn des 5. Monats abstillen möchten, müssen ab diesem Zeitpunkt keine HA-Nahrung mehr verwenden, sondern können (am besten nach Einführung der Kuhmilch im Vollmilch-Getreide-Brei) auf eine herkömmliche Säuglingsanfangsnahrung umstellen [Muche-Borowski et al. 2009].

▶ **Tab. 19.1** Hydrolysatnahrungen für allergiegefährdete Säuglinge.

	Nahrung (Hersteller)	Eiweißquelle
HA-Nahrungen	Aletemil HA (Nestlé)	Molke
	Beba HA (Nestlé)	Molke
	Humana HA (Humana)	Molke
	Aponti HA (Aponti)	Molke
	Aptamil HA (Milupa)	Molke
	Hipp HA (Hipp)	Molke
Stark hydrolysierte Säuglingsnahrungen	Alfaré (Nestlé)	Molke
	Althéra (Nestlé)	Molke
	Aptamil Pregomin (Milupa)	Molke
	Aptamil Pepti (Milupa)	Molke
	Nutramigen Lbb Lipil (Mead Johnson)	Kasein

Ob die Zugabe von **Probiotika** zu Säuglingsnahrungen Vorteile hinsichtlich der Allergieprävention hat, ist derzeit nicht zweifelsfrei geklärt. Probiotika sind natürliche Bakterien, die krankheitserregende Keime zurückdrängen und regulierend auf die Verdauung wirken. Meist handelt es sich um Milchsäurebakterien, die nachweislich z. B. bei Durchfällen helfen, Atemwegsinfektionen vorbeugen und eine immunmodulierende Wirkung aufweisen [DGE Ernährungsbericht 2004]. Bisher gibt es nur wenige Studien, die einen allergiepräventiven Effekt durch Probiotika nachweisen konnten. Ob die in den HA-Nahrungen enthaltenen Bakterienstämme Allergien vorbeugen, wird zurzeit noch untersucht. Nachteile sind allerdings bisher nicht bekannt [Kersting et al. 2003].

Nach dem Vorbild der Muttermilch enthalten seit einiger Zeit bestimmte Säuglingsnahrungen so genannte präbiotische Galaktooligosaccharide (GOS), z. T. kombiniert mit Fruktooligosacchariden (FOS) wie Oligofruktose oder Inulin [DGE Ernährungsbericht 2008]. Diese **Präbiotika** sind für den Menschen nicht verdauliche Kohlenhydrate. Sie fördern das Wachstum günstiger Bakterienstämme, insbesondere von Bifidobakterien, z. T. auch von Laktobazillen, im Dickdarm und üben dadurch indirekt einen positiven Einfluss auf das Immunsystem aus [Körner und Schareina 2010].

Nicht gestillte Säuglinge entwickeln zunächst eine im Vergleich zur Darmflora gestillter Säuglinge bifidusarme Intestinalflora. In mehreren Studien konnte die Fütterung von Säuglingsnahrungen mit GOS/FOS-Mischungen den Bifidusanteil im Stuhl früh- und normalgeborener Säuglinge signifikant erhöhen und das Wachstum pathogener Keime verringern [Fanaro et al. 2005]. Klinische Studien mit dem Zusatz dieser Präbiotika-Mischung in Säuglingsnahrungen zeigen zudem eine signifikante Reduktion der Häufigkeit der atopischen Dermatitis [Arslanoglu et al. 2008, DGE Ernährungsbericht 2008]. In der europäischen Richtlinie 2006/141/EG über Säuglingsmilchnahrungen wurde eine Menge von bis zu 0,8 g/100 ml der GOS/FOS-Mischung sowie GOS und FOS explizit aufgenommen [Europäische Union 2006].

Säuglingsnahrungen auf Sojabasis werden in der neuen Leitlinie nicht zur Allergieprävention empfohlen (s. auch Kap. 17.4). Sie enthalten Phytoöstrogene (Isoflavone mit östrogenartiger Wirkung) sowie größere Mengen an Phytat, die zu einer schlechteren Verfügbarkeit von Spurenelementen und Mineralstoffen führen [BfR 2007, Ernährungskommission der Deutschen Gesellschaft für Kinder- und Jugendmedizin, Ernährungskommission der Schweizerischen Gesellschaft für Pädiatrie 2006, Muche-Borowski et al. 2009]. Außerdem kann Sojaprotein wie jedes körperfremde Eiweiß als Allergen wirken. Bei einer Ernährung mit Sojanahrung treten in den ersten 6 Lebensmonaten ebenso häufig Allergien auf wie mit einer Säuglingsnahrung auf Kuhmilchbasis.

Auch die Selbstherstellung von vegetarischen „Milch"-Nahrungen wie **Mandel-„Milch" und Frischkorn-„Milch"** oder die Verwendung von Tiermilchen wie **Ziegen-, Schafs- oder Stutenmilch** ist nicht zu empfehlen. Zum einen entspricht ihr Nährstoffgehalt nicht dem Bedarf des Säuglings, so dass Säuglinge, die ausschließlich mit diesen „Nahrungen" ernährt werden, schwerste Gedeihstörungen entwickeln. Zum anderen gibt es keinerlei Belege für eine allergiepräventive Wirkung dieser „Milchen", sondern sogar Hinweise auf die Auslösung allergischer Reaktionen durch ihre Eiweiße [Muche-Borowski et al. 2009].

19.3
Einführung von Beikost

❗ Wenn Eltern oder Geschwister eine allergische Erkrankung haben oder hatten, sollte Beikost frühestens mit Beginn des 5., jedoch spätestens mit Beginn des 7. Lebensmonats eingeführt werden.

Eine zu frühe Zufütterung der Beikost vor dem vollendeten 4. Lebensmonat begünstigt bei Risikokindern die Manifestation einer atopischen Dermatitis in den ersten Lebensjahren. Beikost in dem **Zeitfenster 5. bis 7. Monat** einzuführen, ist dagegen eine weitere Möglichkeit, das Allergierisiko zu reduzieren. Weiterstillen ist dabei ausdrücklich erwünscht [Kopp 2008, Muche-Borowski et al. 2009, Koletzko et al. 2010].

Schritt für Schritt, d. h. Monat für Monat, kann ab Beginn des 5. Monats auch bei allergiegefährdeten Säuglingen eine „Milch"-Mahlzeit durch einen Brei ersetzt werden (▶ **Abb. 19.1**). Die Leitlinie

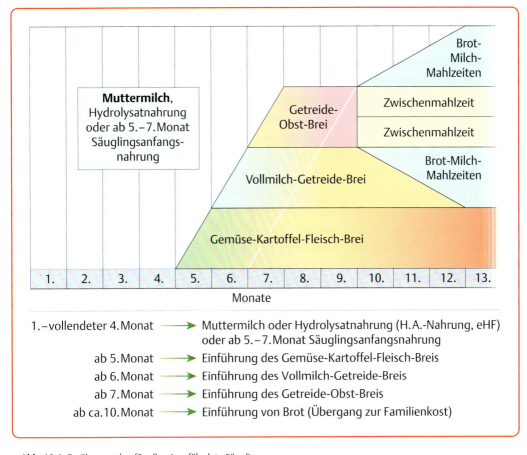

▶ **Abb. 19.1** Ernährungsplan für allergiegefährdete Säuglinge.

Allergieprävention empfiehlt, dabei den Säugling möglichst weiterzustillen. Beikosteinführung bedeutet nicht das Ende des Stillens!

Für Säuglinge, die ein **erhöhtes Allergierisiko** haben, werden dieselben Breie wie für Kinder ohne allergische Vorbelastung empfohlen (s. Kap. 18). Die **Empfehlungen zur Allergieprävention** haben sich aufgrund der neuen Leitlinie allerdings in einigen Punkten (auch für Nicht-Risikokinder!) geändert:

- Der **Zeitpunkt der Beikosteinführung** ist von der motorischen und geistigen Entwicklung des Säuglings abhängig, doch spätestens im 7. Monat sollte das Kind den ersten Gemüse-Kartoffel-Fleisch-Brei erhalten. Die früher ausgesprochene Empfehlung, Beikost bei erhöhtem Allergierisiko erst im 6. oder 7. Lebensmonat einzuführen, ist aus Gründen der Allergieprävention nicht mehr haltbar [Muche-Borowski et al. 2009].
- Als **Milchmahlzeit** ist weiterhin Muttermilch, eine HA-Nahrung oder eine stark hydrolysierte Säuglingsnahrung (eHF) geeignet. Sofern der Säugling in den ersten 4 Lebensmonaten noch keine Allergiesymptome entwickelt hat, kann mit der Einführung der Beikost auf eine herkömmliche Säuglingsmilchnahrung umgestellt werden. Am besten eignet sich dafür der Zeitpunkt nach der Einführung der Kuhmilch und des Vollmilch-Getreide-Breis [Muche-Borowski et al. 2009, Koletzko et al. 2010].

Praxis

Abwechslung in der Auswahl der Beikostkomponenten ist erwünscht. Empfohlen werden verschiedene Obst- und Gemüsearten sowie kleine Mengen Weizennudeln und Fisch im „Gemüse-Kartoffel-Fleisch-Brei".

19.4 Keine Allergenvermeidung

Aktuelle Studienergebnisse belegen darüber hinaus, dass die Auseinandersetzung des kindlichen Immunsystems mit bestimmten Lebensmitteln (z. B. Weizen (Gluten), Fisch) im Zeitfenster 5. bis 7. Lebensmonat eine **Toleranzentwicklung** fördert [Koletzko et al. 2010, Muche-Borowski et al. 2009]. Daraus ergeben sich ganz neue Ernährungsempfehlungen für die Beikost.

> ❗ Mögliche Nahrungsmittelallergene wie Milch, Weizen und Fisch in der Beikost zu meiden, bietet keinen Schutz vor Allergien und wird deshalb in der neuen Leitlinie nicht mehr empfohlen. Solche restriktive Diäten können außerdem die Nährstoffversorgung des heranwachsenden Kindes gefährden.

Da **Kuhmilch, Weizen und Fisch** zu den häufigsten Allergenen im Kindesalter zählen, wurde früher oft zur Allergievorbeugung ein pauschaler Verzicht auf diese Lebensmittel empfohlen. Dies ist nicht gerechtfertigt und kann dem Säugling sogar schaden. Bisher hat keine Studie beweisen können, dass weniger Allergien auftreten, wenn ab dem 5. Monat auf diese Lebensmittel verzichtet wird. Im Gegenteil: Es gibt sogar Hinweise, dass die Auseinandersetzung des Immunsystems mit Lebensmitteln nach dem 4. Lebensmonat ihre Toleranz begünstigt [Muche-Borowski et al. 2009].

- Eine pauschale Meidung von **Kuhmilch** in der Beikost kann aufgrund der entscheidenden Rolle, die Milch für eine ausreichende Kalziumversorgung spielt, nicht empfohlen werden. Bei allergiegefährdeten Säuglingen, bei denen in den ersten 4 Lebensmonaten keine Symptome einer Allergie aufgetreten sind, kann die Kuhmilch mit dem Vollmilch-Getreide-Brei vorsichtig eingeführt werden. Zusätzliche Milch und Milchprodukte im Beikostalter zu füttern, ist jedoch nicht empfehlenswert, da größere Mengen Kuhmilch die Versorgung des Säuglings mit Eisen beeinträchtigen können. Nicht geeignet sind z. B. verzehrfertige Beikostprodukte, die im Wesentlichen Kuhmilch und Kuhmilchprodukte enthalten (z. B. „Joghurt-Töpfchen", „Pudding" oder „Meine ersten Fruchtzwerge"). Ein zusätzlicher Verzehr dieser Milchprodukte würde außerdem die Eiweißzufuhr nur unnötig erhöhen und den Stoffwechsel des Kindes belasten. Geringe Mengen Vollmilch als Bestandteil des Vollmilch-Getreide-Breis sind jedoch unbedenklich [Böhles et al. 2002].
- Das Gleiche gilt für **Weizen**. Um einer **Zöliakie** vorzubeugen, sollten kleine Mengen Gluten z. B. in Form weniger Weizennudeln oder -flocken im ersten Brei, am besten im 5. oder 6. Monat und solange noch gestillt wird, eingeführt werden. Dadurch lässt sich das Zöliakierisiko um 50 % senken [Akobeng et al. 2006, Koletzko 2012].
- Außerdem gibt es Hinweise, dass **fettreicher Fisch** in der Beikost aufgrund des Gehalts an Omega-3-Fettsäuren einen vorbeugenden Effekt auf die Entwicklung atopischer Erkrankungen hat [Muche-Borowski et al. 2009]. Nach aktuellen Studien ist der beste Zeitraum für seine Einführung das Zeitfenster 5. bis 9. Lebensmonat. Ernährungsfachkräfte empfehlen, gelegentlich Fleisch im Gemüse-Kartoffel-Fleisch-Brei durch Lachs (grätenfreie Selbstzubereitung oder entsprechende Gläschen) zu ersetzen.
- **Seefisch** ist eine wichtige Jodquelle und sollte spätestens mit Beginn des zweiten Lebensjahres in die Familienkost eingeführt werden. Wenn auf Fisch verzichtet wird, ist anhand eines Ernährungsprotokolls zu prüfen, ob das Kind genug Jod und Omega-3-Fettsäuren erhält, und ggf. mithilfe einer allergologisch spezialisierten Ernährungsfachkraft für Ausgleich zu sorgen.

19.5 Auftreten allergischer Symptome

> ❗ Bei allen Bemühungen, die Eltern in Allergikerfamilien unternehmen, um ihr Kind vor allergischen Erkrankungen zu bewahren: Einen absoluten Schutz vor Allergien gibt es nicht.

Manchmal ist die Vererbung oder der Einfluss anderer Faktoren (z. B. Rauchen) so stark, dass trotz vorbeugender Maßnahmen eine Allergie auftritt. Dennoch sollten alle Eltern allergiegefährdeter Säuglinge in der Beratung ermuntert werden, frühzeitig und nachhaltig alle sinnvollen Maßnahmen zu ergreifen, um die Entwicklung von Allergien zu verhindern oder zumindest hinauszuzögern – auch wenn dadurch keine „Garantie" gegeben werden kann.

Beim Auftreten allergieverdächtiger Symptome sollte unverzüglich der Kinderarzt zu Rate gezogen werden. Nur eine ausführliche Diagnostik durch Bluttest, Hauttest und Lebensmittelprovokation kann den sicheren Nachweis für eine Lebensmittelallergie erbringen. Sollte sich dabei eine **Kuhmilchallergie** herausstellen, ist bei Flaschenkindern der Einsatz einer stark hydrolysierten Säuglingsnahrung oder eine Elementardiät auf Aminosäurenbasis zur Therapie angezeigt (▶ Tab. 19.1) [Koletzko et al. 2009].

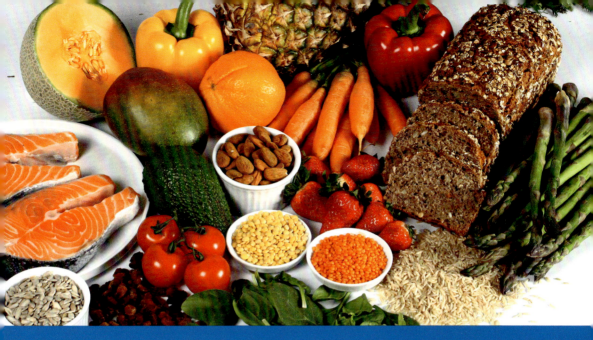

Teil 4
Rezepte

20 Beispielhafte Rezepte für eine gesunde Ernährung 157

20 Beispielhafte Rezepte für eine gesunde Ernährung

Die folgenden Rezepte für eine gesunde Ernährung in Schwangerschaft und Stillzeit wurden nach den in diesem Buch angegebenen Empfehlungen ausgesucht und zusammengestellt. Sie sind fettarm und reich an Vitaminen, Mineralstoffen und Ballaststoffen. Sie entsprechen den Regeln einer vollwertigen, fettarmen Mischkost.

Zum Salzen empfehlen wir **Jodsalz**, eventuell zusätzlich mit Fluorid und Folsäure angereichert (s. Kap. 8.12).

Rapsöl und **Olivenöl** sind hinsichtlich der Fettsäurezusammensetzung (einfach ungesättigte Fettsäuren, Omega-3-Fettsäuren) besonders günstig. Sie sollten häufig eingesetzt werden. Nach Geschmack kann natürlich auch anderes Öl verwendet werden (Tipps zur Verwendung von Pflanzenölen s. Kap. 8.10).

20.1 Frühstücksideen

Müslimischung

Vorratsmischung für ca. 24 Portionen à 50 g | Zubereitungszeit: 5 Min.

Zutaten:
250 g Vollkornhaferflocken
150 g Hirseflocken
100 g Dinkelflocken
100 g Weizenkeime
100 g ungeschwefelte Rosinen
100 g getrocknete Aprikosen
100 g Leinsamen
200 g geröstete Sonnenblumenkerne
100 g Sesam

- **Zubereitung:** Alles mischen und in eine Vorratsdose füllen.
- Gegebenenfalls noch nach eigenem Geschmack variieren.

Reich an: Magnesium, Folsäure, Ballaststoffen, Omega-3-Fettsäuren

Nährwerte: pro Portion (50 g) 198 kcal, 7,4 g Eiweiß, 21 g Kohlenhydrate, 9 g Fett.

20 – Beispielhafte Rezepte für eine gesunde Ernährung

🍴 Kräuterrührei auf Vollkornbrot

Für 1 Portion | Zubereitungszeit: 10 Min.

Zutaten:
1 Ei
50 ml fettarme Milch
Jodsalz[1]
Pfeffer (am besten frisch gemahlen)
1 TL Rapsöl
1 TL gehackte Kräuter
1 Tomate
1 Scheibe Vollkornbrot (50 g)
1 TL Halbfettmargarine

- **Zubereitung:** Das Ei in einem tiefen Teller mit einer Gabel verquirlen und die Milch unterrühren. Mit Jodsalz und Pfeffer abschmecken. Das Öl in einer Pfanne erhitzen und die Eiermilch darin auf kleiner Flamme stocken lassen. Während des Stockens die gehackten Kräuter unter das Ei rühren.
- Die Tomate abspülen, putzen und in Scheiben schneiden. Das Vollkornbrot mit Margarine bestreichen und mit den Tomatenscheiben belegen. Zum Schluss das fertige Rührei darauf verteilen und heiß servieren.

Nährwerte: pro Portion 300 kcal, 14 g Eiweiß, 29 g Kohlenhydrate, 14 g Fett, 4 g Ballaststoffe.

(Metternich 2005)

20.2 Für Zwischendurch

🍴 Pikanter Power-Drink

Für 2 Portionen | Zubereitungszeit: 5 Min.

Zutaten:
½ Bund Schnittlauch
½ Bund Dill
½ Avocado
½ kleine Salatgurke
300 g Buttermilch
Saft von ½ Zitrone
Jodsalz[1]
Pfeffer (möglichst frisch gemahlen)

- **Zubereitung:** Schnittlauch und Dill abspülen und trocken schütteln. Schnittlauch in feine Röllchen schneiden. Dill von den Stielen zupfen und klein hacken. Das Fruchtfleisch der Avocado aus der Schale herauslösen.
- Die Salatgurke schälen und in grobe Stücke schneiden. Gurkenstücke und Avocadofleisch zusammen mit den gehackten Kräutern und der Buttermilch pürieren. Mit Zitronensaft, Jodsalz und Pfeffer abschmecken. In Gläser füllen und sofort servieren.

Nährwerte: pro Portion 180 kcal, 7 g Eiweiß, 13 g Fett, 9 g Kohlenhydrate, 3 g Ballaststoffe.

(Iburg 2006)

---

1 ggf. mit Fluorid und Folsäure

🍴 Wake-up-Drink

Für 1 Portion | Zubereitungszeit: 5 Min.

Zutaten:
1 mittelgroße Banane (100 g)
150 ml Karottensaft (naturrein)
100 ml Orangensaft (100 % Frucht)
4 EL Zitronensaft
2 EL schnell lösliche Instantflocken (ca. 20 g)
flüssiger Süßstoff nach Geschmack

- **Zubereitung:** Die Banane schälen, mit einer Gabel zerdrücken und zusammen mit dem Karotten-, Orangen- und Zitronensaft pürieren. Die Flocken einrühren und mit dem flüssigen Süßstoff abschmecken.

Nährwerte: pro Portion 245 kcal, 6 g Eiweiß, 51 g Kohlenhydrate, 2 g Fett, 4 g Ballaststoffe.

(Metternich 2005)

🍴 Tomaten-Basilikum-Plätzchen

Für 40 Stück | Zubereitungszeit: 1 Std. 30 Min.

Zutaten:
1 kg Kartoffeln (mehlig kochend)
8 Eiertomaten
1 Bund Basilikum
2 Knoblauchzehen
1 TL Jodsalz[1]
Pfeffer (am besten frisch gemahlen)
Muskatnuss, frisch gerieben
1 Ei
10 EL Mehl
1 TL Backpulver
10 EL Parmesan, gerieben

- **Zubereitung:** Die Kartoffeln abspülen, in einen Topf füllen, knapp mit Wasser bedecken und etwa 30 Minuten kochen. Kartoffeln pellen, noch heiß durch die Kartoffelpresse in eine große Schüssel drücken (alternativ: mit dem Kartoffelstampfer möglichst fein zerdrücken) und abkühlen lassen.
- Tomaten heiß überbrühen, häuten, entkernen und ganz klein würfeln. Basilikum abspülen, trocken schütteln, die Blättchen abzupfen und fein hacken. Knoblauch abziehen.
- Den Ofen auf 220 °C (Umluft 200 °C) vorheizen. Den erkalteten Kartoffelschnee mit Salz, Pfeffer und Muskat würzen. Den Knoblauch hineinpressen. Ei, Mehl, Backpulver, Käse und Basilikum hinzufügen und zu einem geschmeidigen Teig kneten.
- Zum Schluss die Tomatenwürfelchen unterheben und kräftig abschmecken. Jeweils einen gehäuften Esslöffel Teig auf das mit Backpapier ausgelegte Backblech setzen und zu runden Plätzchen formen und etwa 30 Minuten backen.

Tipp: Die Plätzchen kann man auch einfrieren. Dazu die Plätzchen zuerst auf einem Blech ein wenig anfrieren lassen und dann in Gefrierbeutel füllen.

Nährwerte: pro Portion 29 kcal, 1 g Eiweiß, 4 g Kohlenhydrate, weniger als 1 g Fett, weniger als 1 g Ballaststoffe.

(Hund-Wissner, Wolfram 2006)

---

[1] ggf. mit Fluorid und Folsäure

20.3 Salate

🍴 Reis-Fisch-Salat

Für 2 Personen | Zubereitungszeit: 45 Min.

Zutaten:
100 g Naturreis
Jodsalz[1], Pfeffer
¼ l Wasser
3 große Tomaten
150 g geräucherte Makrele oder Thunfisch
4–6 Sardellenfilets
1 kl. Dose sehr kleine Erbsen
1 EL Öl
2 EL Weinessig
1 TL Senf
1 EL gehackte Petersilie
1 EL Schnittlauchröllchen
1 TL gehackter Dill

- **Zubereitung:** Reis in Salzwasser garen, kalt werden lassen.
- Tomaten häuten und würfeln.
- Fisch grob zerpflücken, Sardellenfilets klein schneiden, die Erbsen hinzugeben.
- Alle Zutaten mit einer Marinade aus Öl, Essig, Senf und den Kräutern vermengen, nochmals abschmecken.

Reich an Omega-3-Fettsäuren

Nährwerte: pro Portion 195 kcal, 10 g Eiweiß, 25 g Kohlenhydrate, 5 g Fett.

(Wolfram, Vogel 2000)

🍴 Asiatischer Glasnudelsalat

Für 2 Personen | Zubereitungszeit: 1 Std. 30 Min.

Zutaten:
80 g Glasnudeln
1 rote und 1 gelbe Paprikaschote
1 Bund Lauchzwiebeln
etwas frischer Koriander
Sambal Olek, Tabasco nach Geschmack
1–2 EL Himbeeressig
1–2 EL Sojasoße
Pfeffer (am besten frisch gemahlen)
1 Msp. Ingwer, gemahlen
Etwas flüssiger Süßstoff nach Geschmack
Asia-Jodsalz
1 EL Sesamöl

- **Zubereitung:** Die Glasnudeln mit heißem Wasser übergießen und 8 bis 10 Minuten einweichen. Nudeln abgießen, mit einer Küchenschere kürzen und vollständig auskühlen lassen. Die Paprikaschoten putzen, abspülen und in kleine Würfel schneiden. Die Lauchzwiebeln putzen, abspülen und in feine Scheiben schneiden. Den frischen Koriander abspülen, trocken schütteln und hacken.
- Gemüse und Koriander unter die Glasnudeln mischen. Aus Sambal Olek, Tabasco, Essig, Sojasoße, Pfeffer, Ingwer, Süßstoff und evtl. etwas Asia-Jodsalz eine Marinade rühren. Zum Schluss das Sesamöl unterschlagen. Die Marinade mit dem Salat mischen und ½ bis 1 Stunde ziehen lassen.

Hinweis: Glasnudeln müssen nicht gekocht werden, da sie stark aufquellen.

Nährwerte: pro Portion 210 kcal, 6 g Eiweiß, 33 g Kohlenhydrate, 6 g Fett, 9 g Ballaststoffe.

(Metternich 2005)

---

[1] ggf. mit Fluorid und Folsäure

🍴 Zucchinisalat

Für 2 Personen | Zubereitungszeit: 15 Min.

Zutaten:
1 EL Pinienkerne
2 EL Zitronensaft
1 EL Olivenöl
Jodsalz, Pfeffer, frisch gemahlen
12 Blätter Basilikum
400 g kleine feste Zucchini
1 kleine Knoblauchzehe

- **Zubereitung:** Die Pinienkerne in einer beschichteten Pfanne ohne Fett rösten. Zitronensaft und das Öl miteinander verrühren, mit Pfeffer und Salz kräftig abschmecken. Basilikum fein hacken und unter das Dressing rühren. Die Zucchini waschen, putzen und fein raspeln.
- Knoblauch schälen, halbieren und eine Salatschüssel mit den Hälften ausreiben. Die Zucchiniraspel in die Schüssel geben, mit dem Dressing mischen und die Pinienkerne darüberstreuen. Den Salat einige Minuten durchziehen lassen.

Nährwerte: pro Portion 160 kcal, 5 g Eiweiß, 11 g Kohlenhydrate, 12 g Fett.

(Iburg 2009)

20.4 Suppen

🍴 Karottencremesuppe

Für 2 Personen | Zubereitungszeit: 30 Min.

Zutaten:
1 Bund junge Karotten
200 g Kartoffeln
1 EL Pflanzenöl (Rapsöl)
500 ml Gemüsebrühe
Jodsalz[1], Pfeffer (am besten frisch gemahlen)
50 g Crème fraîche
2 EL Kerbelblättchen, gehackt

- **Zubereitung:** Die Karotten putzen, abspülen und in Scheiben schneiden. Die Kartoffeln schälen und würfeln. Die Karotten und Kartoffeln in dem Öl andünsten. Die Gemüsebrühe angießen und alles im geschlossenen Topf bei mittlerer Hitze etwa 15 Minuten garen.
- Karotten und Kartoffeln mitsamt der Brühe pürieren. Mit Jodsalz und Pfeffer abschmecken. Die Crème fraîche zur heißen, nicht mehr kochenden Suppe geben. Vor dem Servieren mit etwas Kerbel garnieren.

Nährwerte: pro Portion 260 kcal, 5 g Eiweiß, 24 g Kohlenhydrate, 15 g Fett, 11 g Ballaststoffe.

(Iburg 2006, modifiziert)

---

1 ggf. mit Fluorid und Folsäure

20 – Beispielhafte Rezepte für eine gesunde Ernährung

🍴 Minestrone mit Nudeln

Für 2 Personen | Zubereitungszeit: 45 Min.

Zutaten:
1 Bund Suppengrün
2 Zwiebeln
2 Knoblauchzehen
½ kleiner Wirsingkohl
1 EL Olivenöl
Jodsalz[1]
Pfeffer (am besten frisch gemahlen)
1–2 TL gekörnte Gemüsebrühe
100 g Muschelnudeln
½ Dose weiße dicke Bohnen (125 g)
150 g Erbsen (tiefgekühlt)
1 kleine Dose Tomatenstücke (400 g)
½ Bund frische Petersilie
Tomaten-Jodsalz
1 EL geriebener Parmesan

- **Zubereitung:** Suppengrün putzen, abspülen, wenn nötig, schälen und klein schneiden. Die Zwiebeln und Knoblauchzehen abziehen. Die Zwiebeln fein würfeln, den Knoblauch fein hacken oder zerdrücken. Den Wirsing putzen, abspülen und in feine Streifen schneiden. Das Öl in einem Topf erhitzen und zuerst Zwiebeln und Knoblauch darin anbraten.
- Das Suppengemüse und den abgetropften Wirsing zugeben, leicht salzen und pfeffern. Mit so viel Wasser aufgießen, dass das Gemüse im Wasser schwimmt. Mit der Gemüsebrühe würzen und etwa 10 Minuten kochen lassen, Nun die Nudeln zum Gemüse geben und weitere 5 Minuten kochen. Bohnen, Erbsen und Tomaten in die Suppe geben und weitere 5 Minuten garen.
- Die Petersilie abspülen, trocken schütteln und hacken. Die Suppe nach der Garzeit mit Pfeffer und Tomaten-Jodsalz abschmecken und die Petersilie hinzufügen. Vor dem Servieren mit dem geriebenen Parmesan bestreuen.

Variante: Wer Wirsing, Erbsen oder dicke Bohnen nicht gut verträgt, kann natürlich auch anderes Gemüse verwenden. Dank der großen Gemüsemenge ist die Suppe fettarm und ballaststoffreich.

Nährwerte: pro Portion 475 kcal, 26 g Eiweiß, 65 g Kohlenhydrate, 12 g Fett, 19 g Ballaststoffe.

(Metternich 2005)

20.5 Gemüsegerichte

🍴 Gefüllte Paprikaschote, vegetarisch

Für 1 Person | Zubereitungszeit: 30 Min.

Zutaten:
125 g Paprikaschote, geputzt
75 g Champignons aus der Dose
10 g Zwiebelwürfel
50 g Paprikawürfel
15 g Vollkornreis (roh)
20 g Magerquark (ca. 1 gestr. EL)
Pfeffer, Paprika, Majoran, Jodsalz[1]
Wasser oder Brühe
1 Messerspitze Tomatenmark
5 g 20 %iger Schmand (ca. 1 TL)
Andickungspulver

- **Zubereitung:** Aus Champignons, Zwiebel- und Paprikawürfeln, Vollkornreis, Magerquark und den Gewürzen eine Füllung herstellen.
- Die Paprikaschote damit füllen, in einen Topf stellen, etwas heißes Wasser oder heiße Brühe aufgießen und zugedeckt dünsten. Evtl. weitere Flüssigkeit dazugeben.
- Die Soße mit 1 Messerspitze Tomatenmark sowie Schmand verrühren, abschmecken, evtl. mit Andickungspulver binden.

Nährwerte: pro Portion 125 kcal, 8 g Eiweiß, 18 g Kohlenhydrate, 2 g Fett.

(Lübke, Willms 2001)

---

1 ggf. mit Fluorid und Folsäure

20.5 Gemüsegerichte

🍴 Gemüsegratin

Für 4 Personen | Zubereitungszeit: 45 Min.

Zutaten:
4 kleine Karotten
1 kleine Lauchstange
½ l Gemüsebrühe
½ Blumenkohl
4 Tomaten
Jodsalz[1]
8 EL Mehl
4 EL Olivenöl
8 EL Milch
4 Eier
8 EL Emmentaler Käse
Muskatnuss, frisch gerieben

- **Zubereitung:** Das Gemüse abspülen und die Karotten schälen und klein würfeln. Den Lauch der Länge nach aufschneiden, gründlich abspülen und in feine Streifen schneiden. Blumenkohl in kleine Röschen teilen.
- Das Gemüse in wenig Gemüsebrühe nicht ganz weich dünsten. Die Tomaten abspülen, den Stielansatz herausschneiden und in kleine Würfel schneiden. Wenn das Gemüse gar ist, die Flüssigkeit abgießen und dabei auffangen.
- Das Gemüse in eine gefettete Auflaufform füllen. Die Tomaten darüber verteilen. Mehl im Öl lichtgelb rösten, mit Gemüsebrühe und Milch ablöschen und etwa 5 Minuten köcheln lassen.
- Die Eier trennen. Eiweiß kalt stellen. Den Käse reiben. Die Soße mit Eigelb legieren, den Käse unterrühren und mit Muskat abschmecken. Das Eiweiß zu steifem Schnee schlagen und unter die Soße ziehen. Das Gemüse mit der Soße überziehen und bei mittlerer Hitze im Backofen etwa 20 Minuten überbacken.

Nährwerte: pro Portion 346 kcal, 16 g Eiweiß, 22 g Kohlenhydrate, 21 g Fett, 5 g Ballaststoffe.

(Hund-Wissner, Wolfram 2006)

🍴 Gefüllte Weizenkohlrabi

Für 2 Personen | Zubereitungszeit: 45 Min.

Zutaten:
2 Kohlrabi
2 Zwiebeln
1 Knoblauchzehe
100 g Ebly-Weizenkörner (aus dem Supermarkt)
Jodsalz[1]
1 EL Rapsöl
Pfeffer (am besten frisch gemahlen)
Paprikapulver
1 EL geriebener Parmesankäse
1 Kästchen Kresse

- **Zubereitung:** Die Kohlrabi schälen, hölzerne Teile entfernen und mit einem Kugelausstecher oder einem Küchenmesser vorsichtig aushöhlen. Die Zwiebeln und den Knoblauch abziehen und fein würfeln. Den Weizen in 200 ml Salzwasser etwa 10 bis 15 Minuten garen.
- In einem zweiten Topf Salzwasser zum Kochen bringen und die ausgehöhlten Kohlrabi samt den Kohlrabistücken etwa 5 bis 8 Minuten darin köcheln. Anschließend abtropfen lassen und die Kohlrabi warm stellen. Das Kohlrabiinnere hacken.
- Das Öl in einer Pfanne erhitzen, Zwiebeln und Knoblauch darin anbraten. Den gekochten Weizen in die Pfanne geben. Mit Salz, Pfeffer und Paprikapulver abschmecken. Falls die Masse zu dick wird, etwas Wasser dazugeben. Die gehackten Kohlrabistücke hinzufügen und den Parmesankäse untermischen und noch einmal abschmecken.
- Zum Schluss das Weizengemisch in die beiden Kohlrabi füllen. Den restlichen Weizen auf dem Teller neben den Kohlrabi anrichten. Die Hälfte der Kresse mit einer Schere abschneiden, grob hacken und vor dem Servieren über die Kohlrabi streuen.

Hinweis: Ebly ist eine Weizenart, die man in der Küche ähnlich wie Reis verarbeiten kann. Durch ein spezielles Verfahren bleibt Ebly nach dem Kochen bissfest, aber nicht hart. Gekocht wird Ebly

---

1 ggf. mit Fluorid und Folsäure

20 – Beispielhafte Rezepte für eine gesunde Ernährung

wie Reis: 2 Teile Wasser und 1 Teil Ebly, gewürzt mit Salz oder gekörnter Gemüsebrühe.
Anstelle von Eblyweizen können Sie auch Parboiled-Reis im gleichen Mengen- und Mischverhältnis verwenden.

Nährwerte: pro Portion 235 kcal, 8 g Eiweiß, 41 g Kohlenhydrate, 4 g Fett, 5 g Ballaststoffe.

(Metternich 2005)

20.6
Fischgerichte

Fischragout

Für 2 Personen | Zubereitungszeit: 45 Min.

Zutaten:
1 kleine Zwiebel, gewürfelt
1 TL Öl
1 EL Mehl
ca. 200 ml Brühe oder Wasser
1 kleine rote Paprika
2 Lauchzwiebeln
100 g frische Champignons
Jodsalz[1]
150 g Fischfilet
Zitronensaft

- **Zubereitung:** Die Zwiebel in Öl leicht anbraten. Mehl darüber streuen und bräunen lassen. Mit der Brühe ablöschen.
- Paprika in Würfel, Lauchzwiebeln in Ringe und die Champignons in Scheiben schneiden und in die Soße geben. Mit Salz abschmecken.
- Den Fisch in große Würfel schneiden und in der Soße 15–20 Minuten garen. Mit etwas Zitronensaft abschmecken.

Nährwerte: pro Portion 115 kcal, 15 g Eiweiß, 5 g Kohlenhydrate, 3 g Fett.

(Wolfram, Vogel 2000)

Fisch auf Gemüse

Für 1 Person | Zubereitungszeit: 35 Min.

Zutaten:
150 g Seelachsfilet
75 g Porree
20 g Möhren
20 g Sellerie
1 TL Öl
2–3 EL Wasser oder Brühe
Essig oder Zitrone
1 Messerspitze Senf
Fischgewürz oder Jodsalz[1]

- **Zubereitung:** Seelachsfilet säubern, mit Essig oder Zitrone säuern und mit Senf, Fischgewürz oder Salz würzen.
- Gemüse putzen, waschen, in dünne Streifen schneiden.
- Öl in einer kleinen Auflaufform erhitzen und das Gemüse darin andünsten. Wasser oder Brühe dazugeben, mit Würzmittel oder Salz abschmecken.
- Den Fisch zum Gemüse geben und zugedeckt im vorgeheizten Backofen ca. 15 Min. bei 200 °C garen. Beim Anrichten das Gemüse über den Fisch geben.

Das passt dazu: z. B. grüner Salat, Eisbergsalat.

Nährwerte: pro Portion 200 kcal, 30 g Eiweiß, 4 g Kohlenhydrate, 7 g Fett.

(Lübke, Willms 2001, modifiziert)

---

1 ggf. mit Fluorid und Folsäure

Schellfisch in Senfsoße

Für 4 Personen | Zubereitungszeit: 30 Min.

Zutaten:
4 Schellfischfilets à 150 g
6 EL Zitronensaft
¾ l Gemüsebrühe
1 Lorbeerblatt
Pfefferkörner
4 EL Butter
4 EL Mehl
2 EL Senf, mittelscharf
250 ml Fischfond
(Jod-)Salz[1]
4 EL Kondensmilch (4 % Fett)

- **Zubereitung:** Die gesäuberten Fischfilets mit Zitronensaft beträufeln. Die Gemüsebrühe mit den Gewürzen und dem restlichen Zitronensaft zum Kochen bringen. Die Fischfilets in den Sud geben und sofort auf mittlere Hitze herunterschalten. Etwa 8 Minuten ziehen lassen.
- Den Fisch herausnehmen und warm halten. Den Fischsud abseihen und abkühlen lassen. Die Butter schmelzen und das Mehl darin anschwitzen. Den Senf einrühren, mit dem Fischsud nach und nach aufgießen, glatt rühren und bei mäßiger Hitze etwa 10 Minuten köcheln lassen. Abschmecken, mit Kondensmilch verfeinern und heiß über den Fisch ziehen.

Nährwerte: pro Portion 236 kcal, 26 g Eiweiß, 11 g Kohlenhydrate, 10 g Fett, 0,5 g Ballaststoffe.

(Hund-Wissner, Wolfram 2006)

Provenzalischer Rotbarsch

Für 2 Personen | Zubereitungszeit: 35 Min.

Zutaten:
1 Zwiebel
3 Kartoffeln
1 kleine rote Paprikaschote
1 EL Rapsöl
600 ml Hühnerbrühe
200 g tiefgekühlter Brokkoli
80 g Mais
200 g Rotbarschfilet (MSC-Siegel)
Saft einer halben Zitrone
2 EL tiefgekühlte Kräuter der Provence
Jodsalz, Pfeffer, frisch gemahlen
2 Vollkornbrötchen

- **Zubereitung:** Die Zwiebel schälen und in Ringe schneiden. Die Kartoffeln waschen, schälen und fein würfeln. Die Paprikaschote waschen, putzen und in mundgerechte Stücke schneiden. Zwiebeln, Kartoffeln und Paprika in Öl andünsten. Mit der Hühnerbrühe ablöschen und alles etwa 10 Minuten kochen lassen.
- Brokkoli auftauen lassen und eventuell in kleinere Röschen zerteilen. Zusammen mit dem Mais zum Gemüse geben und weitere 5 Minuten garen.
- Den Fisch in mundgerechte Würfel schneiden, in die Suppe geben und etwa 5 Minuten ziehen lassen. Mit Zitronensaft, den provenzalischen Kräutern sowie Salz und Pfeffer abschmecken.

Nährwerte: pro Portion 450 kcal, 30 g Eiweiß, 54 g Kohlenhydrate, 12 g Fett.

(Iburg 2009)

---

1 ggf. mit Fluorid und Folsäure

20 – Beispielhafte Rezepte für eine gesunde Ernährung

20.7
Fleischgerichte

Lammcurry mit Zitronenreis

Für 2 Personen | Zubereitungszeit: 30 Min.

Zutaten:
250 g Lammfleisch
Jodsalz[1]
2 TL Öl
1 kleiner saurer Apfel
200 ml Bouillon
1 EL Sahne
2 TL Curry
1 Tasse Basmati-Reis
1 Zitrone
Wasser
½ Becher Joghurt, 1,5 % Fett

- **Zubereitung:** Fleisch in mundgerechte Stücke schneiden, salzen und ca. 4 Minuten in heißem Öl anbraten.
- Den Apfel in Stücke schneiden und mit Bouillon, Sahne und Curry in einem Topf erhitzen. Bei mittlerer Hitze kochen, bis der Apfel zerkocht ist.
- Jetzt die Fleischwürfel in die Soße geben.
- Den Reis gründlich waschen, abtropfen lassen, mit dem Zitronensaft vermischen und mit Wasser aufsetzen. Wenn es verkocht ist, den Reis bei geschlossenem Deckel gar ziehen lassen.
- Reis mit dem Lammcurry vermischen und noch ½ Becher Joghurt unterrühren.

Nährwerte: pro Portion 520 kcal, 30 g Eiweiß, 70 g Kohlenhydrate, 12 g Fett.

(Wolfram, Vogel 2000)

Rindersteak mit Quark-Kräuterbutter

Für 1 Person | Zubereitungszeit: 10 Min.

Zutaten:
100 g Rinderfilet
½ TL Rapsöl
10 g Quark-Kräuterbutter (siehe unten)
Jodsalz[1]
schwarzer oder bunter Pfeffer
Gewürzpaprika

- **Zubereitung:** Filetsteak mit der Gabel etwas breit drücken und mit Pfeffer und Paprika würzen.
- Das Steak in einer mit Rapsöl erhitzten Pfanne von beiden Seiten durchbraten (nicht rosa!).
- Vor dem Servieren salzen, mit Quark-Kräuterbutter anrichten.

Lässt sich gut mit diversen Gemüsen und Salaten kombinieren!

Nährwerte: pro Portion 220 kcal, 30 g Eiweiß, 0 g Kohlenhydrate, 10 g Fett.

(Lübke, Willms 2001, modifiziert)

---

[1] ggf. mit Fluorid und Folsäure

🍴 Quark-Kräuterbutter
(für das Rinderfilet)

Für 17 Portionen à 10 g | Zubereitungszeit: 1 Std.

Zutaten:
125 g Quark (Magerstufe)
50 g Butter
Kräuter nach Geschmack (z. B. Basilikum, Estragon, Kerbel, Petersilie, Dill oder Schnittlauch), Jodsalz[1], Zitronensaft, Pfeffer, evtl. Knoblauch

- **Zubereitung:** Magerquark und Butter auf einem Sieb bei Zimmertemperatur abtropfen und weich werden lassen.
- Beides mit den gehackten Kräutern verrühren und mit Zitronensaft, Pfeffer und evtl. Knoblauch abschmecken.
- Die Masse mit einem Löffel auf Pergamentpapier länglich anordnen und eine Rolle formen. Diese im Tiefkühlfach schnittfest werden lassen.

Die Quark-Kräuterbutter eignet sich außerdem als Beilage zu Rumpsteak, Schnitzel und Fisch!

Nährwerte: pro Portion 17 kcal, 1 g Eiweiß, 0 g Kohlenhydrate, 1 g Fett.

(Lübke, Willms 2001, modifiziert)

🍴 Putengeschnetzeltes mit Käse

Für 1 Person | Zubereitungszeit: 20 Min.

Zutaten:
100 g Putenbrust
½ TL Öl
10 g gewürfelte Zwiebeln
50 g Gewürzgurken
20 g Kräuterfrischkäse (30 % Fett i. Tr.)
Wasser oder Brühe
schwarzer Pfeffer, Basilikum

- **Zubereitung:** Putenbrust in dünne Streifen schneiden.
- Die Pfanne mit Öl auspinseln, erhitzen, Fleisch und gewürfelte Zwiebeln hineingeben und scharf anbraten.
- Mit Pfeffer und Basilikum würzen, Gewürzgurken dazugeben. Mit Wasser oder Brühe auffüllen, bis das Fleisch bedeckt ist und auf kleiner Stufe garen.
- Kräuterfrischkäse dazugeben und so lange verrühren, bis der Käse geschmolzen ist und das Gericht gebunden ist. Mit Jodsalz[1] abschmecken, wenn nötig.

Nährwerte: pro Portion 190 kcal, 28 g Eiweiß, 3 g Kohlenhydrate, 7 g Fett.

(Lübke, Willms 2001, modifiziert)

---

1 ggf. mit Fluorid und Folsäure

20 – Beispielhafte Rezepte für eine gesunde Ernährung

🍴 Zucchini-Puten-Spieße

Für 2 Personen | Zubereitungszeit: 1 Std.

Zutaten:
1 Putenschnitzel (ca. 150 g)
1 kleine Zucchini
8 Kirschtomaten
1 Knoblauchzehe
2 EL Oliven- oder Rapsöl
Jodsalz[1], Pfeffer (am besten frisch gemahlen)
1 EL italienische Kräuter

- **Zubereitung:** Das Fleisch kalt abspülen und in Würfel schneiden. Zucchini abspülen, putzen und in 2 cm dicke Scheiben schneiden. Tomaten abspülen. Den Knoblauch abziehen und fein hacken. Abwechselnd Fleisch, Zucchini und Tomaten auf Spieße stecken.
- Aus Öl, Knoblauch, Jodsalz, Pfeffer und den Kräutern eine Marinade herstellen. Die Spieße mit der Marinade bepinseln und eine halbe Stunde ziehen lassen. Eine beschichtete Pfanne mit Öl einpinseln und die Spieße etwa 8 bis 12 Minuten von allen Seiten anbraten.

Nährwerte: pro Portion 200 kcal, 20 g Eiweiß, 4 g Kohlenhydrate, 11 g Fett, 1 g Ballaststoffe.

(Iburg 2006, modifiziert)

20.8 Getreide und Hülsenfrüchte

🍴 Vollkorn-Zucchini-Gratin

Für 1 Person | Zubereitungszeit: 20 Min.

Zutaten:
60 g Vollkornspiralen
250 g Zucchini
20 g Zwiebelwürfel
1 TL Öl
2–3 EL Wasser
20 g fein geriebener Emmentaler (45 % Fett i. Tr., ca. 2 EL)
Pfeffer, Würzmittel, Knoblauch, Majoran, Jodsalz[1]
Petersilie

- **Zubereitung:** Vollkornspiralen garen.
- Zucchini je nach Größe in halbe Scheiben oder bleistiftdicke Streifen schneiden.
- Zwiebelwürfel in Öl glasig dünsten.
- Die Zucchini dazugeben, mit Pfeffer, Würzmittel, Knoblauch, Majoran und wenig Salz würzen.
- Evtl. 2 bis 3 EL Wasser hinzufügen und bei milder Hitze garen.
- Die Zucchini mit gehackter Petersilie und den Vollkornspiralen vermischt anrichten.
- Emmentaler darüber streuen und im vorgeheizten Backofen oder Grill bei 200 °C ca. 5 Minuten gratinieren.

Nährwerte: pro Portion 385 kcal, 17 g Eiweiß, 48 g Kohlenhydrate, 14 g Fett.

(Lübke, Willms 2001)

---

1 ggf. mit Fluorid und Folsäure

🍲 Linsenburger

Für 2 Personen | Zubereitungszeit: 45 Min.

Zutaten:
100 g Linsen
350 g kaltes Wasser
1 Lorbeerblatt
½ TL Würzmittel
125 g heller Lauch
1 + 3 TL Öl
15 g Paniermehl
1 Ei
1 TL Curry, ½ TL Ingwer, frisch gerieben, Cayennepfeffer, Jodsalz[1]

- **Zubereitung:** Linsen in kaltem Wasser mit dem Lorbeerblatt ansetzen, ca. 30 Minuten garen, evtl. Wasser nachgießen.
- Die abgetropften Linsen in eine Schüssel geben und etwas zerquetschen. Würzmittel hinzugeben und erkalten lassen.
- Lauch in sehr feine Ringe schneiden und in 1 TL Öl 5 Minuten andünsten. Unter die Linsenmasse mengen.
- Paniermehl und Ei dazugeben, mit Curry, Ingwer, Cayennepfeffer sowie wenig Salz würzen.
- Die Masse in 4 gleich große Portionen teilen und mit feuchten Händen Frikadellen formen.
- Die Linsenburger in einer beschichteten Pfanne mit 3 TL Öl beidseitig ca. 3 bis 4 Minuten braten.

Nährwerte: pro Portion 335 kcal, 17 g Eiweiß, 34 g Kohlenhydrate, 14 g Fett.

(Lübke, Willms 2001, modifiziert)

20.9 Brot und Brötchen

🍲 Dinkelvollkornbrot

500 g Brot für Brotbackmaschine | Zubereitungszeit: 1 Std.

Zutaten:
260 ml lauwarmes Wasser
1 EL Rapsöl
1½ TL Jodsalz[1]
330 g Dinkelvollkornmehl
40 g Weizenkeime
1 TL Zucker
1 Pck. Trockenhefe
2 EL Sonnenblumenkerne
1 EL Sesam

- **Zubereitung:** Die Zutaten in der angegebenen Reihenfolge in eine Brotbackmaschine füllen. Das Programm „Normales Brot" wählen.
- Kurz vor Beenden des Knetvorganges, d. h. vor dem Backen (bei manchen Backautomaten ist ein Signalton zu hören) Sonnenblumenkerne und Sesam zum Teig geben.

Hinweis: Dieses Brot wird mit fein vermahlenem Vollkornmehl gebacken und ist deshalb besser verdaulich als ein grobes Schrotbrot. Außerdem ist es reich an Magnesium, Folsäure, Ballaststoffen.

Nährwerte: pro Scheibe (ca. 50 g) 107 kcal, 4 g Eiweiß, 16 g Kohlenhydrate, 3 g Fett.

---

1 ggf. mit Fluorid und Folsäure

20 – Beispielhafte Rezepte für eine gesunde Ernährung

🍴 Buttermilch-Brot

Für 18 Scheiben | Zubereitungszeit: 45 Min.

Zutaten:
400 g helles Dinkelmehl (Type 630)
100 kernige Haferflocken
1 Päckchen Trockenhefe
1 EL Zucker
350 g Buttermilch
1 TL Jodsalz[1]

- **Zubereitung:** Mehl und Haferflocken in eine Schüssel geben und in die Mitte eine Mulde drücken. Die Hefe und den Zucker hineingeben. Die Buttermilch leicht erwärmen und mit dem Salz zum Teig geben. Mit dem Knethaken des Handrührgerätes so lange verkneten, bis sich der Teig vom Rand löst.
- Den Hefeteig an einem warmen Ort gehen lassen, bis er sein Volumen verdoppelt hat. Erneut durchkneten, zu einem länglichen Brotlaib formen und unter einem sauberen Geschirrtuch erneut gehen lassen. Den Backofen auf 200 °C (Umluft 180 °C, Gas Stufe 3–4) vorheizen.
- Eine mit Wasser gefüllte, feuerfeste Schale auf den Boden des Backofens stellen. Den Brotlaib auf ein mit Backpapier belegtes Backblech setzen. Die Oberfläche mehrmals tief einschneiden. Mit etwas Wasser bestreichen, mit Haferflocken bestreuen und auf mittlerer Schiene etwa 30 Minuten backen.

Nährwerte: pro Portion 100 kcal, 4 g Eiweiß, 19 g Kohlenhydrate, 2 g Fett, 3 g Ballaststoffe.

(Iburg 2006)

🍴 Schnelle Frühstücksbrötchen

Für 8 Brötchen | Zubereitungszeit: 40 Min.

Zutaten:
2 Eier
200 g Magerquark
250 g Weizenmehl, Type 1050
150 g Vollkorn-Haferflocken
1 Prise Jodsalz[1]
½ Päckchen Backpulver
2 EL Sonnenblumenkerne

- **Zubereitung:** Den Backofen auf 180 °C (Stufe 2, Umluft 160 °C) vorheizen. Die Eier schaumig schlagen und den Quark unterrühren. Das Vollkornmehl, die Haferflocken, Salz und Backpulver mischen. Zu der Eiermasse geben und gut durchkneten. Aus dem Teig 8 gleich große Brötchen formen.
- Ein Backblech mit Backpapier oder einer Silikonbackunterlage auslegen. Die Brötchen auf das Blech setzen, die Oberseite der Brötchen mit Wasser einpinseln und mit den Sonnenblumenkernen bestreuen. Dabei die Kerne auf der Brötchenoberfläche andrücken, damit sie nach dem Backen nicht abfallen. Auf der mittleren Schiene 20 bis 25 Minuten goldgelb backen.

Tipp: Damit die Brötchen außen knusprig und innen locker backen, empfiehlt es sich, vor dem Backen eine mit Wasser gefüllte feuerfeste Tasse auf das Blech zu stellen.

Nährwerte: pro Brötchen (bei 8 insgesamt) 220 kcal, 12 g Eiweiß, 32 g Kohlenhydrate, 5 g Fett, 4 g Ballaststoffe.

(Metternich 2005)

---

[1] ggf. mit Fluorid und Folsäure

20.10 Desserts und Kuchen

🍴 Buttermilchspeise

Für 2 Personen | Zubereitungszeit: 1 Std. 30 Min.

Zutaten:
½ l Buttermilch
1 Zitrone
3 TL Maisstärke
1 Prise Zucker oder Süßstoff
Zitronensaft

- **Zubereitung:** Buttermilch, abgeriebene Zitronenschale und Stärkemehl in einem Topf zum Kochen bringen, dabei umrühren.
- Mit Zucker und Zitronensaft abschmecken und in Glasschälchen anrichten.

Nährwerte: pro Portion 80 kcal, 5 g Eiweiß, 15 g Kohlenhydrate, 0 g Fett.

(Wolfram, Vogel 2000)

🍴 Erdbeereis

Für 2 Personen | Zubereitungszeit: 1 Std. 30 Min.

Zutaten:
250 g Erdbeeren
1 Prise Zucker oder Süßstoff
Zitronensaft
1 Eiklar, zu Schnee geschlagen

- **Zubereitung:** Erdbeeren waschen, abtropfen lassen, fein pürieren und mit Zucker oder Süßstoff und Zitronensaft abschmecken.
- Eischnee unter die Erdbeeren heben.
- Im Gefrierfach 1 bis 1½ Stunden halbfest gefrieren lassen.
- In Schälchen anrichten und mit je einer Erdbeere garnieren.

Nährwerte: pro Portion 60 kcal, 5 g Eiweiß, 10 g Kohlenhydrate, 0 g Fett.

(Wolfram, Vogel 2000)

🍴 Dänische Rote Grütze

Für 4 Personen | Zubereitungszeit: 30 Min.

Zutaten:
60 g rote Johannisbeeren
60 g Brombeeren
60 g Himbeeren
12 g Vanillepuddingpulver
175 ml Wasser
½ TL Zitronensaft
1 TL Süßstoff

- **Zubereitung:** Früchte (sollten möglichst frisch sein) verlesen, getrennt vorsichtig waschen und gut abtropfen lassen.
- Puddingpulver mit einem Teil des Wassers anrühren.
- Johannisbeeren und Brombeeren sowie Zitronensaft und das restliche Wasser erhitzen.
- Kurz vor dem Kochen das Puddingpulver einrühren und aufkochen lassen.
- Die Himbeeren sowie den Süßstoff dazugeben.

Rote Grütze serviert man mit kalter Milch, Vanillesoße oder Sahne.

Nährwerte: 110 kcal, 2 g Eiweiß, 20 g Kohlenhydrate, nur in Spuren Fett.

(Lübke, Willms 2001)

20 – Beispielhafte Rezepte für eine gesunde Ernährung

🍴 Harzer Apfelkuchen

12 Stücke | Zubereitungszeit: 45 Min.

Zutaten:
120 g Weizenvollkorn
60 g Weizenmehl Type 550
150 g Magerquark
1 Eigelb, 1 TL Zucker oder Süßstoff
2 gestr. TL Backpulver
1 abgeriebene Zitronenschale
1 TL Zimt, je 1 Messerspitze gemahlene Nelken und Kardamom
1 Prise Jodsalz[1]
50 g gemahlene Haselnüsse
180 g geschälte Äpfel
1 Eigelb
75 g Magerjoghurt
75 g Schmand (20 % Fett)
½ TL Zucker oder Süßstoff
2 Eischnee

- **Zubereitung:** Die Zutaten für den Teig verkneten.
- Den Teig in einer beschichteten Springform mit ½ cm Rand ausrollen.
- Geschälte Äpfel in dünne Scheiben schneiden und den Teig damit belegen.
- Eigelb, Magerjoghurt, Schmand und Zucker/Süßstoff gut verquirlen.
- Eischnee unterheben und die Masse gleichmäßig auf den Äpfeln verteilen.
- Im vorgeheizten Backofen bei 175 °C ca. 25–30 Minuten backen.
- Den Kuchen in 12 Stücke schneiden.

Nährwerte: pro Stück 100 kcal, 6 g Eiweiß, 13 g Kohlenhydrate, 5 g Fett.

(Lübke, Willms 2001, modifiziert)

🍴 Schnelles Beerensorbet

Für 4 Personen | Zubereitungszeit: 5 Min.

Zutaten:
250 g gemischte Beeren (z. B. tiefgekühlt)
3–4 EL Puderzucker
2 EL Zitronensaft
Minzeblättchen zum Garnieren

- **Zubereitung:** Alle Zutaten mit Ausnahme der Minzeblättchen zusammen in die Schüssel der Küchenmaschine geben. Die Zutaten mit dem Messereinsatz zuerst auf niedrigster Stufe, dann etwa 3 Minuten auf höchster Stufe zu einem cremigen Sorbet verarbeiten.
- Aus dem Sorbet mithilfe eines Eisportionierers Kugeln formen und diese in hohe Dessertgläser geben. Das Sorbet mit den Minzeblättchen garnieren und sofort servieren.

Nährwerte: pro Portion 80 kcal, 1 g Eiweiß, 16 g Kohlenhydrate, 0 g Fett, 0,5 g Ballaststoffe.

(Iburg 2006, modifiziert)

🍴 Aprikosenquark mit körnigem Frischkäse

Für 1 Person | Zubereitungszeit: 10 Min.

Zutaten:
3 kleine Aprikosen (ca. 120 g)
150 g Magerquark
etwas Sprudelwasser
50 ml Orangensaft (100 % Frucht)
50 g körniger Frischkäse
Flüssiger Süßstoff nach Geschmack

- **Zubereitung:** Die Aprikosen abspülen, entsteinen und die Früchte in Spalten oder kleine Würfel schneiden.
- Den Quark mit etwas Sprudelwasser und dem Orangensaft glatt rühren.
- Zum Schluss den körnigen Frischkäse unterrühren, die geschnittenen Aprikosen hinzufügen und mit Süßstoff abschmecken.

Nährwerte: pro Portion 230 kcal, 28 g Eiweiß, 22 g Kohlenhydrate, 3 g Fett, 2 g Ballaststoffe.

(Metternich 2005)

---

1 ggf. mit Fluorid und Folsäure

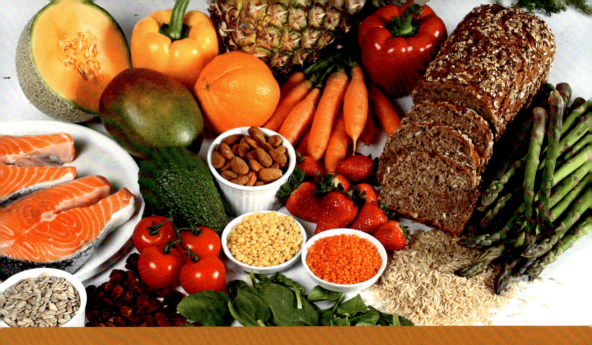

Teil 5
Anhang

21	**Adressen**	175
22	**Literatur**	179
23	**Sachverzeichnis**	188
24	**Die Autorinnen**	191

21 Adressen

21.1
Rund um Schwangerschaft, Stillzeit und Familienplanung

Arbeitsgemeinschaft Freier Stillgruppen e. V.
Geschäftsstelle
Bornheimer Straße 100
53 119 Bonn
Tel.: 02 28–3 50 38 71
Fax: 02 28–3 59 38 72
E-Mail: geschaeftsstelle@afs-stillen.de
Internet: www.afs-stillen.de

Arbeitsgemeinschaft Gestose-Frauen e. V.
Kapellener Straße 67a
47 661 Issum
Tel.: 0 28 35–26 28
Fax: 0 28 35–29 45
E-Mail: info@gestose-frauen.de
Internet: www.gestose-frauen.de

Deutscher Hebammenverband e. V.
Gartenstraße 26
76 133 Karlsruhe
Tel.: 07 21–98 18 90
Fax: 07 21–9 81 89 20
E-Mail: info@hebammenverband.de
Internet: www.hebammenverband.de

BDL Berufsverband Deutscher Laktationsberaterinnen IBCLC e. V.
Sekretariat
Hildesheimer Straße 124 E
30 880 Laatzen
Tel.: 05 11–87 64 98 60
Fax: 05 11–87 64 98 68
E-Mail: sekretariat@bdl-stillen.de
Internet: www.bdl-stillen.de

Gesund ins Leben – Netzwerk Junge Familie
Geschäftsstelle: aid infodienst Ernährung, Landwirtschaft, Verbraucherschutz e. V.
Heilsbachstraße 16
53 123 Bonn
Telefon: 0228 – 84 99 – 0
E-Mail: aid@aid.de
Internet: www.gesundinsleben.de

Frauenärzte im Netz (Internetportal)
www.frauenaerzte-im-netz.de

pro familia Deutsche Gesellschaft für Familienplanung, Sexualpädagogik und Sexualberatung e. V
Bundesverband
Stresemannallee 3
60 596 Frankfurt am Main
Tel.: 0 69–26 95 77 90
Fax: 0 69–26 95 77 930
E-Mail: info@profamilia.de
Internet: www.profamilia.de

La Leche Liga Deutschland e. V.
Louis-Mannstaedt-Str. 19
53 840 Troisdorf
Tel.: 02 241–14 53 996
E-Mail: info@lalecheliga.de
Internet: www.lalecheliga.de

Bundesinstitut für Risikobewertung (BfR)
Thielallee 88–92
14 195 Berlin
Tel.: 0 30–8 41 20
Fax: 0 30–84 12 47 41
E-Mail: poststelle@bfr.bund.de
Internet: www.bfr.bund.de

umstaendehalber e. V.
Dompfaffweg 6a
90 455 Nürnberg
Sorgentelefon 0911- 34 72 68
Fax: 09 11–47 69 11
E-Mail: team@umstaendehalber.com
Internet: www.umstaendehalber.com

21.2 Ernährungsfachkräfte

Arbeitskreis Diätetik in der Allergologie e. V.
c/o Dr. Imke Reese
Ansprengerstraße 19
80 803 München
Tel: 0 89–33 99 57 32
E-Mail: info@ernaehrung-allergologie.de
Internet: www.ak-dida.de

Deutsche Gesellschaft für Ernährung (DGE) e. V.
Godesberger Allee 18
53 175 Bonn
Tel.: 02 28–3 77 66 00
Fax: 0228–3 77 68 00
Beraterliste von zertifizierten Ernährungsberaterinnen/DGE
www.dge.de

Verband der Oecotrophologen (VDOe) e. V
Reuterstraße 161
53 113 Bonn
Tel.: 02 28–28 92 20
Fax: 02 28–2 89 22 77
E-Mail: vdoe@vdoe.de

Beraterliste von selbstständigen/freiberuflichen/zertifizierten Oecotrophologen
www.vdoe.de

Verband der Diätassistenten Deutscher Bundesverband e. V.
Susannastraße 13
45 136 Essen
Tel.: 02 01–94 68 53 70
Fax: 02 01–94 68 53 80
E-Mail: vdd@vdd.de
Internet: www.vdd.de

Institut für Qualitätssicherung in der Ernährungstherapie und Ernährungsberatung (QUETHEB) e. V.
Schloßplatz 1
83 410 Laufen
Tel.: 0 86 82–95 44 00
Fax: 0 86 82–95 44 98
E-Mail: info@quetheb.de
Internet: www.quetheb.de

Oecotrophologen-Netzwerk des Deutschen Allergie- und Asthmabundes (DAAB) e. V.
www.daab.de

21.3 Selbsthilfegruppen Allergie / Neurodermitis

Deutscher Allergie- und Asthmabund (DAAB) e. V.
Bundeszentrale
Fliethstraße 114
41 061 Mönchengladbach
Tel.: 0 21 61–81 49 40
Fax: 0 21 61–8 14 94 30
E-Mail: info@daab.de
Internet: www.daab.de

Deutscher Neurodermitis Bund (DNB) e. V.
Baumkamp 18
22 299 Hamburg
Tel.: 0 40–23 08 10
Fax: 0 40–23 10 08
E-Mail: info@neurodermitis-bund.de
Internet: www.neurodermitis-bund.de

Deutsche Zöliakie-Gesellschaft (DZG) e. V.
Kupferstr. 36
70 565 Stuttgart
Tel.: 07 11–4 59 98 10
Fax: 07 11–45 99 81 50
E-Mail: info@dzg-online.de
Internet: www.dzg-online.de

21.4 Anlauf- und Informationsstellen zum Thema Drogen und Alkohol

Bundeszentrale für gesundheitliche Aufklärung (BZgA)
Ostmerheimer Straße 220
51 109 Köln
Tel.: 02 21–8 99 20
Fax: 02 21–8 99 23 00
E-Mail: poststelle@bzga.de
Internet: www.bzga.de

Deutsche Hauptstelle für Suchtfragen (DHS) e. V.
Westenwall 4
59 065 Hamm
Tel.: 0 23 81–9 01 50
Fax: 0 23 81–90 15 30
E-Mail: info@dhs.de
Internet: www.dhs.de

Fachverband Sucht e. V.
Walramstraße 3
53 175 Bonn
Tel.: 02 28–26 15 55
Fax: 02 28–21 58 85
E-Mail: sucht@sucht.de
Internet: www.sucht.de

Anonyme Alkoholiker Interessengemeinschaft e. V.
Gemeinsames Dienstbüro
Waldweg 6
84 177 Gottfrieding-Unterweilnbach
Tel.: 08 731 – 32 57 30
Fax: 08 731 – 32 57 32 0
E-Mail: aa-kontakt@anonyme-alkoholiker.de
Internet: www.anonyme-alkoholiker.de

21.5
Informationsstelle für den Bezug von Bio-Produkten

Fragen Sie bei den Anbauverbänden nach Bezugsquellen in Ihrer Nähe!

Bund Ökologische Lebensmittelwirtschaft (BÖLW) e. V.
Marienstraße 19–20
10 117 Berlin
Tel.: 0 30–2 84 82 300
Fax: 0 30–28 48 23 09
E-Mail: info@boelw.de
Internet: www.boelw.de unter „Mitglieder"

21.6
Bezugsquellen für Materialien für die Ernährungsberatung

aid infodienst Ernährung Landwirtschaft Verbraucherschutz e. V. (aid)
Heilsbachstraße 16
53 123 Bonn
Tel. 0228 – 84 99 -0
www.aid.de
www.aid-medienshop.de

Deutsche Gesellschaft für Ernährung (DGE) e. V.
DGE Medien Service
c/o IBRo Versandservice GmbH
Postfach 501 055
18 055 Rostock
Tel.: 02 28–90 92 626
E-Mail: info@dge-medienservice.de
Internet: www.dge-medienservice.de

Bundeszentrale für gesundheitliche Aufklärung (BZgA)
Ostmerheimer Straße 220
51 109 Köln
Tel.: 02 21–8 99 20
Fax: 02 21–8 99 23 00
E-Mail: poststelle@bzga.de
Internet: www.bzga.de

QUETHEB-Formulare
Bezugsquelle:
MED + ORG Alexander Reichert GmbH
Johann-Liesenberger-Straße 19
78 078 Niedereschach
Tel.: 0 77 28–6 45 50
Fax: 0 77 28–64 55 29
E-Mail: info@medundorg.de
Internet: www.medundorg.de

21.7 Informationen über Listeriose und Toxoplasmose

Die Kompaktinfo „Schützen Sie sich vor Lebensmittelinfektionen in der Schwangerschaft" des Netzwerks Gesund ins Leben, kann unter der Bestell-Nr. 346 kostenlos heruntergeladen werden unter www.aid.de/shop

„Schutz vor lebensmittelbedingten Infektionen mit Listerien" des BfR, unter www.bfr.bund.de (über die Suchfunktion)

21.8 Informationen über Sport und Schwangerschaft

Sport und Schwangerschaft. Das Informations- und Serviceportal. www.sportundschwangerschaft.de (Deutsche Sporthochschule Köln, Arbeitskreis Sport und Schwangerschaft)

Landessportbund Nordrhein-Westfalen e. V.
Friedrich-Alfred-Straße 25
47 055 Duisburg
www.lsb-nrw.de
(Heft „Sport in der Schwangerschaft. Praxishilfe 2011)

22 Literatur

22.1
Grundlagen

[1] Adamaszek et al.: Naturheilverfahren in der Hebammenarbeit. Hippokrates, Stuttgart 2002

[2] Auer S, Pawlowski B: Diabetes in der Schwangerschaft. Informationen und Empfehlungen für Gestationsdiabetikerinnen. Deutsches Diabetes-Zentrum an der Heinrich-Heine-Universität Düsseldorf. Düsseldorf 2004

[3] Burgerstein L: Handbuch Nährstoffe. Vorbeugen und heilen durch ausgewogene Ernährung. Haug Verlag in MVH Medizinverlage, Heidelberg 2000

[4] Centrale Marketing-Gesellschaft der deutschen Agrarwirtschaft mbH (CMA): Sinnvoll essen, gesund ernähren, Bonn 2001

[5] Centrale Marketing-Gesellschaft der deutschen Agrarwirtschaft mbH (CMA): Wichtige Fragen – Richtige Antworten, Bonn 2001

[6] Deutsche Gesellschaft für Ernährung (DGE): Deutschland im Folsäurerückstand. DGE-aktuell 05/2007 vom 26.6.2007. Bonn 2007

[7] Deutsche Gesellschaft für Ernährung (DGE): Fluoridiertes Speisesalz. DGE info 01/2007; S. 8f

[8] Deutsche Gesellschaft für Ernährung (DGE): Glykämischer Index und glykämische Last – ein für die Ernährungspraxis des Gesunden relevantes Konzept? Teil 1: Einflussfaktoren auf den glykämischen Index sowie Relevanz für die Prävention ernährungsmitbedingter Erkrankungen. Ernährungs-Umschau 2004; 51: 84–91

[9] Deutsche Gesellschaft für Ernährung (DGE): Glykämischer Index und glykämische Last – ein für die Ernährungspraxis des Gesunden relevantes Konzept? Teil 2: Umsetzung des Konzeptes eines niedrigen GI bzw. GL in Ernährungsempfehlungen für die Bevölkerung. Ernährungs-Umschau 2004; 51: 128–132

[10] Deutsche Gesellschaft für Ernährung (DGE): Low carb – high fat? Ernährungs-Umschau 2004; 51: 332–333

[11] Deutsche Gesellschaft für Ernährung (DGE, Hrsg.): Perikonzeptionelle Folsäuresupplementierung zur Prävention von Neuralrohrdefekten. DGE-Beratungs-Standards IV/5.1. Bonn 2003

[12] Deutsche Gesellschaft für Ernährung (DGE, Hrsg.): D-A-CH-Referenzwerte für die Nährstoffzufuhr. Umschau/Braus, Frankfurt am Main 2012

[13] Deutsche Gesellschaft für Ernährung (DGE, Hrsg.): D-A-CH-Referenzwerte für die Nährstoffzufuhr, 2013. Folat. www.dge.de/pdf/ws/Referenzwerte-2013-Folat.pdf

[14] Deutsche Gesellschaft für Ernährung (DGE, Hrsg.): Ernährungsbericht 2000. Druckerei und Verlag Henrich GmbH, Frankfurt a.M. 2000

[15] Deutsche Gesellschaft für Ernährung (DGE, Hrsg.): Die Nährstoffe. Bausteine für Ihre Gesundheit. Bonn 2011

[16] Deutsche Gesellschaft für Ernährung (DGE): Vitaminversorgung in Deutschland. Ernährungs-Umschau 2004; 51: 51–54

[17] De Lorgeril M, Salen P, Martin J-L, Delaye J, Mamelle N: Mediterranian diet, traditional risk factors and the rate of cardiovascular complications after myocardial infarction – Final report of the Lyon Heart Study. Circulation 1999; 99: 779–785

[18] Erdmann Gunilla: Schwangerschaftsdiabetes (Gestationsdiabetes). Deutsches Diabetes-Zentrum an der Heinrich-Heine-Universität Düsseldorf. www.diabetes.uni-duesseldorf.de 2005

[19] Flachowsky G et al.: Zur Jodanreicherung in Lebensmitteln tierischer Herkunft. Ernährungs-Umschau 2006; 53: 17–21

[20] Franke R, Rösch R: Basiswissen Ernährung. Fragen und Antworten zur gesunden Ernährung. Umschau Buchverlag Breidenstein GmbH, Frankfurt a.M. 2003

[21] Gardner CD, Kraemer HC: Monounsaturated versus polyunsaturated dietary fat and serum lipids. A meta-analysis. Arterioscler Thromb Vasc Biol. 1995; 15: 1917–1927

[22] Gärtner R, Küpper C: Brustkrebsrisiko und Jodmangel. Ernährungs-Umschau 2007; 54: 324–329

[23] Gaßmann B: Lipide. Ernährungs-Umschau 2006; 53: 272–278

[24] Gros R: Gynäkologie für Frauen. Georg Thieme Verlag, Stuttgart 2001

[25] Hahn A: Nahrungsergänzungsmittel. Wissenschaftliche Verlagsgesellschaft mbH, Stuttgart 2001

[26] Harder U: Wochenbettbetreuung in der Klinik und zu Hause. Hippokrates Verlag, Stuttgart, 3 Aufl. 2011

[27] Heepe F, Wigand M: Diätetische Indikationen. Spezielle Ernährungstherapie und Ernährungsprävention. Springer Verlag, Berlin 2002

[28] Heins U, Koebnick C, Leitzmann C: Ernährungsberatung in der Schwangerschaft. aid-Verbraucherdienst 1999; 44: 226–231

[29] Heseker H, Heseker B: Die Nährwerttabelle. Neuer Umschau Buchverlag, Neustadt an der Weinstraße 2012

[30] Kasper H: Ernährungsmedizin und Diätetik. Urban & Fischer, 8. Auflage München 1996

[31] Katan MB, Zock PL, Mensink RP: Effects of fat and fatty acids on blood lipids in humans: an overview. Am. J. Clin. Nutr. 1994; 60: 1017–1022

[32] Kersting M (Hrsg.): Kinderernährung aktuell. Schwerpunkte für Gesundheitsförderung und Prävention. Umschau Zeitschriftenverlag, Sulzbach 2009

[33] Koletzko B et al.: Ernährung in der Schwangerschaft – Handlungsempfehlungen des Netzwerks „Gesund ins Leben – Netzwerk Junge Familie". Sonderdruck Deutsche Medizinische Wochenschrift 2012; 137: 1309–1372

[34] Krawinkel M et al.: Strategien zur Verbesserung der Folatversorgung in Deutschland – Nutzen und Risiken. Positionspapier der Deutschen Gesellschaft für Ernährung (DGE). Teil 1: Folatversorgung in Deutschland und Rolle von Folat in der Prävention verschiedener Erkrankungen bzw. Fehlbildungen. Ernährungs-Umschau 2006; 53: 424–429

[35] Krawinkel M et al.: Strategien zur Verbesserung der Folatversorgung in Deutschland – Nutzen und Risiken. Positionspapier der Deutschen Gesellschaft für Ernährung (DGE). Teil 2: Vermehrte Aufnahme folatreicher Lebensmittel versus Zufuhr synthetischer Folsäure aus Nahrungsergänzungsmitteln bzw. angereicherten Grundlebensmitteln. Ernährungs-Umschau 2006; 53: 468–479

[36] Küpper C: Omega-3-Fettsäuren in der frühkindlichen Entwicklung. Ernährungs-Umschau 1999; 46: 387–390

[37] Leitzmann C, Michel P: Alternative Kostformen aus ernährungsphysiologischer Sicht. Aktuelle Ernährungsmedizin 1993; 18: 2–13

[38] Leitzmann C, Müller C, Michel P, Brehme U, Hahn A, Laube H: Ernährung in Prävention und Therapie. 2. Auflage Hippokrates Verlag, Stuttgart 2003

[39] Liersch J: Ernährungs- und Diabetesberatung bei Gestationsdiabetes (GDM). Ernährungs-Umschau 2007; 54: 134–139

[40] Merzenich H, Lang P: Alkohol in der Schwangerschaft – Ein kritisches Resümee. Bundeszentrale für gesundheitliche Aufklärung (BzgA, Hrsg.), Köln 2002

[41] Naumann R: Bioaktive Substanzen: die Gesundmacher in unserer Nahrung. Heilstoffe und ihre Wirkung, Einkaufstipps und Rezepte, Rowohlt Tb, Reinbek 1997

[42] Nydahl M, Gustafsson IB, Ohrvall M, Vessby B: Similar serum lipoprotein cholesterol concentrations in healthy subjects on diets enriched with rapeseed and with sunflower oil. Eur J Clin Nutr 1994; 48: 128–137

[43] Schek A: Ernährungslehre kompakt. Umschau Zeitschriftenverlag, Sulzbach 2009

[44] Stoll W, Honegger C, Sander Markulin G: Ernährung in der Schwangerschaft und Stillzeit. 2. Aufl., Enke Verlag, Stuttgart 1998

[45] von Koerber K, Männle T, Leitzmann C: Vollwert-Ernährung – Konzeption einer zeitgemäßen Ernährungsweise. Haug Verlag, Heidelberg 1999

[46] Wall de S, Glaubnitz M: Schwangerenvorsorge. Hippokrates, Stuttgart 2000

[47] Weber S: Gestationsdiabetes. Ernährungs-Umschau 2007; 54: 128–133

22.2 Ernährungsberatung in der Schwangerschaft

[1] Adamaszek et al.: Naturheilverfahren in der Hebammenarbeit. Hippokrates, Stuttgart 2002

[2] aid infodienst Verbraucherschutz · Ernährung · Landwirtschaft e. V., Bundesministerium für Verbraucherschutz, Ernährung und Landwirtschaft: Acrylamid, 2. Auflage 2005

[3] aid infodienst Verbraucherschutz · Ernährung · Landwirtschaft e. V.: www.was-wir-essen.de Expertenforum: Acrylamid: Kann Acrylamid in die Muttermilch übergehen? 20.06.2005

[4] aid infodienst Verbraucherschutz · Ernährung · Landwirtschaft e.V.: Die aid-Ernährungspyramide. Richtig essen lehren und lernen. Heft 3899. 5. Aufl. 2012

[5] aid infodienst Verbraucherschutz · Ernährung · Landwirtschaft e.V.: Ernährungspyramide: Die aid-Ernährungspyramide 3968. 3. Aufl. 2011

[6] aid infodienst: im Auftrag des Bundesministeriums für Ernährung, Landwirtschaft und Verbraucherschutz (BMELV): Gesund ins Leben – Netzwerk Junge Familie: Multiplikatorenfortbildung zur Allergieprävention, Bonn 2010.

[7] aid infodienst: im Auftrag des Bundesministeriums für Ernährung, Landwirtschaft und Verbraucherschutz (BMELV): Gesund ins Leben – Netzwerk Junge Familie: Multiplikatorenfortbildung zur Säuglingsernährung, Bonn 2013.

[8] aid infodienst: Schützen Sie sich vor Lebensmittelinfektionen in der Schwangerschaft. Faltblatt 0346/2012.

[9] Aktionsbündnis Allergieprävention (abap): Aktuelles aus der Presse und abap informiert in: newsletter 02/August 2003. www.allergiepraevention.de

[10] Arbeitsgemeinschaft Gestose-Frauen e. V.: Was ist eine Gestose überhaupt? www.gestose-frauen.de

[11] Arbeitsgemeinschaft Schwangerschaftshochdruck/Gestose der Deutschen Gesellschaft für Gynäkologie und Geburtshilfe (DGGG): Empfehlungen für Diagnostik und Therapie bei Bluthochdruck in der Schwangerschaft. www.uni-duesseldorf.de/AWMF/II/gyn-g002.htm

[12] Arbeitskreis Folsäure & Gesundheit: Gut beraten mit Folsäure und Folat – Ein Leitfaden zur Vermeidung von Folsäuremangel. www.ak-folsaeure.de 2005

[13] Arbeitskreis Jodmangel: Jodmangel in Schwangerschaft und Stillzeit. Merkblatt für Frauenärzte und Hebammen. www.jodmangel.de 14.01.2013

[14] Arbeitskreis Jodmangel: Aktueller Stand der Jodversorgung in Deutschland. www.jodmangel.de 14.01.2013

[15] Arbeitskreis Omega-3: Bedeutung und empfehlenswerte Höhe der Zufuhr langkettiger Omega-3-Fettsäuren. Ernährungs-Umschau 2002; 49: 94–98

[16] Arbeitskreis Omega-3: www.ak-omega-3-fettsaeuren/wo-sind-omega-3-fettsaeuren-enthalten

[17] Ärzteverband Deutscher Allergologen (ÄDA): Multizentrische Allergiestudie MAS-90, Allergischer Marsch: Von der Nahrungsmittel-Allergie zum Asthma. Presseinformation 23.01.2003

[18] Arbeitsgemeinschaft Diabetes und Schwangerschaft der Deutschen Diabetes-Gesellschaft: Diagnostik und Therapie des Gestationsdiabetes. Richtlinien der Deutschen Diabetes-Gesellschaft 1998. www.uni-duesseldorf.de/AWMF/II/diab-002.htm

[19] Barret JFR, Whittaker PG, Williams JG, Lind T: Absorption of non-haem iron from food during normal pregnancy. Br Med J 1994; 309: 79–82

[20] Becker S, Schmid D, Amann-Gassner U et al.: Verwendung von Nährstoffsupplementen vor und während der Schwangerschaft. Ernährungs-Umschau 2011; 58: 36–41

[21] Bergmann K, Bergmann R, Bauer C et al.: Atopie in Deutschland, Untersuchung zur Vorhersagemöglichkeit einer Atopie bei Geburt. Erste Ergebnisse der multizentrischen Allergie-Studie. Deutsches Ärzteblatt 1993; 90: 1341–1347

[22] Berufsverband der Frauenärzte (bvf) e. V.: Jod für die Gesundheit von Mutter und Kind. www.bvf.de/6/offen182 Infos für Frauen Folge 182 September 2000

[23] Buchart K unter Mitarbeit von Binder C, Körner U et al.: Nahrungsmittelallergie. Ein Leitfaden für Betroffene. Studienverlag Innsbruck, 2. Aufl. 2005

[24] Borowski C, Schäfer T im Auftrag des Aktionsbündnisses Allergieprävention (abap): Allergieprävention. Evidenzbasierte und konsentierte Leitlinie. Medizin & Wissen (Urban & Vogel) München 2005

[25] Brönstrup A: Folat und Folsäure. Herausforderungen für die Praxis. Ernährungs-Umschau 2007; 54: 538–544

[26] Bundesamt für Verbraucherschutz und Lebensmittelsicherheit: Was ist Acrylamid? www.bvl.bund.de/DE/01_Lebensmittel/02_UnerwuenschteStoffeOrganismen/04_Acrylamid. 21.02.2013

[27] Bundesinstitut für Risikobewertung (BfR) und Arbeitskreis Jodmangel (AKJ): Jod, Folsäure und Schwangerschaft – Ratschläge für Ärzte. Februar 2006.

[28] Bundesinstitut für Risikobewertung (BfR): Fragen und Antworten zur Jodversorgung und Jodmangelvorsorge. www.bfr.bund.de. 07.02.2012 Bundesinstitut für Risikobewertung (BfR): Fragen und Antworten zu Acrylamid. www.bfr.bund.de. Aktualisierte FAQ vom 24. August 2011

[29] Bundesinstitut für Risikobewertung (BfR): Acrylamid. www.bfr.bund.de/de/a-z_index/acrylamid-4185.html. 2013

[30] Bundesministerium für Ernährung, Landwirtschaft und Verbraucherschutz (BMELV): Gesund ins Leben – Netzwerk Junge Familie: Allergie-Risiko-Check. www.gesundinsleben.de. Hrsg.: aid infodienst, Bonn 2009.

[31] Bundesministerium für Ernährung, Landwirtschaft und Verbraucherschutz (BMELV): Fragen und Antworten zu BSE: Sicherheit von Lebensmitteln/Medikamenten/Kosmetika. www.bmelv.de 7.09.2007

[32] Bundesministerium für Ernährung, Landwirtschaft und Verbraucherschutz (BMELV): Verbraucherpolitische Konferenz „Allergien: Besser schützen. Wirksam vorbeugen", Berlin 13.09.2007

[33] Bundesministerium für Ernährung, Landwirtschaft und Verbraucherschutz (BMELV): Leitlinien zur weiteren Minimierung von Transfettsäuren in Lebensmitteln vorgestellt. Pressemitteilung Nr. 184 vom 20.06.12

22 – Literatur

[34] Bundeszentrale für gesundheitliche Aufklärung (BZgA): Alkohol in der Schwangerschaft. Ein kritisches Resümee. Forschung und Praxis der Gesundheitsförderung Bd. 17. Köln 2002

[35] Bürger B: Rauchen in der Schwangerschaft. www.netdoktor.at

[36] Bürger B: Toxoplasmose in der Schwangerschaft. www.netdoktor.at/Kinder/neu/infektionen/toxoplasmose.shtml

[37] Burgerstein L: Handbuch Nährstoffe. Vorbeugen und heilen durch ausgewogene Ernährung. Haug Verlag in MVH Medizinverlage, Heidelberg 2000

[38] Deutsche Gesellschaft für Ernährung (DGE, Hrsg.): D–A–CH-Referenzwerte für die Nährstoffzufuhr. 1. Auflage. Umschau/Braus, Frankfurt am Main 2012

[39] Deutsche Gesellschaft für Ernährung (DGE, Hrsg.): D–A–CH-Referenzwerte für die Nährstoffzufuhr. 2012 Vitamin D. www.dge.de/pdf/ws/Referenzwerte-2012-Vitamin-D.pdf

[40] Deutsche Gesellschaft für Ernährung (DGE, Hrsg.): DGE-PC professional. Ernährungssoftware der DGE in Zusammenarbeit mit der Gesellschaft für optimierte Ernährung (GOE) Linden

[41] Deutsche Gesellschaft für Ernährung (DGE, Hrsg.): Ernährungsbericht 2000. Druckerei und Verlag Henrich GmbH, Frankfurt a.M. 2000

[42] Deutsche Gesellschaft für Ernährung (DGE): Ernährung in der Schwangerschaft. DGE-Beratungs-Standards, Bonn 2009

[43] Deutsche Gesellschaft für Ernährung (DGE): Folsäure und Schwangerschaft. DGE info 2002; 4: 51

[44] Deutsche Gesellschaft für Ernährung (DGE): Jod und Jodsalz in der Ernährung. DGE-Beratungs-Standards, Bonn 2011

[45] Deutsche Gesellschaft für Ernährung (DGE): Gestationsdiabetes. Welche Empfehlungen gelten für einen Gestationsdiabetes? DGE info 2002; 9: 130–131

[46] Deutsche Gesellschaft für Ernährung (DGE): Neuerscheinungen „Ernährung in Schwangerschaft und Stillzeit – Neues Lehrmaterial für Hebammen". DGE info 2003; 1: 12

[47] Deutsche Gesellschaft für Ernährung (DGE): Perikonzeptionelle Folsäuresupplementierung zur Prävention von Neuralrohrdefekten. DGE-Beratungs-Standards IV/5.1. Bonn 2003

[48] Deutsche Gesellschaft für Ernährung (DGE): Roher Fisch und Schwangerschaft. DGE info 2002; 7: 99–100

[49] Deutsche Gesellschaft für Ernährung (DGE): Stellungnahme der DGE: Vitaminversorgung in Deutschland. Schwangerschaft und Stillzeit, DGE info 2003; 5: 71

[50] Deutsche Gesellschaft für Ernährung (DGE): trans-Fettsäuren. DGE info 2007; 2: 24–26

[51] Elmadfa I, Aign W, Muskat E. et al.: Die große GU Nährwert Kalorien Tabelle 2012/2013. Gräfe und Unzer, München 2011

[52] Europäische Union: Amtsblatt der Europäischen Union vom 25.11.2003: Richtlinie 2003/89/EG des Europäischen Parlaments und des Rates vom 10. November 2003 zur Änderung der Richtlinie 2000/13/EG hinsichtlich der Angabe der in Lebensmitteln enthaltenen Zutaten.

[53] Europäische Union: Amtsblatt der Europäischen Union vom 23.12.2006: Richtlinie 2006/142/EG der Kommission vom 22. Dezember 2006 zur Änderung des Anhangs III a der Richtlinie des Europäischen Parlaments und des Rates mit dem Verzeichnis der Zutaten, die unter allen Umständen auf der Etikettierung der Lebensmittel anzugeben sind

[54] Exl-Preysch BM, Wallraffen A: Allergien vermeiden. Deutscher Allergie- und Asthmabund e. V. (Hrsg.) 8. akt. Aufl. 2002

[55] Flachowsky G et al.: Zur Jodanreicherung in Lebensmitteln tierischer Herkunft. Ernährungs-Umschau 2006; 53: 17–21

[56] Forschungsinstitut für Kinderernährung (FKE): Jodausscheidung und Ernährung von Schulkindern. Ernährung im Fokus 2007; 7: 21

[57] Franke R, Rösch R: Basiswissen Ernährung. Fragen und Antworten zur gesunden Ernährung. Umschau Buchverlag Breidenstein GmbH, Frankfurt a.M. 2003

[58] Frauenklinik der Friedrich-Schiller-Universität Jena (Hrsg.): Frauenklinik-Info, Ausgabe 1, Jena 1999

[59] Frauenklinik der Friedrich-Schiller-Universität Jena (Hrsg.): Fromme, Stephanie, Dipl.oec.troph. Hebammenausbildung: Persönliche Auskunft Februar 2003

[60] 5 am Tag e. V.: 5 am Tag Obst & Gemüse. Die Gesundheitskampagne mit Biss!. Broschüre 1999.

[61] Gärtner R, Küpper C: Brustkrebsrisiko und Jodmangel. Ernährungs-Umschau 2007; 54: 324–329

[62] Gätjen, Edith, Dipl. oec. troph. Hebammenausbildung: Persönliche Auskunft Februar 2003

[63] Giftzentrale der Universität Bonn: Wozu kann Alkohol in der Schwangerschaft beim Kind führen? www.meb.uni-bonn.de/giftzentrale/alkohol/alkohol3.html

[64] Grashoff K: Metabolische Prägung. Ernährungs-Umschau 2003; 50: 496–499

[65] Graves BW, Barger MK: Wieviel Eisen braucht der Mensch? Supplementierung in der Schwangerschaft. Hebammenforum 4/2002: 242–245

[66] Groeneveld M: Honig in der Medizin. Ernährungsinformation der CMA 01/2005

[67] Gros R: Gynäkologie für Frauen. Georg Thieme Verlag, Stuttgart 2001

[68] Hahn A, Wolters M, Hülsmann O: Nahrungsergänzungsmittel und ergänzende bilanzierte Diäten. Wissenschaftliche Verlagsgesellschaft mbH, Stuttgart 2006

[69] Hauber-Schwenk G, Schwenk M: dtv-Atlas Ernährung. Deutscher Taschenbuch Verlag, München 2000

[70] Hebammenpraxis Niederkrüchten (Hebammen Monica Ebbers, Claudia Wolsing, Diplom-Ökotrophologin Traute Solf-Warner): Persönliche Auskunft Februar 2003

[71] Heepe F, Wigand M: Diätetische Indikationen. Spezielle Ernährungstherapie und Ernährungsprävention. Springer Verlag, Berlin 2002

[72] Heins U, Koebnick C, Leitzmann C: Ernährungsberatung in der Schwangerschaft. aid-Verbraucherdienst 1999; 44: 226–231

[73] Hof H: Listeriose und Schwangerschaft. Ernährung im Focus 2004; 4: 62–65

[74] Hof H: Toxoplasmose und Schwangerschaft. Ernährung im Focus 2004; 4: 94–97

[75] Hohmann C: Schwangere oft unterversorgt. www.apother-zeitung.de/pza/2002-48/medizin.6.htm, 23.05.2003

[76] Hompes S, Scherer K, Köhli A et al.: Nahrungsmittelanaphylaxie: Daten aus dem Anaphylaxie-Register. Allergo J. 2010; 19: 234–242.

[77] Heutelbeck ARR: Prävention allergischer Atemwegserkrankungen durch Katzenallergene. Allergo J 2005; 14: 190–197.

[78] Informationszentrale Deutsches Mineralwasser (IDM): Ein guter Start ins Leben. Gesundes Trinken in der Schwangerschaft und danach, Bonn

[79] Institut für Qualitätssicherung in der Ernährungstherapie und Ernährungsberatung e. V. (QUETHEB): Formulare zur Strukturierung des Beratungs- und Therapieprozesses Persönliches Schreiben der QUETHEB-Geschäftsstelle vom 4.10.1999

[80] Jahreis G: Milch – eine wichtige Quelle für Jod. Ernährungsinformation der CMA „richtig essen – gesünder leben" 02/2005

[81] Kasper H: Ernährungsmedizin und Diätetik. Urban & Fischer, 10. Aufl., München 2004

[82] Kleinwechter et al.: Diabetes und Schwangerschaft. Evidenzbasierte Leitlinie der Deutschen Diabetes Gesellschaft (DDG) 2008. www.deutsche-diabetes-gesellschaft.de

[83] Kleinwechter et al.: Gestationsdiabetes mellitus (GDM). Evidenzbasierte Leitlinie zu Diagnostik, Therapie u. Nachsorge der Deutschen Diabetes Gesellschaft und der Deutschen Gesellschaft für Gynäkologie und Geburtshilfe (DGGG) 2011. www.deutsche-diabetes-gesellschaft.de

[84] Körner U: Neue Empfehlungen zur primären Allergieprävention in Schwangerschaft und Stillzeit. Die Hebamme. 2011; 24: 42–47.

[85] Körner U, Schareina A: Nahrungsmittelallergien und -unverträglichkeiten in Diagnostik, Therapie und Beratung. Haug Verlag in MVS Medizinverlage, Stuttgart, 1. Aufl., 2010.

[86] Koletzko B, Brönstrup A, Cremer M et al.: Säuglingsernährung und Ernährung der stillenden Mutter. Handlungsempfehlungen – Ein Konsensuspapier im Auftrag des bundesweiten Netzwerks Junge Familie. Monatschrift Kinderheilkunde. Band 158 (7), 2010

[87] Koletzko B, Bauer C.-P, Bung P et al.: Ernährung in der Schwangerschaft – Handlungsempfehlungen des Netzwerks „Gesund ins Leben – Netzwerk Junge Familie". Sonderdruck Deutsche Medizinische Wochenschrift 2012; 137: 1309–1372

[88] Kraml P: Phenylketonurie (PKU) bei Baby & Kind. www.netdoktor.de/krankheiten/baby-und-kind/phenylketonurie-kinder.htm

[89] Kolben M: Schwangerschaftsbedingter Bluthochdruck: Präeklampsie. www.netdoktor.de/krankheiten/Fakta/praeeklampsie.htm

[90] Körner U: Allergieprävention im Säuglingsalter. Die Hebamme 2001; 14: 58–61

[91] Körner U: Empfehlungen für spezielle Ernährungssituationen in der Schwangerschaft. Die Hebamme 2006; 19: 154–162

[92] Körner U: Methodik und Didaktik der individuellen Ernährungsberatung von Lebensmittelallergikern. Ernährung im fokus 2004; 4: 228–232

[93] Körner U: Neue Lebensmittelkennzeichnung: Was ändert sich für den Allergiker? In: Werfel T, Reese I (Hrsg.): Diätetik in der Allergologie: Diätvorschläge, Positionspapiere und Leitlinien zu Nahrungsmittelallergie und anderen Unverträglichkeiten, Dustri-Verlag 2. überarb. und erweiterte Aufl. München 2006

22 – Literatur

[94] Krawinkel M et al.: Strategien zur Verbesserung der Folatversorgung in Deutschland – Nutzen und Risiken. Positionspapier der Deutschen Gesellschaft für Ernährung (DGE). Teil 1: Folatversorgung in Deutschland und Rolle von Folat in der Prävention verschiedener Erkrankungen bzw. Fehlbildungen. Ernährungs-Umschau 2006; 53: 424–429

[95] Krawinkel M et al.: Strategien zur Verbesserung der Folatversorgung in Deutschland – Nutzen und Risiken. Positionspapier der Deutschen Gesellschaft für Ernährung (DGE). Teil 2: Vermehrte Aufnahme folatreicher Lebensmittel versus Zufuhr synthetischer Folsäure aus Nahrungsergänzungsmitteln bzw. angereicherten Grundlebensmitteln. Ernährungs-Umschau 2006; 53: 468–479

[96] Küpper C: Omega-3-Fettsäuren in der frühkindlichen Ernährung. Ernährungs-Umschau 1999; 46: 387–390

[97] Küpper C: Folsäure und Schwangerschaft. Gründung des Arbeitskreises „Folsäure & Gesundheit". Ernährungsumschau 2003; 50: 72–73

[98] Küpper C: Gründung des Arbeitskreises Folsäure & Gesundheit. Ernährung im Fokus 2003; 1: 16

[99] Landesvereinigung der Milchwirtschaft (LVM) NRW e. V.: Milchcalcium in der Ernährung. Düsseldorf 2001

[100] Leitzmann C, Müller C, Mickel P et al.: Ernährung in Prävention und Therapie. Kap. 44: Ernährung in der Schwangerschaft und Stillzeit. Hippokrates Verlag, 2. Aufl. Stuttgart 2003

[101] Iersch J: Ernährungs- und Diabetesberatung bei Gestationsdiabetes (GDM). Ernährungs-Umschau 2007; 54: 134–139

[102] Milupa Wissenschaftliche Information: Gesunde Ernährung für zwei – Essen und Trinken in Schwangerschaft und Stillzeit. Erstellt in Zusammenarbeit mit der DGE – Referat Fortbildung (Bonn). Milupa Friedrichsdorf, 2003.

[103] Muche-Borowski C, Kopp M, Reese I et al.: S 3-Leitlinie Allergieprävention – Update 2009. Allergo J 2009; 18: 332–341. www.awmf-leitlinien.de

[104] Muermann B: Nahrungsergänzungsmittel – europäische Entwicklungen. Ernährungs-Umschau 2002; 49: 309–311

[105] Nestlé: Kalorien mundgerecht. Umschau/Braus Frankfurt/Main 2000

[106] Ring J, Bachert C, Bauer CP, Czech W (Hrsg.): Weißbuch Allergie in Deutschland. 3. Aufl. Springer Medizin Urban & Vogel. München 2010.

[107] Scherbaum V, Bellows A. C.: Förderung des Stillens – ein Beitrag zur Prävention von Übergewicht. Ernährungs-Umschau 2009; 56: 388–394.

[108] Schild R et al.: Toxoplasmose und Schwangerschaft. Die Hebamme 2006; 19: 166–179

[109] Stoll W, Honegger C, Sander Markulin G: Ernährung in der Schwangerschaft und Stillzeit. 2. Aufl., Enke Verlag, Stuttgart 1998

[110] Universität Heidelberg: Listeriose und Schwangerschaft. Merkblatt zur Vermeidung einer Listeriose in der Schwangerschaft. www.ma-uniheidelberg.de/inst/imh/konsiliarlabor/n–listrat.html

[111] Verbraucherzentrale Nordrhein-Westfalen e. V.: Nahrungsergänzungsmittel – eine Produktübersicht von A-Z. www.vz-nrw.de. 2012

[112] Vogten M: Angereicherte Lebensmittel und Nahrungsergänzungsmittel während der Schwangerschaft. Ernährung im Fokus 2005; 5: 169–172

[113] Vollmer G, Josst G, Schenker D et al.: Lebensmittelführer. Band 1: Obst, Gemüse, Getreide, Brot, Gebäck, Knabberartikel, Honig, Süßwaren. 2. Aufl., Thieme Verlag, Stuttgart 1995

[114] Vollmer G, Josst G, Schenker D et al.: Lebensmittelführer. Band 2: Fleisch, Fisch, Milch, Fett, Gewürze, Getränke etc. 2. Aufl., Thieme Verlag, Stuttgart 1995

[115] Weiß C: Alkohol. Ernährungs-Umschau 2007; 54: 90–93

[116] Weiß C: Koffein. Ernährungs-Umschau 2007; 4: 210–215

[117] Weißenborn, A: Dissertation: Drei Studien über das Stillverhalten von Berliner Müttern als Beitrag zur Einrichtung eines Stillmonitorings in Deutschland, S. 24–26, S. 57, 79, 98, 101, 2009.

[118] Zinkand N: Beschwerden in der Schwangerschaft. Westdeutscher Rundfunk (WDR), ServiceZeit Familie 2. April 2003. www.wdr.de/tv/service/familie/inhalt/20 030 402/b–3.phtml

22.3 Ernährungsberatung in der Stillzeit

[1] Abrahamsson TR, Jakobsson T, Böttcher MF et al.: Probiotics in prevention of IgE-associated eczema: a double-blind, randomized, placebo-controlled trial. J Allergy Clin Immunol. 2007; 119(5): 1174–1180.

[2] aid infodienst: im Auftrag des Bundesministeriums für Ernährung, Landwirtschaft und Verbraucherschutz (BMELV): Gesund ins Leben – Netzwerk Junge Familie: Multiplikatorenfortbildung zur Allergieprävention, Bonn 2010.

[3] Akobeng AK, Ramanan AV, Buchan I et al: Effect of breast feeding on risk of coelic disease: a systematic review and meta-analysis of observational studies. Arch Dis child 2006, 91: 39–43

[4] Alexy U: Die Ernährung des gesunden Säuglings. Ernährungs-Umschau 2007; 54: 588–593

[5] Arbeitsgemeinschaft der Wissenschaftlichen Medizinischen Fachgesellschaften (AWMF): Betreuung von Neugeborenen diabetischer Mütter. Leitlinie der Gesellschaft für Neonatologie und Pädiatrische Intensivmedizin, der Deutschen Gesellschaft für Perinatale Medizin, der Deutschen Diabetes-Gesellschaft, Deutschen Gesellschaft für Kinder- und Jugendmedizin und der Deutschen Gesellschaft für Gynäkologie und Geburtshilfe. AWMF-Leitlinien-Register Nr. 024/006. Erstellt 10/1995, letzte Aktualisierung 05/2010. www.awmf.org

[6] Arslanoglu S, Moro G, Schmitt J: Early dietary intervention with a mixture of prebiotic oligosaccharides reduces the incidence of allergic manifestations and infections during the first 2 years of life. The journal of nutrition 2008; 138: 1091–1095.

[7] Bauer CP: Die Beikost in der alimentären Atopieprävention. Geißacher Ärzte-Journal 2001; 6: 10–11

[8] Bauer CP, von Berg A, Niggemann B et al. Primäre alimentäre Atopieprävention. Positionspapier der Gesellschaft für Pädiatrische Allergologie und Umweltmedizin (GPA) und der Deutschen Gesellschaft für Allergologie und klinische Immunologie (DGAI). Allergo J 2004; 13: 120–125.

[9] von Berg A: GINI-Studie: Vorstellung der 3-Jahres-Ergebnisse auf dem EAACI, XXII Congress of the European Academy of Allergology and Clinical Immunology, Paris, 7.–11.06.2003

[10] von Berg A, Koletzko S, Grübl A et al.: The effect of hydrolyzed cow's milk formula for allergy prevention in the first year of life: The German Infant Nutritional Intervention Study, a randomized double-blind trial. J Allergy Clin Immunol 2003; 111: 533–540

[11] von Berg A, Fillipiak-Pettroff B, Krämer U et al: Preventive effect of hydrolyzed infant formulas persists until age 6 years: Long-term results from the German Infant Nutritional Intervention Study (GINI). J Allergy Clin Immunol 2008; 121 (6): 1442–1447.

[12] Bischoff S, Manns MP: Probiotika, Präbiotika und Synbiotika. Deutsches Ärzteblatt 2005; 102: A752–A759

[13] Böhles H-J, Henker J, Kersting M et al: Beikostprodukte auf Milchbasis. DGE info 2002; 10: 148

[14] Borowski C, Schäfer T im Auftrag des Aktionsbündnisses Allergieprävention (abap): Allergieprävention. Evidenzbasierte und konsentierte Leitlinie. Medizin & Wissen (Urban & Vogel) München 2005

[15] Buchart K unter Mitarbeit von Binder C, Körner U et al.: Nahrungsmittelallergie. Ein Leitfaden für Betroffene. Studienverlag Innsbruck, 2. Aufl. 2005

[16] Bundesinstitut für gesundheitlichen Verbraucherschutz und Veterinärmedizin (BgVV): Probiotische Mikroorganismenkulturen in Lebensmitteln. Ernährungs-Umschau 2000; 47: 191–195

[17] Bundesinstitut für Risikobewertung (BfR): Frauenmilch: Dioxingehalte sinken kontinuierlich. Information Nr. 011/2011 des BfR vom 23.03.2011.

[18] Bundesinstitut für Risikobewertung (BfR): Säuglingsnahrung aus Sojaeiweiß ist kein Ersatz für Kuhmilchprodukte. BfR-Stellungnahme Nr. 043/2007 v. 21.05.2007.

[19] Bundesministerium der Justiz: Verordnung über diätetische Lebensmittel (Diätverordnung). www.gesetze-im-internet.de/bundesrecht/di_tv/gesamt.pdf

[20] Bundeszentrale für gesundheitliche Aufklärung (BZgA): Stillen und Muttermilchernährung: Grundlagen, Erfahrungen und Empfehlungen, Köln 2001

[21] Burgerstein L: Handbuch Nährstoffe. Vorbeugen und heilen durch ausgewogene Ernährung. Haug Verlag in MVS Medizinverlage, Heidelberg 2000

[22] Deutscher Allergie- und Asthmabund (DAAB) e. V.: Rechercheliste „Allergenarmer Beikostaufbau" 2006

[23] Deutsches Ernährungsberatungs- und -informationsnetz (DEBInet): Kinderernährung/Stillen. www.ernaehrung.de

[24] Deutsche Gesellschaft für Ernährung (DGE, Hrsg.): D–A–CH-Referenzwerte für die Nährstoffzufuhr. 1. Auflage. Umschau/Braus, Frankfurt am Main 2012

[25] Deutsche Gesellschaft für Ernährung (DGE, Hrsg.): DGE-PC professional. Ernährungssoftware der DGE in Zusammenarbeit mit der Gesellschaft für optimierte Ernährung (GOE) Linden

[26] Deutsche Gesellschaft für Ernährung (DGE, Hrsg.): Ernährungsbericht 2004

[27] Deutsche Gesellschaft für Ernährung (DGE, Hrsg.): Ernährungsbericht 2008

[28] Deutsche Gesellschaft für Ernährung (DGE, Hrsg.): Stilldauer und Allergieprävention. DGE info 2007; 9: 135

[29] Deutsche Gesellschaft für Ernährung (DGE, Hrsg.): Lässt sich durch persönliche Beratung die Stillbereitschaft und Stillfrequenz bei Frauen erhöhen? DGE-info 2002; 7: 101–102

[30] Deutsche Gesellschaft für Ernährung (DGE, Hrsg.): Säuglingsernährung – mehr als nur Nährstoffzufuhr. DGE-info 2002; 11

22 – Literatur

[31] Deutsche Gesellschaft für Ernährung (DGE): Muttermilch, ein sicheres Lebensmittel. DGE-aktuell vom 27.09.2006

[32] Dulon, M.; Kersting, M.; Schoch, S.: Duration of breastfeeding and associated factors in Western and Eastern Germany. Acta Paediatrica 2001, 90: 931–935

[33] Ernährungskommission der Deutschen Gesellschaft für Kinder- und Jugendmedizin, Ernährungskommission der Schweizerischen Gesellschaft für Pädiatrie: Stellungnahme zur Verwendung von Säuglingsnahrungen auf Sojaeiweißbasis. Monatsschrift Kinderheilkunde 2006; 154: 913–916

[34] Exl-Preysch BM, Fritsché R: Allergenarme Säuglingsernährung Teil 1, 2 und 3. Schweiz.Zschr. GanzheitsMedizin 2002; 14: 275–387

[35] Europäische Union: Amtsblatt der Europäischen Union vom 30.12.2006: Richtlinie 2006/141/EG der Kommission vom 22. Dezember 2006 über Säuglingsanfangsnahrung und Folgenahrung und zur Änderung der Richtlinie 1999/21/EG

[36] Fanaro S, Boehm G, Garssen J et al.: Galacto-oligosaccharides and long-chain fructo-oligosaccharides as prebiotics in infant formulas: A review. Acta Pædiatrica 2005; 94 (Suppl 449): 22–26

[37] Forschungsinstitut für Kinderernährung (FKE) Dortmund: Ernährungsplan für das 1. Lebensjahr. www.fke-do.de, 08.10.2012

[38] Forschungsinstitut für Kinderernährung (FKE) Dortmund: Empfehlungen für die Ernährung von Säuglingen. 2009.

[39] Hanreich I, Hansen E.: Essen und Trinken im Säuglingsalter. Verlag I. Hanreich, 1. Auflage für Deutschland. Wien, 2002.

[40] Heepe, Fritz/Wigand, Maria: Diätetische Indikationen. Spezielle Ernährungstherapie und Ernährungsprävention. Springer Verlag, Berlin 2002

[41] Howie PW, Forsyth JF, Ogston SA et al: Protective effect of breast feeding against infection. BMJ 1990; 300: 11–16.

[42] Iburg, A: Die besten Breie für Ihr Baby. TRIAS in MVS Medizinverlage, Stuttgart 2007

[43] Kalliomäki M, Salminen S, Poussa T et al.: Probiotics and prevention of atopic disease: 4-year followup of a randomised placebo-controlled trial. The Lancet 2003; 361: 1869–1871

[44] Kalliomäki M, Salminen S, Poussa T, Isolauri E: Probiotics during the first 7 years of life: A cumulative risk reduction of eczema in a randomized, placebo-controlled trial. J Allergy Clin Immunol 2007; 119: 1019–1021

[45] Kersting M, Alexy U: Empfehlungen für die Ernährung von allergiegefährdeten Säuglingen. Ernährungsumschau 2000; 2: B5–B6

[46] Kersting M, Alexy U, Rothmann N: Fakten zur Kinderernährung. Marseille-Verlag, München 2003

[47] Kleinwechter et al.: Diabetes und Schwangerschaft. Evidenzbasierte Leitlinie der Deutschen Diabetes Gesellschaft (DDG) 2008. www.deutsche-diabetes-gesellschaft.de

[48] Kleinwechter et al.: Gestationsdiabetes mellitus (GDM). Evidenzbasierte Leitlinie zu Diagnostik, Therapie u. Nachsorge der Deutschen Diabetes Gesellschaft und der Deutschen Gesellschaft für Gynäkologie und Geburtshilfe (DGGG) 2011. www.deutsche-diabetes-gesellschaft.de

[49] Körner U: Neue Empfehlungen zur primären Allergieprävention in Schwangerschaft und Stillzeit. Die Hebamme. 2011; 24: 42–47

[50] Körner U, Schareina A: Nahrungsmittelallergien und -unverträglichkeiten in Diagnostik, Therapie und Beratung. Haug Verlag in MVS Medizinverlage, Stuttgart, 1. Aufl., 2010

[51] Kohlhuber, M. et al.: Breastfeeding rates and duration in Germany: a Bavarian cohort study. British Journal of Nutrition 2008 99(5): 1127–32

[52] Koletzko B, Brönstrup A, Cremer M et al.: Säuglingsernährung und Ernährung der stillenden Mutter. Handlungsempfehlungen – Ein Konsensuspapier im Auftrag des bundesweiten Netzwerks Junge Familie. Monatsschrift Kinderheilkunde Sonderdruck Oktober 2010

[53] Koletzko S, Niggemann B, Friedrichs F, Koletzko B: Vorgehen bei Säuglingen mit Verdacht auf Kuhmilchproteinallergie. Monatsschr Kinderheilkunde. 2009; 157: 687–691

[54] Koletzko S: The preventCD study. DGVS Spring Conference "Frontiers in Coeliac Disease". Berlin, 9. Juni 2012

[55] Kopp MV, Goldstein M, Dietschek A et al.: Lactobacillus GG has in-vitro effects on enhanced IL-10 and IFN-y release of mononuclear cells but no in-vivo effects in supplemented mothers and their neonates. Clin Exp Allergy 2008; 38: 602–610

[56] Kopp M: Aktuelle Aspekte der primären Allergieprävention. Pädiatrische Allergologie 11, 3/2008: 6–12

[57] Kukkonen K, Savilahti E, Haahtela T et al.: Probiotics and prebiotic galacto-oligosaccharides in the prevention of allergic diseases: a randomized, double-blind, placebo-controlled trial. J Allergy Clin Immunol. 2007; 119(1): 192–198

[58] Lange-Ernst M-E: Ernährung während der Stillzeit. Infos für Frauen. www.bvf.de/6/offen207.htm

[59] Manz F, Kersting M: Die richtige Milch für nicht gestillte Säuglinge. Kinderärztl Praxis, Sonderheft Säuglingsernährung 2000: 25–29

[60] Muche-Borowski C, Kopp M, Reese I et al.: S 3-Leitlinie Allergieprävention – Update 2009. Allergo J 2009; 18: 332–341. www.awmf-leitlinien.de

[61] Rasenack R et al.: Einflussfaktoren auf die Stilldauer im Freiburger Geburtenkollektiv (FreiStill). Geburtsh Frauenheilk 2012; 72, Stuttgart 2012

[62] Reese I: Empfehlungen zur Allergieprävention und Umsetzung in die Praxis. Abstract zum Poster V61 vom 15. Mainzer Allergie-Workshop 2003. Allergo J 2003; 12: 54

[63] Saarinen U, Kajossaari M: Breastfeeding as prophylaxis against atopic disease: Prospective followup study until 17 years old. The Lancet 1995; 246: 1065–1069

[64] Scherbaum V, Bellows A C: Förderung des Stillens – ein Beitrag zur Prävention von Übergewicht. Ernährungs-Umschau 2009; 56: 388–394

[65] Stoll W, Honegger C, Sander Markulin G: Ernährung in der Schwangerschaft und Stillzeit. 2. Aufl., Enke Verlag, Stuttgart 1998

[66] Tichatschek E: Blähungen bei Babys und Kindern. www.netdoktor.at/baby-und-kind/-blaehungen.shtml

[67] Verbraucherzentrale Hamburg (Hrsg.): Gesunde Ernährung von Anfang an. Hamburg 2005

[68] Wachtel U: Ernährung von gesunden Säuglingen und Kleinkindern. Thieme, Stuttgart, New York 1990

[69] Wall de S, Glaubnitz M: Schwangerenvorsorge. Hippokrates, Stuttgart 2000

[70] Werfel Th, Fuchs Th, Reese I: Vorgehen bei vermuteter Nahrungsmittelallergie bei atopischer Dermatitis. Allergo J 2002; 11: 386–393

[71] World Health Organisation (WHO): The optimal during of exclusive breastfeeding: report of an expert consultation. March 28–30. 2001.

22.4 Rezepte

[1] Hund-Wissner E, Wolfram G: Köstlich essen bei Gicht. Trias Stuttgart 2006

[2] Iburg A: Köstlich essen bei Magen-Darm-Beschwerden. Trias Stuttgart 2006

[3] Lübke D, Willms B: Abwechslungsreiche Diät bei Diabetes. Trias Stuttgart 2001

[4] Metternich K: Köstlich essen bei Diabetes. Trias Stuttgart 2005

[5] Wolfram G, Vogel G-E: Abwechslungsreiche Diät bei zu hohem Cholesterinspiegel. Thieme Stuttgart 2000

[6] Iburg A: Mama-Food. Die beste Ernährung in Schwangerschaft und Stillzeit. Trias 2009

23 Sachverzeichnis

A

Abpumpen von Muttermilch 134
Acrylamid 83
Adressen 175 ff
Alkohol, Informationsstellen 176
Alkohol in der Schwangerschaft 113
Allergenarme Diät der Mutter 148
Allergiegefährdete Säuglinge 147
Allergieprävention in der Schwangerschaft 115
Allergierisiko des Kindes 115
Anamnese 41
Anfangsnahrung 138
Aprikosenquark mit körnigem Frischkäse 172
Arbeitsumsatz 15
Ascorbinsäure 35
Asiatischer Glasnudelsalat 160

B

B(r)eikost-Rezepte 145
B-Vitamine 35
Ballaststoffe 21, 48, 82
Beikost 141
Beikosteinführung 144
Beilagen 82
Berufstätige Schwangere, Mahlzeitenorganisation 97
Bezugsquellen für Materialien für die Ernährungsberatung 177
Bio-Logo 93
Bio-Siegel 93
Biotin 22
Blähungen beim Kind 134
Blutzuckerspiegel 20
Brot 82
Buttermilch-Brot 170
Buttermilchspeise 171

C

Carotinoide 25
Cholesterin 18

D

Dänische Rote Grütze 171
Diabetes mellitus 106
Dinkelvollkornbrot 169
Drogen, Informationsstellen 176
Drogen in der Schwangerschaft 114

E

Eier 88
Eisen 24, 34, 57
Eisengehalt ausgewählter Lebensmittel 58
Eisenmangel 34
Eisenmangelanämie 101
Eiweiß 16, 47
Emesis gravidarum 100
Energiebedarf
– Schwangerschaft 30
– täglicher 15
Energiegehalt von Lebensmitteln 15
Erdbeereis 171
Ernährung der stillenden Mutter 129
Ernährungsanamnese 43
Ernährungsberatung
– bei Schwangerschaftsbeschwerden 100
– in der Schwangerenbetreuung 39
– individuelle 41
Ernährungsfachkräfte 176
– Kooperation 46
Ernährungsphysiologische Grundlagen 13
Ernährungsplan für allergiegefährdete Säuglinge 151
Ernährungsplan für das erste Lebensjahr 141
Ernährungsprotokoll 42
Ernährungspyramide für Schwangere 68
EU-Bio-Logo 93
EU-Ökoverordnung 93

F

Familienkost 144
Fertig- oder Teilfertiggerichte 98
Fette 17, 47, 88
Fettreiche Lebensmittel 88
Fettsäuren 47
– mehrfach ungesättigte 18
Fettzufuhr für gesunde Erwachsene 18
Fisch, Schadstoffe im 87
Fisch auf Gemüse 164
Fischragout 164
Fleisch 85
Fluorid 24
Folat/Folsäure 22, 33, 50
Folatgehalt ausgewählter Lebensmittel 50
Folgenahrungen 138
Food-frequency-Fragebogen für Schwangere/Stillende 43
Frischkorn-„Milch" 150
Frühstückszerealien 83

G

Gefüllte Paprikaschote, vegetarisch 162
Gefüllte Weizenkohlrabi 163
Gemüse 80
Gemüse-Kartoffel-Fleisch-Brei 142, 145
Gemüsegratin 163
Gestationsdiabetes 103
– Ernährungsempfehlungen 105
Getränke 79
Getränkeauswahl für Schwangere 79
Getreide 82
Getreide-Obst-Brei 143, 146
Gewichtsentwicklung in der Schwangerschaft 28
Gewürze 91
Glucosinolate 25
Glykämische Last 20
Glykämischer Index 20
Grundumsatz 15
Gruppenberatung 46

H

HA-Nahrung 149
Hämorrhoiden 101
Harzer Apfelkuchen 172
Heißhunger 102
Hülsenfrüchte 81
Hydrolysatnahrungen für allergiegefährdete Säuglinge 149
Hyperemesis gravidarum 100
Hypotonie 107

I

Informationsstellen zum Thema Drogen und Alkohol 176

J

Jod 24, 34, 53
Jodanamnese 56
Jodgehalt ausgewählter Lebensmittel 55
Jodmangel 34
Jodprophylaxe in der Schwangerschaft und Stillzeit 55

K

Kalium 23
Kalzium 23, 36, 60
Kalziumgehalt ausgewählter Lebensmittel 61
Karottencremesuppe 161
Kartoffel 83
Käse 84
Kilokalorien 15
Kochsalzbedarf 92
Kohlenhydrate 19, 48
Kolostrum 126
Komplexbildner 59
Kräuter 91
Kräuterrührei auf Vollkornbrot 158
Kritische Nährstoffe 33, 50
Kuhmilchallergie 153

L

Laktation, Förderung der 133
Laktovegetabile Ernährung 94
Lammcurry mit Zitronenreis 166
Lebensmittelallergien 117
Lebensmittelauswahl 67
– für Schwangere 94

Lebensmittelverzehrsmengen 67
– pro Tag für Stillende 130
Linolsäure 18
Linsenburger 169
Listeriose 107
– Vorbeugung 108

M

Magnesium 23, 36, 62
Magnesiumgehalt ausgewählter Lebensmittel 64
Mahlzeitenorganisation für berufstätige Schwangere 97
Mahlzeitenverteilung 96
Mandel-„Milch" 150
Mehrbedarf an Vitaminen und Mineralstoffen 32
mehrfach ungesättigte Fettsäuren 19
Milch 84
Milchprodukte 84
Mineralstoffe 23
Mineralstoffgehalt ausgewählter Mineralwässer 80
Mineralwasser 79
Minestrone mit Nudeln 162
Müdigkeit 100
Müsli 82
Müslimischung 157
Muttermilch 138
– Zusammensetzung 126

N

Nährstoffbedarf, Schwangerschaft 31
Nährstoffsupplemente im ersten Lebensjahr 128
Nahrungsergänzungsmittel 65
Naturreis 84
Neuralrohrdefekt 33
Niacin 22

O

Obst 80
Ödeme 102
Ökologischer Landbau 92
Öle 88
Omega-6-Fettsäure 18
Ovo-lakto-vegetabile Ernährung 26, 94

P

Pantothensäure 22
Phenylketonurie (PKU) 110
Phosphor 23
Phytoöstrogene 25
Phytosterine 25
Pikanter Power-Drink 158
Polyphenole 25
Pränatale Programmierung 30
Probiotika 150
Protease-Inhibitoren 25
Protein 16
Proteinzufuhr, empfohlene 17
Provenzalischer Rotbarsch 165
Putengeschnetzeltes mit Käse 167

Q

Quark-Kräuterbutter 167

R

Rauchen in der Schwangerschaft 112
Reis-Fisch-Salat 160
Resorption 15
Retinol 35
Rezepte für eine gesunde Ernährung 157 ff
Rindersteak mit Quark-Kräuterbutter 166

S

Salz 91
Saponine 25
Säugetiermilchen 128
Säuglings-„Milch", selbst hergestellte 139
Säuglingsnahrungen
– auf Sojabasis 150
– Einteilung 137
Schafsmilch 139
Schellfisch in Senfsoße 165
Schnelle Frühstücksbrötchen 170
Schnelles Beerensorbet 172
Schwangerschaftsinduzierte Hypertonie (SIH) 107
Seefisch 86
Sekundäre Pflanzenstoffe 24
Selbsthilfegruppen Allergie / Neurodermitis 176

Selen 24
Sodbrennen 102
Sojanahrungen 140
Speisesalz, fluoridiertes 23
Spurenelemente 23
Stark hydrolysierte Säuglingsnahrungen 149
Stillberatung in besonderen Situationen 134
Stillen 147
– bei Diabetes mellitus der Mutter 136
– und Probiotika 148
– von Frühgeborenen 135
– Vorteile 124
Stillraten 123
Stutenmilch 139
Sulfide 25
Süßstoffe 91
Süßwaren 91

T

Tagesplan
– für eine anämische Schwangere 77
– für eine berufstätige Schwangere ohne warmes Mittagessen 78
– für eine stark übergewichtige Schwangere 75
– für eine stark untergewichtige Schwangere 76
– für Schwangere mit geringer körperlicher Aktivität 72
– für Schwangere mit mittlerer körperlicher Aktivität 73
– für Schwangere mit stärkerer körperlicher Aktivität 74
Tagespläne 67
Terpene 25
Tiefgekühltes Gemüse und Obst 81
Tomaten-Basilikum-Plätzchen 159
Toxoplasmose 109
– Vorbeugung 110

U

Übergangsmilch 126
Untergewichtige schwangere Frauen 29

V

Vegane Ernährung 27, 94
Vegetarische Ernährung 26, 94
Verdauung 13
Verdauungsorgane 14
Verstopfung 103
Vitamin A 21, 35
Vitamin B_1 22
Vitamin B_2 22
Vitamin B_6 22
Vitamin B_{12} 22
Vitamin C 22, 35
Vitamin C-Gehalt ausgewählter Lebensmittel 59
Vitamin D (Calciferol) 21, 33, 59
Vitamin E 21
Vitamin K 21
Vitamine 21
– fettlösliche 21
– wasserlösliche 22
Vollkorn-Zucchini-Gratin 168
Vollkornbrot 82
Vollkornnudeln 84
Vollmilch-Getreide-Brei 143, 145
Vollwertige Ernährung 25, 67

W

Wadenkrämpfe 103
Wake-up-Drink 159
Wurst 85

Z

Ziegenmilch 139
Zink 24
Zucchini-Puten-Spieße 168
Zucchinisalat 161
Zucker 91
Zutatenverzeichnis 118
Zwiemilchernährung 138

24 Die Autorinnen

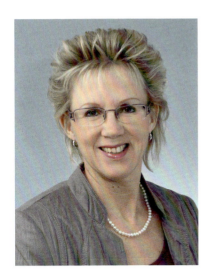

Ute Körner

ist Ernährungswissenschaftlerin (Diplom-Oecotrophologin) und seit 1988 als Ernährungsberaterin, Dozentin und Fachautorin mit Themenschwerpunkt Allergien und Allergieprävention tätig. Sie ist Buchautorin und veröffentlichte zahlreiche Fachartikel und Verbraucherbroschüren. Außerdem wirkte sie an dem Projekt „Gesund ins Leben – Netzwerk Junge Familie", insbesondere bei der Entwicklung und Durchführung der Multiplikatorenfortbildungen, mit. Nach 5 Jahren klinischer Erfahrung ist sie selbstständig mit eigener Praxis. Hier berät sie häufig Schwangere, Mütter und Kinder im Rahmen der Allergieberatung.
www.koerner-allergien-ernaehrung.de

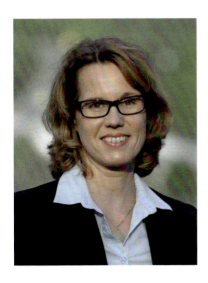

Ruth Rösch

ist Ernährungswissenschaftlerin (Diplom-Oecotrophologin) und Fachjournalistin. Sie war fünf Jahre lang beim aid infodienst, Bonn, als Wissenschaftsredakteurin tätig. Seit 2000 arbeitet sie freiberuflich als Autorin für Fach- und Publikumszeitschriften, Buchverlage, Verbände und wissenschaftliche Institutionen, als Redakteurin und Referentin. Sie wirkte an der Entwicklung von zahlreichen Broschüren, Fachartikeln, Filmen, Hörspielen, Fortbildungsunterlagen und Unterrichtsmaterialien mit. Die Ernährung schwangerer und stillender Frauen sowie die Säuglings- und Kinderernährung gehören zu ihren Arbeitsschwerpunkten.
www.fachinfo-ernaehrung.de